W0326645

Oliver Bertram

Die WOMEN'S HEALTH Diät

Schlank, gesund und fit dank der Power-Kombi aus Intervallfasten + Training!

südwest

Bildnachweis

Bildredaktion: Anka Hartenstein
Food-Fotografie: Maria Brinkop
Food-Styling: Kai Dönges & Miriam Thuro
Food-Freisteller: Adobe: 81 (Subbotina Anna), 108 (innafoto2017), 134 (Alexey); istock: 64 (posteriori), 72 (Vitalina Rybakova), 75 (Photographer), 76 (AlasdairJames), 85 (RedHelga), 86 (kolesnikovserg), 89 (HONG VO), 93 (LOVE_LIFE), 94 (dianazh), 95 (anna1311), 102 (Barcin), 105 (pamela_d_mcadams), 112 (robynmac), 115 (loops7), 119 (Bozena_Fulawka), 121 (AnnaBreit), 125 (kolesnikovserg), 128 (bergamont), 131 (kaanates).
Übungsfotos: Südwest Verlag/Christina Körte
Grafiken: Christoph Dirkes, Neuenkirchen · 4cSONS mediendesign · www. 4cSONS.de
Icons Kapitelseiten: AdobeStock_72962502_tulpahn; Icons Rezeptkategorien: AdobeStock_83444008_spiral-media

Impressum

Hinweis

Jegliche Verwertung der Texte und Bilder, auch auszugsweise, ist ohne die Zustimmung des Verlags urheberrechtswidrig und strafbar. Die Ratschläge/Informationen in diesem Buch sind vom Autor und Verlag sorgfältig geprüft, dennoch kann eine Garantie nicht übernommen werden. Eine Haftung des Autors bzw. des Verlags und seiner Beauftragten für Personen-, Sach- und Vermögensschäden ist ausgeschlossen. Der Verlag weist ausdrücklich darauf hin, dass im Text enthaltene externe Links vom Verlag nur bis zum Zeitpunkt der Buchveröffentlichung eingesehen werden konnten. Auf spätere Veränderungen hat der Verlag keinerlei Einfluss. Eine Haftung des Verlags ist daher ausgeschlossen.

1. Auflage 2019
© 2019 by Südwest Verlag, einem Unternehmen der
Verlagsgruppe Random House GmbH, Neumarkter Str. 28, 81673 München

Projektleitung: Dr. Harald Kämmerer
Redaktion und Korrektorat: Susanne Schneider
Layout, Satz, DTP: Christoph Dirkes, Neuenkirchen · 4cSONS mediendesign · www.4cSONS.de
Umschlag: Vera Schlachter, veruschkamia, München
Reproduktion Rezeptbilder: Helio Repro, München
Druck und Bindung: Alcione Litotipografia S.r.l., Lavis

Printed in Italy
Verlagsgruppe Random House FSC®-N001967

ISBN 978-3-517-09912-5

FSC www.fsc.org
MIX
Papier aus verantwortungsvollen Quellen
FSC® C021956

südwest

Inhalt

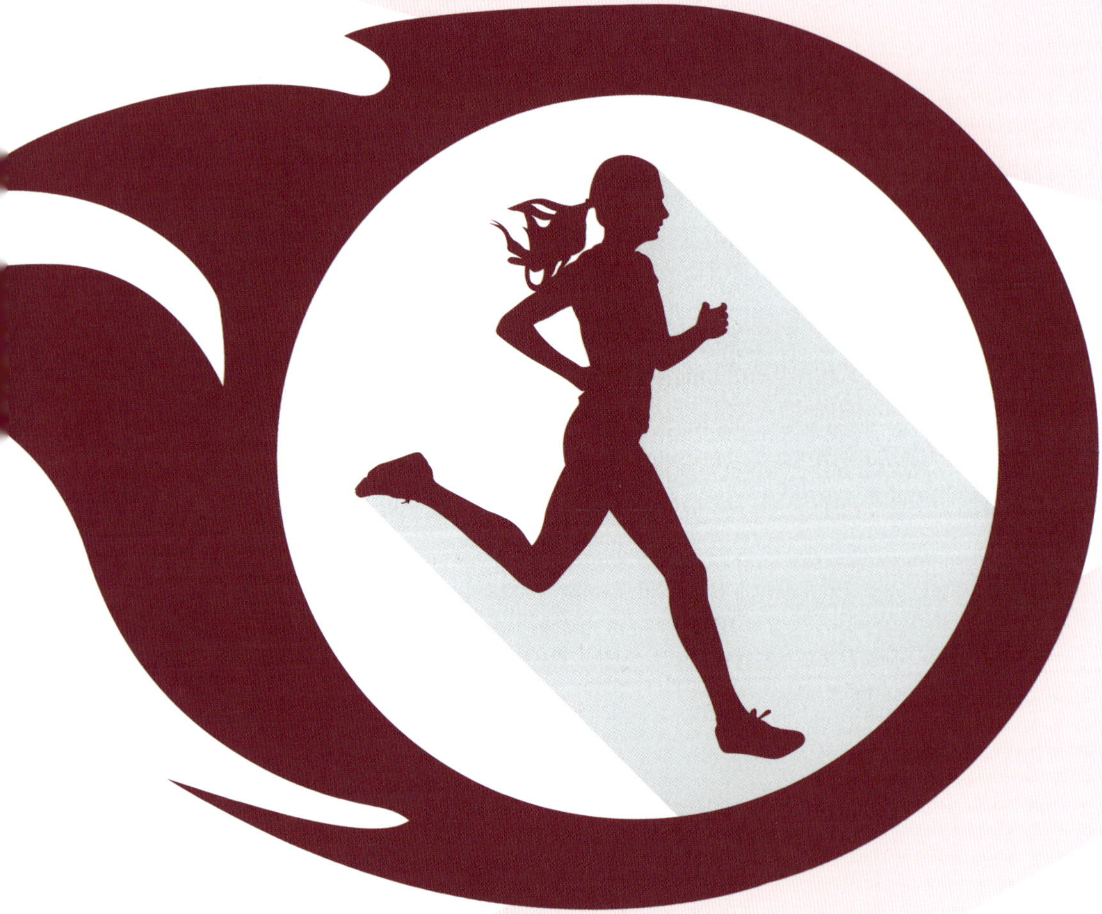

Einleitung

Hallo, schön, Sie hier zu sehen! Sie wollen also abnehmen? Kein Problem – schmeißen Sie einfach die Kalorientabelle weg, vergessen Sie Ihre Waage und essen Sie, was Sie wollen. Klingt zu schön, um wahr zu sein? Ist es aber. Denn dies ist kein Märchenbuch. Sondern ein Ratgeber für die moderne, gesunde und nachhaltige Form des Abnehmens: die WOMEN'S HEALTH Diät. Und wie Sie nach dieser Einleitung womöglich erahnen, ist die WOMEN'S HEALTH Diät anders als jede andere Diät, die Ihnen in Ihrem Leben bislang über den Weg gelaufen ist.

Was ist die WOMEN'S HEALTH Diät?

Die WOMEN'S HEALTH Diät ist eine Ernährungsform und Lebensgestaltung, die ...

- ▷ nachhaltig gesund für Ihren Körper ist,
- ▷ nichts mit Verzicht oder Einschränkung zu tun hat und
- ▷ Ihnen nicht vorschreibt, was Sie zu essen haben und was nicht.

Diese Lebensgestaltung beinhaltet zwei hauptsächliche Elemente:

A) Intervallfasten nach dem 14/10*- oder dem 16/8-Prinzip (das heißt: 14 respektive 16 Stunden fasten, 10 respektive 8 Stunden essen/Tag)

B) Gezielt platzierte, regelmäßige und machbare Trainingseinheiten

Der Clou: Die geschickte Kombination dieser beiden Elemente macht die WOMEN'S HEALTH Diät sehr effektiv für gesunde Abspeckvorhaben, denn: In der planvollen Kombination potenzieren sich die an sich schon positiven Auswirkungen des Intervallfastens auf der einen und regelmäßiger Bewegung auf der anderen Seite! Das eine wirkt auf das andere wie ein Booster, sodass 1 + 1 plötzlich 3 ergibt:

1 (Intervallfasten) + 1 (Trainingseinheiten) = 3 (potenzierter Erfolg)

Dies ist ab sofort Ihre Erfolgsformel zum Abnehmen – und darüber hinaus für ein gesundes Leben voller neu gewonnener Vitalität!

* abgeleitet von dem gängigen 16/8-Intervallfasten-Prinzip und vor dem Hintergrund, dass Sie als Frau auch mit 14 Stunden Fastenzeit bereits von den gesundheitlichen Vorzügen profitieren. Detaillierte Ausführungen dazu, wie die Umsetzung des 14/10-Fastenmodells im Vergleich zum 16/8-Fastenmodell aussehen sollte und welches davon für Sie das Passendere ist, finden Sie ab Seite 22.

Körperfett verlieren, Lebensqualität gewinnen: Aus Abnehmen wird Veredeln

Das Grundprinzip der WOMEN'S HEALTH Diät – und das ist das, was sie von allen herkömmlichen Diäten unterscheidet: Im Vordergrund steht immer Ihre Gesundheit! Denn nur ein gesunder Körper kann sich für Sie gut anfühlen – und darum geht es doch am Ende: Sie wollen sich (wieder) gut fühlen, Selbstbewusstsein zurückerlangen, glücklich sein mit sich selbst, zufrieden sein mit Ihrem Erscheinungsbild.

Und nur auf eine planvolle und gesundheitsorientierte Art und Weise können Sie wirklich nachhaltig abnehmen, ohne Angst vor Jo-Jo-Effekten haben zu müssen oder festzustellen, dass Sie zwar abgenommen haben, sich dann aber plötzlich viel schlapper und ausgelaugter fühlen.

In diesem Sinne unterstützt Sie die WOMEN'S HEALTH Diät dabei, Ihren Körper zu veredeln. Sie schenkt Ihnen Lebensqualität in dem Maße, in dem sie Ihnen gezielt Ihr Körperfett nimmt. Und Sie zeigt Ihnen Wege auf, wie Sie Ihrem Körper etwas Besseres geben, anstatt ihm etwas wegzunehmen. Das ist exakt das, was WOMEN'S HEALTH seit vielen Jahren ihren Leserinnen vermittelt: Gib Deinem Körper, was er benötigt, und bewege Dich regelmäßig – das macht Dich gesund und glücklich! Klingt toll – nur leider auch viel einfacher, als es am Ende umzusetzen ist. Hier soll und wird Sie dieses Buch unterstützen, denn dieses erstrebenswerte Lebenskonzept finden Sie nun als konkretes Programm festgehalten in der WOMEN'S HEALTH Diät! Halten Sie sich einfach an den Plan, und Sie werden gesunden. Und ohne Probleme abnehmen. Na bitte: So einfach ist das dann also doch!

Die Vorteile der WOMEN'S HEALTH Diät

Das haben Sie davon: Lesen Sie hier, auf welch tolle Dinge Sie sich freuen können – abgesehen davon, nach und nach Gewicht zu verlieren. Dazu sei noch eins gesagt: Die WOMEN'S HEALTH Diät ist keine Hauruck-Diät. Hauruck steht im Widerspruch zu gesund. Und gesundes und nachhaltiges Abnehmen funktioniert nicht mit der Brechstange. Seien Sie geduldig – und bedenken Sie: Selbst wenn Sie jede Woche „nur" 200 Gramm abnehmen, sind Sie in einem Jahr über zehn Kilo los!

Sie bekommen ein neues Leben im Einklang mit Ihrem Körper

Aus dem Vorherigen wurde bereits deutlich, dass die WOMEN'S HEALTH Diät keine klassische Diät im landläufigen Sinne ist. Sie hat sogar nicht einmal primär Ihren Gewichtsverlust zum Ziel (keine Sorge, der ergibt sich gleichwohl von selbst!), sondern Ihre Gesundheit. Und dementsprechend ist die WOMEN'S HEALTH Diät ein ganzheitlicher Ansatz zur Lebensoptimierung. Sehr wohl mit einer Abnehmgarantie, vollkommen ohne Jo-Jo-Effekt, ohne irgendwelche Kosten und absolut ohne Nebenwirkungen!

Sie werden vitaler, zufriedener und leistungsfähiger

Die Auswirkungen der WOMEN'S HEALTH Diät auf Ihren Körper sind mannigfaltig. Unter anderem greift sie Ihrem Hormonhaushalt unter die Arme und stößt wertvolle genetische Prozesse an – mit den unterschiedlichsten positiven Auswirkungen auf Ihr Leben:

Sie fühlen sich wacher und fitter, sind leistungsfähiger (Untersuchungen zeigen, dass Menschen, die intervallfasten, einen größeren Bewegungsdrang haben – ein toller Verstärkungseffekt für mehr Vitalität!), schlafen besser,

DER SCHNELLE WEG FÜR EILIGE

Sie wollen nicht lange lesen, sondern am liebsten sofort loslegen? So geht's:

- Bestimmen Sie Ihren Chrono-Typ: Sind Sie Eule oder Lerche? Siehe Kapitel 1 auf Seite 25.
- Wählen Sie einen für Sie passenden Plan aus – Kapitel 5 ab Seite 215. Tauschen Sie nach zwei, drei Wochen auch mal Gerichte aus, damit Sie nicht immer dasselbe essen (zu den Rezepten in Kapitel 3 ab Seite 61).
- Suchen Sie Ihre ersten Workouts aus den vier Trainingskategorien (siehe Kapitel 4 ab Seite 202) aus – Einsteiger starten mit dem jeweils erstgenannten. Alternativ lesen Sie, wie Sie Ihre eigenen Workouts platzieren (ebenfalls in Kapitel 4 ab Seite 150).
- Legen Sie los und bleiben Sie wenigstens zwei, drei Monate bei der Stange. Tauschen Sie alle sechs bis acht Wochen die Workouts gegen die jeweils nächstfolgenden beziehungsweise gegen andere aus. Und nutzen Sie die Zeit, sich zu gesunder Ernährung (siehe Kapitel 2 ab Seite 50) und Bewegung im Alltag (Kapitel 4 ab Seite 137) schlauzumachen.

DER AUSFÜHRLICHE WEG FÜR WISSBEGIERIGE

Für alle, die sich umfassend zur WOMEN'S HEALTH Diät informieren möchten, gibt es hier einen kleinen Überblick über das, was Sie in diesem Buch erwartet:

Kapitel 1 ist das zentrale Info-Kapitel des Buches und erklärt, was die WOMEN'S HEALTH Diät ist, aus welchen Elementen sie besteht und wie Sie diese zielführend einsetzen.

Kapitel 2 dient der Vertiefung und liefert zum Beispiel Einblicke in das Hormonsystem, den Energiehaushalt und den Stoffwechsel. Nach einer Auseinandersetzung mit Nährstoffen liefert Kapitel 2 abschließend konkrete Tipps für eine gesunde Ernährung, inklusive einer großen Auswahl an „Superfood" und grundsätzlich guten Lebensmitteln.

Kapitel 3 stellt Ihnen die eigens für die WOMEN'S HEALTH Diät entwickelten Rezepte vor (für „normale", vegane, vegetarische und Low-Carb- beziehungsweise Paläo-Esser).

Kapitel 4 geht auf das Thema Bewegung ein und erklärt die vier Trainingskategorien der WOMEN'S HEALTH Diät. Zudem versammelt es über 40 Eigengewichtsübungen und alle Workouts für diese Trainingskategorien.

Kapitel 5 präsentiert zum Schluss konkrete Pläne – damit Sie die WOMEN'S HEALTH Diät sofort und leicht umsetzen können!

können sich besser konzentrieren, sind besserer Stimmung und grundsätzlich zufriedener! Und übrigens: Auch immer mehr Leistungssportler kommen dahinter, dass Intervallfasten wie in der WOMEN'S HEALTH Diät umgesetzt Prozesse im Körper auslöst, die die Leistungsfähigkeit nachweislich verbessern. Davon können auch Sie profitieren!

Sie werden ganz gezielt ungeliebtes Körperfett los

Wo die Hormone schon genannt wurden: Insulin spielt eine Schüsselrolle in Sachen Gesundheit, auch wenn es darum geht, abzunehmen und konkret Körperfett loszuwerden (Details dazu lesen Sie ab Seite 43). Und genau dieses Insulin wird mit der WOMEN'S HEALTH Diät gezielt beeinflusst: Durch Fasten und gezielte Bewegungseinheiten steuern Sie den Insulinspiegel derart, dass es dem Körper leichter fällt (oder überhaupt erst ermöglicht wird!), an die Fettdepots zu gelangen und daraus Körperfett abzuziehen. Das haben Studien bestätigt, aus denen hervorgeht, dass binnen weniger Wochen Intervallfasten die Fettverbrennungsrate des Körpers nach oben schnellt: Dank des wiederkehrenden Kohlenhydrat-Engpasses lernt der Körper schnell, mehr Energie aus Fett zu generieren. Fett, das aus Ihren Speckrollen kommt. Die Trainingseinheiten der WOMEN'S HEALTH Diät beschleunigen diese Prozesse. Zusammengefasst: Ihre Fettverbrennung läuft auf Hochtouren, und Sie werden so schnell wie nie zuvor gezielt Körperfett loswerden! Ohne dass Sie übrigens wertvolle Substanz wie Ihre Muskulatur verlieren – die hilft Ihnen beim Abnehmen und ist im Übrigen essenziell für attraktive, weibliche Körperformen.

Sie schützen sich vor gefährlichen Krankheiten

Ganz nebenbei: Wer wie mit der WOMEN'S HEALTH Diät seinen Insulinspiegel in den Griff bekommt, muss sich auch um Krankheiten wie Diabetes nicht mehr so viel Sorgen machen – beziehungsweise kann sicher sein, dass eine vorliegende Erkrankung deutlich abgemildert wird. Und die Regulierung dieses Hormons ist nur ein Beispiel der vielfältigen gesundheitlichen Vorteile. Werfen Sie in diesem Zusammenhang gerne schon mal einen Blick auf all die Gesundheitsprämien, die Sie alleine mit dem Fasten-Part einfahren: siehe ab Seite 19.

Alles, was Sie brauchen, ist eine Uhr

Die Vorgabe der WOMEN'S HEALTH Diät ist kinderleicht umzusetzen (okay, ein bisschen Disziplin gehört dazu – aber das schaffen Sie!): 14 Stunden Fasten, 10 Stunden Zeit zum Essen (oder die verschärfte 16/8-Variante – siehe ab Seite 22) – so simpel ist das Schema, das Ihren Tag regelt. Auch die Zeiten für die Trainingseinheiten sind klar geregelt, sodass Sie nur noch eine (innere) Uhr brauchen, die Ihnen den perfekten Fastenrhythmus vorgibt und Sie daran erinnert, wann es Zeit ist zu trainieren. Auf diese Weise ist die WOMEN'S HEALTH Diät viel leichter umsetzbar als jede andere Diät – ohne große Einschränkungen oder aufwendige Kalorien-Zahlenspiele. Das gilt übrigens auch für Menschen, die im Schichtdienst arbeiten: Für diese stehen spezielle Planungstipps ab Seite 34 parat, inklusive beispielhafter Essens- und Fastenzeiten im Rahmen der WOMEN'S HEALTH Diät.

Sie können grundsätzlich essen, was Sie wollen

Wenn es ums Essen geht, gibt es bei der WOMEN'S HEALTH Diät erst einmal nur eine wichtige Regel: Halten Sie die Fastenphase ein. Nerviges Kalorien-Zählen oder Nährstoffe-Abwägen können Sie also getrost vergessen, und grundsätzlich können Sie auch zunächst einmal essen, was Sie wollen. Punkt.

Jetzt kommt ein Aber – was bei näherer Betrachtung kein „Aber", sondern ein UND ist! Denn wenn Sie ehrlich zu sich sind, dann wissen Sie es genau: Natürlich hat die Frage, was Sie essen und wie viel davon, Einfluss auf Ihren Körper, Ihre Gesundheit, Ihren Zustand! Wenn Ihnen im Rahmen der WOMEN'S HEALTH Diät also Hinweise zu einer gesunden Ernährung über den Weg laufen, dann sehen Sie diese doch wohlwollend an als gut gemeinte Ratschläge – die Ihnen übrigens auch schnellere Erfolge bringen und das Leben leichter machen werden. An dieser Stelle also das erste (und nicht das letzte) Mal in diesem Buch der Appell an Sie: Essen Sie möglichst gesunde Dinge, die Ihnen und Ihrem Körper guttun. Davon profitieren Sie am Ende in jedem Fall – für ein erfolgreiches Abnehmprojekt und ein langes Leben. Kapitel 2 versorgt Sie ab Seite 50 mit ganz konkreten Infos darüber, wie Sie sich gesund ernähren. Und dann warten ja auch noch viele leckere, eigens für die WOMEN'S HEALTH Diät kreierte Rezepte ab Seite 61 auf Sie!

Gezielte Trainingseinheiten beschleunigen Ihr Abnehmvorhaben

Möglicherweise bedeutet es für Sie Überwindung, sich in Bewegung zu setzen – vielleicht sogar mehr, als zu fasten. Doch diesen Schritt zu gehen, wird sich für Sie lohnen – und die WOMEN'S HEALTH Diät möchte es Ihnen dabei so leicht wie möglich machen: Die verschiedenen Trainingseinheiten liegen in unterschiedlich anspruchsvollen Ausprägungen vor, sodass wirklich jede von Ihnen durchstarten kann. Damit Sie noch schneller und einfacher in Bewegung kommen, verzichtet die WOMEN'S HEALTH Diät zudem komplett auf Trainingshilfsmittel – Sie benötigen lediglich Ihren Körper, um ebendiesen zu veredeln.

Ein netter Nebeneffekt des Trainings: In demselben Maße, wie ein Workout Ihren Fastenerfolg beschleunigt, kann es auch dazu genutzt werden, die Fastenzeit zu verkürzen. Denn durch die Anstrengung treten die Fasteneffekte um ein bis zwei Stunden schneller ein – Sie kämen dann also schon mit 12 Stunden fasten aus. Setzen Sie diesen „Joker" aber nicht zu oft ein: Schließlich haben Sie gegenüber den Herren der Schöpfung (die grundsätzlich 16 Stunden fasten sollten – Grund ist der größere Glykogenspeicher bei Männern) ja schon einen Zeitvorteil beim Fasten, den die WOMEN'S HEALTH Diät auskostet.

WIESO HEISST DIE WOMEN'S HEALTH DIÄT „DIÄT", OBWOHL SIE SO VIEL MEHR IST?

Wahrscheinlich haben Sie unter „Diät" bislang immer etwas anderes verstanden: eine mehr oder weniger strikte Einschränkung des Essens mit genauen Vorgaben, wie viele Kalorien oder welche Lebensmittel beziehungsweise Nährstoffe erlaubt sind und welche nicht. Kein Wunder, denn auch heute noch ist der Markt geflutet mit Reduktions-„Diäten" und Schlankheitskuren, die teilweise irrsinnige und völlig absurde Essenseinschränkungen vorgeben und seit Jahrzehnten in Deutschland die „Abnehmlandschaft" prägen – und damit auch den Begriff der „Diät".

Gegen diese Fehlinterpretation will die WOMEN'S HEALTH Diät ein klares Zeichen setzen, denn „Diät" heißt im ursprünglichen Sinne einfach „Lebensweise" – und spätestens seit sich der griechische Arzt Hippokrates (etwa 460 bis 370 v. Chr.) umfassende Gedanken über die Bedeutung der Ernährung für die Gesundheit des Menschen gemacht hat, beschreibt „Diät" konkreter eine (gesunde) „Ernährungsweise". Diese Wortbedeutung hat sich bis heute im englischsprachigen Raum erhalten: „diet" bedeutet „Ernährungsweise" im allgemeinen Sinne, nicht wie bei uns „Abnehmprogramm". In vollkommener Bescheidenheit knüpft die WOMEN'S HEALTH Diät also an den Erkenntnissen des Hippokrates an, dem in einer „Diät" daran gelegen war, die Ernährung eines Menschen in den Dienst der Gesundheit zu stellen.

Sie bleiben gesellschaftsfähig und flexibel

Party, Urlaub, Date: Nicht immer lässt sich der Fastenrhythmus oder eine Trainingseinheit konsequent durchziehen – manchmal gibt es einfach Wichtigeres! Und das ist auch gut so. Denn bei allen Abnehmambitionen gilt: Bewahren Sie sich Spaß und Freude am Leben. Die WOMEN'S HEALTH Diät unterstützt Sie hier uneingeschränkt! Legen Sie also einen Cheat Day oder ein Cheat-Wochenende ein, wenn Ihnen danach ist oder Sie etwas Schönes vorhaben. Solange nicht der reguläre WOMEN'S HEALTH Diät-Fastentag zur Ausnahme gerät, ist alles gut.

Die Wirkung von Fastenphasen stellt klassische Ernährungsvorstellungen infrage!

Seit dem links genannten griechischen Arzt Hippokrates ist einige Zeit ins Land gegangen – und inzwischen liegen Erkenntnisse moderner Studien vor, die zur Wirkung des Intervallfastens Erstaunliches zutage und bisherige Ernährungsvorstellungen gehörig ins Wanken bringen. Für alle, die abnehmen wollten, galt bislang allem voran immer die eiserne Regel: Wer mehr Energie (Kalorien) zu sich nimmt als verbraucht, nimmt zu. Immer! Immer? Nein – denn es geht offensichtlich nicht mehr nur um Energie allein. Bereits im Jahr 2012 untersuchte der indische Chronobiologe Satchidananda Panda vom Salk Institute for Biological Studies in Kalifornien Intervallfasten an Mäusen. Einer Gruppe der Nager gewährte er wie beim 16/8-Fasten nur 8 Stunden am Tag Zugang zum Essen, während eine andere Gruppe von Mäusen sich rund um die Uhr bedienen konnte. Beide Gruppen erhielten fettreiches Essen, und zwar exakt dieselbe Menge. Das erstaunliche Studienergebnis: Die Mäuse der Fastengruppe blieben schlanker und wurden deutlich vitaler, während die anderen Mäuse dicker und träger wurden – obwohl alle ein und dasselbe gegessen hatten!

Die Ergebnisse einer weiteren Studie wirken noch verblüffender: Dabei wurden wieder Mäuse, diesmal rund 400, unterschiedlichsten Situationen der Nahrungsaufnahme ausgesetzt. Nur ein Ausschnitt aus den erstaunlichen Ergebnissen: Schon bei Fastenphasen auch unterhalb von 12 Stunden am Tag blieben Mäuse deutlich schlanker als Artgenossen, die pausenlos essen durften (bei derselben Menge an Futter). Besonders spannend: Übergewichtige Mäuse nahmen trotz hochkalorischem Essen durch das Intervallfasten sogar ab (etwa 5 Prozent an Gewicht), während nicht fastende Mäuse zunahmen – wie gehabt bei derselben Menge an Kalorien! Hier bildeten die Forscher auch unterschiedliche Szenarien ab: Mal wurden alle Mäuse mit hochkalorischem Essen, mal mit fettreichem Essen und mal mit kohlenhydratreichem Essen versorgt – immer blieben die fastenden Mäuse deutlich schlanker! Übergeordnet konnten die Forscher eine Verbesserung von Diabetes- und Cholesterinwerten bei allen fastenden Mäusen beobachten. Was für enorme Auswirkungen, ausgelöst nur durch das Timing von Essen!

Wohlgemerkt: Diese Untersuchungen sind an Mäusen durchgeführt worden – für Fastenforschungen mit Menschen liegen derzeit noch keine wirklich aussagekräftigen Ergebnisse vor. Doch sind die Mäuse-Studienergebnisse immerhin ein Indiz dafür, dass auch für Menschen nicht mehr länger ausschließlich die Energiebilanz-Formel „Wer mehr Kalorien zu sich nimmt, als er verbraucht, nimmt zu. Wer weniger Kalorien zu sich nimmt, als er verbraucht, nimmt ab" gelten muss. Es sieht so aus, als müsse der Faktor Zeit (also das Timing von Essensphasen) in dieser Formel zukünftig ein Wörtchen mitreden.

Die WOMEN'S HEALTH Diät tritt an mit wissenschaftlicher Unterstützung

Oder wie es der renommierte Fastenforscher Prof. Dr. Andreas Michalsen ausdrückt: „Eine Kalorie ist nicht immer eine Kalorie." Michalsen ist Chefarzt für Naturheilkunde am Immanuel Krankenhaus Berlin sowie Professor an der Berliner Charité. Der Facharzt für Innere Medizin arbeitet und forscht dort schwerpunktmäßig zu Fragen der Ernährungsmedizin, des Heilfastens und der Mind-Body-Medizin. Für die WOMEN'S HEALTH Diät haben wir mit ihm ein umfangreiches Interview geführt. Seine Antworten auf viele Fragen rund um das Intervallfasten finden Sie in den nachfolgenden Kapiteln verteilt.

Auch zum zweiten wichtigen Part der WOMEN'S HEALTH Diät, dem Thema Bewegung und Training, haben wir einen Wissenschaftler befragt: Prof. Dr. Stephan Geisler von der Düsseldorfer IST-Hochschule für Management steht Rede und Antwort rund um die Frage, welche Arten von Training mit welcher Intensität und zu welchem Zeitpunkt die optimalen Ergebnisse für Ihre Gesundheit und Ihr Abnehmvorhaben erzielen. Er richtet sich mit einem Vorwort auf der folgenden Seite persönlich an Sie. Zudem finden Sie ebenfalls Auszüge aus unserem Interview mit dem Trainingsexperten in den folgenden Kapiteln.

Die Gespräche mit beiden Wissenschaftlern bekräftigen, was schon immer zur DNA von WOMEN'S HEALTH gehörte: Für ein gesundes und glückliches Leben in einem Körper, den Sie gerne im Spiegel betrachten und auf den Sie stolz sind, führt kein Weg an ausreichend Bewegung und einer klugen Ernährung im Einklang mit den genetischen Voraussetzungen Ihres Körpers vorbei.

Um das zu erreichen, möchte Sie die WOMEN'S HEALTH Diät zielführend unterstützen. Viel Erfolg auf dem Weg zu Ihrem Traumkörper und der besten Zeit Ihres Lebens!

Ergänzend zu diesem Buch profitieren Sie von vielen weiteren Informationen, Hilfestellungen und News, die wir hier für Sie zusammengestellt haben und stetig ausbauen: www.womenshealth.de/wh-diaet.

Vorwort

Von Prof. Dr. Stephan Geisler

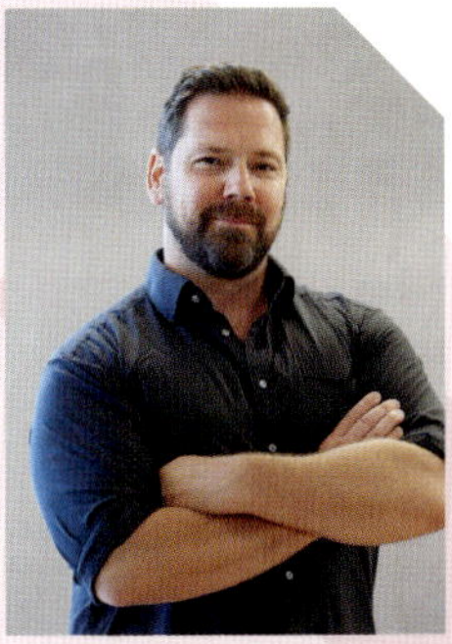

PROF. DR. STEPHAN GEISLER

Prof. Dr. Stephan Geisler ist Dekan des Fachbereichs Fitness und Gesundheit der IST-Hochschule für Management in Düsseldorf. Zudem ist er Dozent für olympisches Gewichtheben an der Deutschen Sporthochschule Köln. Geisler bildet seit über 15 Jahren Fitnesstrainer und Studierende gleichermaßen aus und hat in mehreren Projekten selbst Männer und Frauen beim Abnehmen betreut. Er ist Autor der „Fitnessprofessor"-Lehr-Kanäle auf YouTube und Facebook sowie von Büchern (etwa *Gesunder Rücken: Akuthilfe und präventive Übungen für zu Hause*; Edition Michael Fischer; 160 Seiten, 22 Euro). Seine Onlinepräsenz: www.sportwissenschaft.net.

Liebe Leserin der WOMEN'S HEALTH Diät,

als Wissenschaftler, der die Dinge zuweilen bis ins kleinste Detail zu erklären hat, bin ich überzeugt: Alles hängt mit allem zusammen! Das gilt für so abstrakte Dinge wie das Weltklima ebenso wie für so konkrete Themen wie das Zusammenspiel der Körperzellen. Wenn Sie einen Muskel anspannen, hat das Auswirkungen auf das gesamte System. Wenn Sie jeden Tag nur auf dem Sofa abhängen und sich keinen Deut bewegen, wird auch das Spuren in Ihrem Körper hinterlassen – und zwar langfristig und keine positiven!

Bewegungsmangel könnte ein Grund sein, warum Sie diese Zeilen gerade lesen (Sie würden es nicht tun, wenn Sie sich derzeit in der Bestform Ihres Lebens befänden). Und ein Grund dafür, dass Ihr Körper derzeit alles andere als gesund ist. „Wie jetzt?", werden Sie vielleicht fragen. „Ich bin doch gesund. Ich will nur abnehmen." Meine Antwort: Ein gesunder Körper ist nicht dick. Und schon gar nicht unbewegt. Wenn Ihr Leben von absoluter Bewegungs- und Sportabstinenz geprägt ist, sind Sie nicht gesund! Vielleicht merken Sie es nicht, denn Ihr Körper ist ein Wunder der Anpassung und kann einiges aushalten. Aber er ist nun mal für Bewegung geschaffen, nicht fürs Rumsitzen – das böse Erwachen wird also früher oder später kommen.

Die gute Nachricht: Sie haben es selbst in der Hand! Und eine hervorragende Hilfestellung mit diesem Buch gleich in Händen: Die WOMEN'S HEALTH Diät ist meiner Meinung nach sehr gut geeignet, um Sie auf eine ganzheitliche Art und Weise von Ihren lästigen Pfunden zu befreien und Ihnen gleichzeitig ein nachhaltig gesundes Leben zu bescheren.

Was mir als Sportwissenschaftler besonders gefällt: Die Trainingseinheiten der WOMEN'S HEALTH Diät zielen nicht nur auf stupides Kalorienverbrennen ab. Sie sind vielschichtig aufgebaut: Sie helfen beim für die Gesundheit maßgeblich wichtigen Erhalt und Aufbau von Muskulatur; sie fördern kardiovaskuläre Strukturen im Körper und sorgen so für eine optimale Versorgungslage, unterstützen die Bildung neuer Blutgefäße und Mitochondrien. All das ist gut fürs Abnehmen und für Ihre Gesundheit gleichermaßen. Ich sage Ihnen voraus: Kommen Sie in Bewegung, und Sie werden ohne Zweifel eines Tages schlank, wohlproportioniert und vital sein!

Viel Erfolg auf dem Weg in ein bewegtes, gesundes, schlankes Leben!

Ihr Stephan Geisler

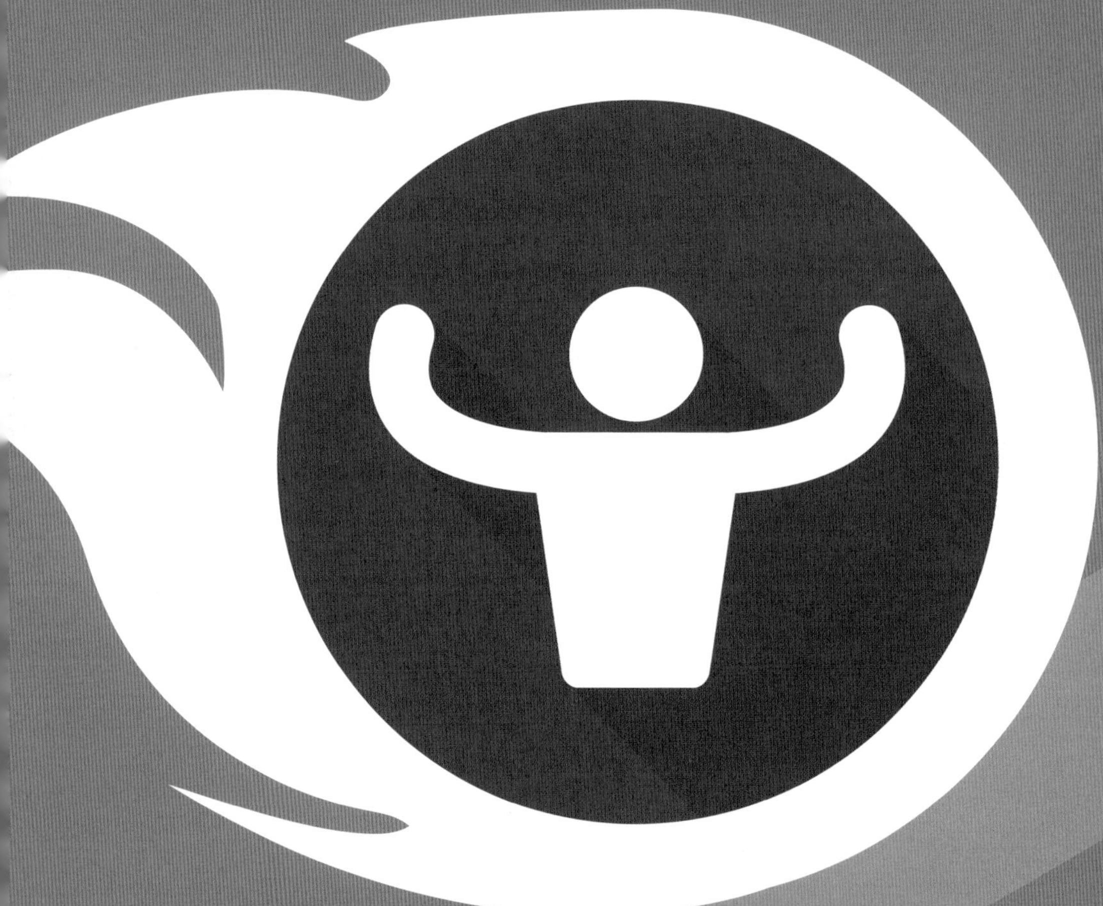

Kapitel 1

Die WOMEN'S HEALTH-Diät Teil 1: Intervallfasten

Aus der Einleitung wurde klar: Die WOMEN'S HEALTH Diät ist keine herkömmliche, kontraproduktive Reduktions-„Diät". Es ist ein Lebenskonzept für eine grundsätzlich gesündere Lebensgestaltung, die Ihnen ohne Risiken, Kosten oder Nebenwirkungen quasi im Vorbeigehen Abnehmerfolge beschert. Und ein zentraler Teil dieser Lebensgestaltung ist das Intervallfasten.

Intervallfasten ist auch als intermittierendes Fasten bekannt und schon seit geraumer Zeit in aller Munde. Für Ihren Körper ist das Prinzip, eine Zeit lang etwas zu essen zu bekommen und dann wieder Hunger zu schieben, dabei alles andere als neu (Sie haben es ihm nur abgewöhnt mit Ihrem bisherigen Ernährungsstil). Denn Fastenzeiten haben den Alltag von 99 Prozent der Menschheitsentwicklung bestimmt. Fasten liegt in unseren Genen: Von der einzelnen Zelle über vollständige Organe bis zu Körpersystemen wie dem Hormonhaushalt – alles in Ihrem Körper ist darauf ausgerichtet, Essen nur ab und an zugeführt zu bekommen.

Denn von der Menschheitsentstehung an bis vor gar nicht allzu langer Zeit (in einigen Teilen der Welt ist es leider heute noch so) herrschte Versorgungsmangel – zu essen gab es nur sporadisch und mit viel Anstrengung. In den letzten 100 Jahren entstanden unsere Wohlstandsgesellschaften, wie wir sie heute kennen, inklusive einem überbordenden Lebensmittelangebot, das 24/7 immer und überall verfügbar ist.

Prof. Michalsen: Fasten ist grundsätzlich ungeeignet für Kinder und Jugendliche, für Menschen mit Gicht oder Gallensteinen, für Schwangere und für Menschen mit Essstörungen und Untergewicht. Wichtig ist mir zu betonen: Niemand sollte in eine zwanghafte Selbstoptimierung oder eine Orthorexie rutschen, also in den Zwang, sich mit der Ernährung auseinanderzusetzen. Bleiben Sie auch im Rahmen der WOMEN'S HEALTH Diät entspannt und geduldig.

FÜR WEN IST DAS INTERVALLFASTEN DER WOMEN'S HEALTH DIÄT NICHT GEEIGNET?

Dass immer mehr Menschen übergewichtig werden, ist eine unmittelbare Folge dieser „unnatürlichen" Veränderung der Versorgungsverhältnisse durch den Menschen – denn es ist nur natürlich, dass wir alle den bequemen Weg gehen, von diesem Angebot fleißig Gebrauch machen und uns rund und übergewichtig futtern.

Nicht umsonst wird bei Übergewicht und den damit zusammenhängenden Begleiterscheinungen von „Zivilisations"-Krankheiten gesprochen. Intervallfasten bringt Ihren Körper wieder in Einklang mit seiner eigentlichen Natur: regelmäßig Hunger zu spüren. Es bedarf nur einer Umstellung Ihrer Lebensgewohnheiten – ohne dass Sie auf irgendwas verzichten müssten!

Time Restricted Eating oder TRE: Jeden Tag fasten läppert sich

Mit die gängigste Methode ist das sogenannte „time restricted eating" (kurz TRE, Englisch etwa „zeitlich eingeschränktes Essen"), eine täglich anwendbare Form des klassischen Fastens (bei dem Sie ja über Tage oder sogar Wochen nichts oder nur sehr begrenzt Nahrung zu sich nehmen). TRE ist vor allem bekannt in der Ausprägung „16 Stunden fasten, 8 Stunden essen" – die sogenannte 16/8-Methode, die der WOMEN'S HEALTH Diät mit ihrem „14 Stunden fasten, 10 Stunden essen" zugrunde liegt (alle Details zur Intervallfasten-Umsetzung finden Sie ab Seite 22). Egal, welche Fastenmethode Sie anwenden: Die ausbleibende Nährstoffversorgung setzt Prozesse im Körper in Gang, die nach neuesten Erkenntnissen frühestens nach 12 Stunden, bei Frauen nach etwa 14 Stunden und gesichert für alle ab 16 Stunden des Fastens einsetzen und ihre positive Wirkung entfalten. Das Besondere der WOMEN'S HEALTH Diät: Mit gezielten Trainingseinheiten beschleunigen Sie diesen Weg in den Fastenstoffwechsel: Sie können kürzer fasten bei denselben positiven Effekten, oder Sie haben weit mehr von den positiven Effekten bei gleicher Fastenzeit! Alles Weitere zu diesem Booster-Effekt ab Seite 138.

TUN SICH FRAUEN SCHWERER, INTERVALLFASTEN ERFOLGREICH DURCHZUFÜHREN?

Prof. Michalsen: Nein, im Gegenteil. Zum einen haben es Frauen etwas leichter, da bei ihnen wohl schon ein Fastenintervall von 14 Stunden ausreicht, um die Fastenprozesse auszulösen. Grund dafür sind die etwas kleineren Glykogenspeicher der Frauen. Dann haben wir festgestellt: Frauen fasten grundsätzlich lieber als Männer, die sich schwerer tun. Und sie sind auch meist konsequenter als die Herren der Schöpfung. Was wir aber – beim Heilfasten, nicht unbedingt beim Intervallfasten – auch beobachtet haben: Männer nehmen stärker an Gewicht ab beim Fasten als Frauen. Bei einer Woche Heilfasten verlieren Männer im Schnitt 5 Kilogramm, Frauen 4 Kilogramm. Dabei ist aber auch immer Wasser mitverantwortlich für den Gewichtsverlust.

Was passiert im Körper beim (Intervall-)Fasten?

Intervallfasten tut nicht weh und ist auch nicht gefährlich – im Gegenteil! Denn die folgenden Punkte zeigen eindrucksvoll, was Sie an positiven Effekten auslösen, wenn Sie sich in den Fastenstoffwechsel bringen, also nach den genannten 14 oder 16 Stunden Fasten in einen Zustand kommen, in dem sämtliche Glykogen- und damit ad hoc verfügbaren Energiespeicher leerlaufen. Wie groß diese Speicher sind, wie lange das Leerlaufen also genau dauert, hängt von einigen Faktoren ab, vor allem vom Geschlecht (yeah, Frauen sind im Vorteil, denn ihre Speicher sind kleiner, weshalb der Fastenstoffwechsel bei Ihnen schneller einsetzt!), aber auch vom Trainingszustand (der Menge der Muskelmasse) oder der Körpergröße.

WANN GENAU STARTEN DIE PROZESSE, DIE DAS INTERVALLFASTEN ANSTÖSST, UND WORAN ERKENNE ICH DAS?

Prof. Michalsen: Was die Stundenzahlen angeht, so weiß man es (noch) nicht verbindlich. Prozesse wie die Autophagie und die Ketonbildung beginnen etwa nach 14 bis 16 Stunden einzusetzen. Bei Frauen wahrscheinlich früher als bei Männern, bei Sportlern eher als bei Couch-Potatoes. Der beste Indikator, an dem ich mich auch selbst orientiere, ist Hunger. Wenn wirklich richtiger Hunger einsetzt, kein Appetit, sondern echter Hunger, dann ist das ein klares Zeichen, dass man gerade in den Fastenstoffwechsel reinkommt.

Die Bildung von Ketonkörpern: Fasten geht den Fettreserven an den Kragen

Wenn die Glykogenspeicher der Leber nach etwa 14 bis 16 Stunden des Fastens als Letztes leerlaufen, schlägt die Stunde des Fastenstoffwechsels: Nun fangen Fettzellen in Ihrem Körper an, Fettsäuren freizusetzen. Das Tolle: Jedes Molekül dieses Fettabbauprozesses stammt direkt aus Ihren körpereigenen Fettreserven – das ist waschechter Fettabbau! Diese

Moleküle gelangen in die Leber, die daraus einen Ersatzbrennstoff für den fehlenden Zucker herstellt: sogenannte Ketone beziehungsweise Ketonkörper (die im Übrigen auch bei Low-Carb-Ernährung produziert werden).

Ketone sind archaische Energiespeicher, die schon zu Urzeiten, als es noch nicht an jeder Straßenecke einen Supermarkt gab (geschweige denn Straßenecken), die Menschheit durch wirkliche Hungerphasen geführt haben. Sie sind aber weit mehr als nur Molekül gewordene Fettenergie: Ketone haben zum Beispiel Einfluss auf Nervenzellen und können auf diese Weise Erkrankungen lindern; bei Krebs sollen sie gesunde Zellen davor schützen zu erkranken.

Ketone sind aber auch in der Lage, das Gehirn zu versorgen, das ja sonst eigentlich nur zu Kohlenhydraten „Ja" sagen mag. Und nicht nur das: Dabei haben sie sogar die wunderbare Eigenschaft, neue Hirnzellen entstehen zu lassen – und so Ihre geistige Leistungsfähigkeit speziell in der Fastenphase zu erhöhen! Ketone dämmen Entzündungsprozesse im Körper ein, was auch bei chronischen Beschwerden wie Rheuma oder Allergien Linderung verschaffen kann. Und da Fettzellen auch Giftstoffe einlagern können, ist der regelmäßige Abbau über Ketone eine gute Möglichkeit, die Zellstruktur im Fettgewebe sauber zu halten. Schließlich treten Ketone auch noch Hand in Hand mit einem erhöhten Serotoninspiegel auf (siehe Seite 21) – das Glückshormon lässt Sie gut drauf sein.

Selbst wenn Sie all diese Vorteile nicht interessieren, dann merken Sie sich unterm Strich: In der Fastenphase wird dank der Ketogenese, also der Bildung von Ketonen, Ihr Körperfett gezielt abgebaut.

Zellreparatur und Schutzschild wertvoller Muskelzellen: Die Autophagie

Ein wundersamer körpereigener Recyclingprozess, der ebenfalls erst nach Versiegen der Glykogenreserven im Körper, also nach etwa 14 bis 16 Stunden Fasten, einsetzt, wird Autophagie genannt. Er wurde 2016 vom Japaner Yoshinori Ohsumi erstmals umfassend untersucht und beschrieben, wofür dieser prompt den Nobelpreis für Medizin erhalten hat. Zu Recht, denn dieser Prozess ist äußerst wertvoll für Ihre Gesundheit und ein schlagendes Argument fürs Intervallfasten. Was steckt dahinter? In vielen Zellen Ihres Körpers gammeln Zellreste und scheinbar unbrauchbare Bruchstücke zerlegter Proteine vor sich hin. Teils über Jahre. Oft liegen sie im Weg rum, bremsen die Handlungsfähigkeit der Zelle aus und belasten den Organismus mit zunehmendem Lebensalter. Kommt diese Zelle nun in den Zustand des Fastenstoffwechsels, startet sie eine Art Selbstverdauungsmechanismus: Bestimmte Enzyme mutieren zu einem Entsorgertrupp und treten an, den zellulären Eiweißmüll aufzukehren und dann zu recyceln. Direkt in der Zelle beginnt die Aufbereitung, und der alte Eiweißschrott wird zu neuen, wertvollen Aminosäuren aufbereitet, die der Körper wieder verwerten kann.

VISZERALES BAUCHFETT: DANK FASTEN AUSSER LEBENSGEFAHR

Bei der Ketonbildung greift der Körper intensiv auf Fettzellen zurück, die in der Bauchhöhle und zwischen den inneren Organen sitzen: das sogenannte viszerale Fett. Dieses Körperfett ist wahrlich lebensgefährlich, denn es provoziert Erkrankungen wie Diabetes, Bluthochdruck oder Arteriosklerose – und erhöht damit das Schlaganfall- und Herzinfarktrisiko auf beunruhigende Weise. Ob Sie durch das viszerale Fett gefährdet sind, lässt sich direkt über Ihren

Bauchumfang ermitteln. Insbesondere bei Diabetes ist ein Zusammenhang zwischen Erkrankungsrisiko und Bauchumfang nicht von der Hand zu weisen: 80 Prozent aller Diabeteserkrankungen treten bei Menschen auf, die einen Bauchumfang von über 94 Zentimetern haben! Unabhängig von der Körpergröße gilt: Ab 94 Zentimetern Bauchumfang gibt es ein deutliches Risiko, bei über 102 Zentimetern Bauchumfang ist es sehr wahrscheinlich, dass Sie früher oder später an Diabetes erkranken.

So messen Sie Ihren Bauchumfang: Stellen Sie sich mit freiem Oberkörper gerade auf und schlingen an der dicksten Stelle des Bauches ein Maßband um Ihren Leib. Der Bauchnabel ist keine gute Orientierung, da er je nach der ihn umgebenden Speckschicht höher sitzt oder tiefer hängt. Besser: Suchen Sie die Mitte zwischen dem Rippenbogen (das ist die unterste knöcherne Kante der Rippen) und dem Beckenkamm (das ist die oberste knöcherne Kante des Beckens). Führen Sie die Messung vor dem Frühstück durch und atmen Sie locker aus, während Sie das Maßband ablesen.

Schön und gut, werden Sie denken, aber was hat das mit Abnehmen zu tun? Die Autophagie ist ein praktischer Schutzmechanismus, bei dem eine Muskelzelle sich aus dem aufbereiteten Eiweißmüll lokal selbst versorgen kann und so verhindert, dass während der Versorgungslücke oder bei einer außergewöhnlich großen Belastung wertvolle Muskulatur abgebaut wird (vorausgesetzt, Sie trainieren diese auch regelmäßig).

Fasten verbessert die Hormonlage

Bei einem permanenten Überangebot an Nährstoffen geraten Organe in Stress: Sie sind ohne Unterlass damit beschäftigt, die viele Energie abzubauen oder einzulagern. Da für solche Stoffwechselprozesse Hormone zuständig sind, ist die natürliche Folge, dass auch der Hormonhaushalt „gestresst" wird und die Hormonlage im Körper bei Übergewichtigen auf ungesunde Weise verschoben ist.

Allen voran ist hier das Insulin zu nennen, das bei Überversorgung permanent ausgeschüttet wird und so die Bauchspeicheldrüse zu Überstunden zwingt. Dauerhaft zu viel Insulin macht nachweislich krank (weitere Infos zu Insulin siehe ab Seite 43) – denken Sie nur an Diabetes. Und Insulin spielt auch eine Schlüsselrolle beim Abbau von Körperfett: Zu viel davon verhindert die Bildung von Ketonkörpern, somit bremst Insulin massiv den Abbau von Körperfett aus. Die Lösung: Fastenzeiten. Durch eine wiederholte Unterversorgung auf Zeit wie bei der WOMEN'S HEALTH Diät kann die Bauchspeicheldrüse immer wieder abschalten, der Insulinspiegel sinkt in regelmäßigen Abständen.

Neben Insulin profitieren zum Beispiel auch „Hungerhormone" (etwa Ghrelin) und „Sättigungshormone" (wie Leptin), die als Gegenspieler fungieren sollen: Die eine Seite schürt Hunger, die andere wirkt appetitzügelnd – aber der natürliche und gesunde Mechanismus funktioniert nur, wenn die Menge des jeweiligen Hormons stimmt. Tragen Sie viel Körperfett mit sich herum, wird zu viel des Sättigungshormons ausgeschüttet. In Ihrem Gehirn kommt die Sättigungsaussage nicht mehr an, der Körper wird leptinresistent. Mit der Folge, dass Sie immer mehr Hunger verspüren, je dicker Sie werden. Die WOMEN'S HEALTH Diät sorgt dafür, dass sich Ghrelin- und Leptinhaushalt normalisieren.

Fasten hat viele weitere sehr angenehme Eigenschaften auf den Hormonhaushalt. Da es grundsätzlich regulierend auf Hormonspiegel Einfluss nimmt, kommt es Frauen auch insbesondere in der Menopause zugute: Die Wechseljahre sind ja Ausdruck eines aus den Fugen geratenden und geratenen Hormonhaushalts. Alles, was hier regulierend eingreift, ist hilfreich. Dazu zählen übrigens auch Bewegung und eine gesunde Ernährung. Da Sie bei der WOMEN'S HEALTH Diät beides finden und in diesem Buch auf beides eingegangen wird, sind Sie hiermit also auf einem goldrichtigen Weg!

Eine weitere frohe Botschaft: Durch Intervallfasten stoßen Sie auch die Endorphin- und Serotoninproduktion an. Diese „Glückshormone" sorgen für gute Stimmung und Ausgeglichenheit – beides kommt Ihrem Wohlbefinden zugute und gibt Ihnen den nötigen Motivationspush, wenn es mal drauf ankommt, beispielsweise in der Fastenphase bei der Stange zu bleiben. Und überhaupt: Es spricht nichts dagegen, einfach mal gut drauf zu sein!

Viele weitere Hormone beeinflussen Ihren Stoffwechsel und werden durch die beiden großen Bausteine der WOMEN'S HEALTH Diät, Intervallfasten und gezielte Bewegung, positiv beeinflusst. Auf den Seiten 20 und 21 lernen Sie die wichtigsten Hormone kennen.

KANN INTERVALLFASTEN AUSWIRKUNGEN AUF MEINEN ZYKLUS HABEN?

Prof. Michalsen: In der Tat kann es in einzelnen Fällen dazu kommen, dass in der Umstellungsphase insbesondere bei Einsteigerinnen ins Intervallfasten der Zyklus einmal ausfallen kann. Dieser setzt aber in der Regel bald wieder ein. Insbesondere beim Heilfasten können wir ermitteln, dass es im Moment der Durchführung die Sexual- und Fruchtbarkeitsfunktionen unterdrückt: Bei Männern sinkt zum Beispiel der Testosteronspiegel, bei Frauen entsprechende Hormone. Langfristig aber erhöht Fasten die Fruchtbarkeit und den Spiegel der Sexualhormone!

Fasten wirkt wie Sport: Ihr Körper wird leistungsfähiger

Auch Sport und Bewegung haben massive positive Effekte auf das Hormonsystem und damit auf alle Bereiche des Körpers. Erstaunlich ist, dass das Intervallfasten hier zu den gleichen Anpassungsprozessen führt – auch in Bereichen, die man auf den ersten Blick nicht erwarten würde: So macht Intervallfasten den Körper leistungsfähiger, reguliert sowohl den Puls als auch den Blutdruck dauerhaft nach unten! Auslöser ist, anstelle der sportlichen Anstrengung, das Leerlaufen der Glykogenreserven, das den Körper in den gleichen positiven Stress versetzt.

Beim Sport wie beim Fasten kommt es dadurch zur Ausschüttung der Hormone Adrenalin, Noradrenalin und Cortisol. Geschieht dies wiederholt, stellt sich der Körper darauf ein, er reagiert mit einem positiven Trainingseffekt und wird schließlich leistungsfähiger, was sich unter anderem darin bemerkbar macht, dass Fasten ebenso zur Neubildung von Mitochondrien, also den Energie verwertenden Kraftwerken in den Körperzellen, führen kann wie reines Training.

Und es kommt noch besser: Die Kombination aus Sport und Fasten verstärkt die leistungssteigernde Reaktion des Körpers – für diese Power-Formel 1 + 1 = 3 der WOMEN'S HEALTH Diät gibt es Studienbelege (siehe Seite 141). Und natürlich machen sich das inzwischen auch Leistungssportler zunutze!

Fasten aktiviert wertvolle Gene

Auch auf genetischer Ebene hat Fasten erstaunliche Auswirkungen. In Untersuchungen wurde deutlich, dass über 1000 Gene überhaupt erst im Fastenzustand aktiv werden. Viele davon sind stoffwechselaktive Gene,

AUCH SCHLANKE MENSCHEN HABEN MILLIARDEN VON FETTZELLEN

Glückwunsch, Sie dürfen sich Fettzellen-Milliardärin schimpfen. Wie jede(r) andere auch. Fettzellen stecken überall im Körper, selbst im Muskelgewebe. Dicke müssen dabei gar nicht mal unbedingt so viel mehr davon haben als dünne Menschen (auch wenn sich dauerhaft und auch schon in jungen Jahren bereits Übergewichtige ein paar zusätzliche Fettzellen angefuttert haben). Und für alle gilt: Sie werden Ihre Fettzellen nie wieder los (außer Sie gehen zum Fettabsaugen), auch nicht mit der WOMEN'S HEALTH Diät. Aber darum geht es auch gar nicht: Denn ob jemand fett oder dünn ist, hängt vor allem davon ab, wie prall diese mit Fett gefüllt sind. Eine Fettzelle agiert wie ein Bandwurm: Gibt es was zu futtern, dann schluckt sie es gierig – und kann sich dabei bis zum Vielfachen ihrer ursprünglichen Größe aufblähen. Hier kommt die WOMEN'S HEALTH Diät wieder ins Spiel: Intervallfasten und Training lassen Ihre Fettzellen auf ihre ursprüngliche, schlanke Größe schrumpfen.

die die Nährstoffverteilung im Körper und damit beispielsweise die Fettauslagerung aus den Fettdepots beeinflussen. Ein Forscherteam um den bereits erwähnten Satchidananda Panda (siehe in der Einleitung auf Seite 9 sowie in der Folge auf Seite 28) konnte zeigen, dass das kein Zufall ist: Die Wissenschaftler fanden heraus, dass alle Stoffwechsel- und Energieverwertungsvorgänge im Körper letztlich von Genen gesteuert werden, die abhängig vom Tageslicht aktiviert oder deaktiviert werden. Sie folgen der „inneren Uhr" des Körpers, dem sogenannten zirkadianen Rhythmus – ebenso wie der Schlaf-wach-Rhythmus beispielsweise.

Wieder einmal wird deutlich: Es kommt auf das Timing an, wie der Körper mit Nährstoffen umgeht. Zu diesem Timing gehört, dass Sie nachts nichts essen sollten, da der Körper nach der inneren Uhr nichts mit Verdauung zu tun haben will. Zum Timing gehört aber auch, Fastenphasen wirklich umzusetzen und so die stoffwechselunterstützenden Gene überhaupt erst zu aktivieren. Wer weiß, vielleicht sind die Gene der Schlüssel dafür, dass die fastenden Mäuse, von denen in der Einleitung die Rede war, schlanker geblieben sind als die nicht fastenden Mäuse.

WAS BRINGT INTERVALLFASTEN – UND FASTEN ALLGEMEIN – GRUNDSÄTZLICH FÜR GESUNDHEITLICHE VORTEILE?

Prof. Michalsen: Wo soll ich beginnen? Fasten ist der Schlüssel zu allgemeiner Gesundheit und einem langen Leben, mildert und beseitigt viele Krankheiten! Das Bemerkenswerteste ist meiner Meinung nach, dass nach jetziger Datenlage das Fasten über die Physiologie in die Alterung eingreift und somit durchaus als Jungbrunnen wirken kann.

Die Mehrzahl der relevanten Erkrankungen ist mit bedingt durch das Alter – hier könnte das Fasten konkret verzögernd eingreifen in Erkrankungen wie Krebs, Arthrose, Demenz, Diabetes, Herzinfarkt et cetera. Ich sage bewusst „könnte", denn natürlich ist noch nicht alles final belegt, und bei Krankheiten wie Krebs beispielsweise spielen viele andere Dinge mit rein. Aber klar ist: Es bleibt eigentlich kein für die Gesundheit relevantes System im Körper unberührt vom Fasten! Was wir wissen: Fasten wirkt unter anderem entzündungshemmend, stimmungsaufhellend, Stammzellen bildend und verbessert die meisten Stoffwechselparameter in den Organen und Geweben – mit einem vermutlich lebensverlängernden Effekt, von dem Pharmaunternehmen träumen! Neben seiner positiven Auswirkung auf die auch in der WOMEN'S HEALTH Diät thematisierten Aspekte wie Gewicht und Fettabbau unterstützt Fasten gesundheitlich das Immunsystem, den Schlaf, die Sexualität beziehungsweise Fruchtbarkeit, hat heilende Wirkung auf das Mikrobiom, stärkt die Psyche und fördert Hirnfunktion und Konzentration. So zeigen sich in Tierexperimenten und auch in ersten klinischen Studien am Menschen sehr gute Wirkungen bei Bluthochdruck, Diabetes, Darmerkrankungen, Allergien und Hauterkrankungen, Demenz und Alzheimer, neurologischen und psychischen Erkrankungen, Migräne und Kopfschmerz, Erkältungen und Infekten, Autoimmunerkrankungen und einigen Erkrankungen mehr. Es gibt Patienten, die unter Epilepsie leiden und berichten, dass die Anfälle durch Fasten verschwinden. Wir haben regelmäßig Fälle, in denen die durch entzündliche Prozesse geschwollenen Gelenke von Rheumatikern nach wenigen Tagen abschwellen. Auch bei Arthrose funktioniert das.

Sie sehen: Eigentlich ist noch gar nicht absehbar, was Fasten alles für heilsame Wirkungen entfalten kann. Dass es das tut, wird aber immer offensichtlicher. Und um zum Thema „Fasten als Jungbrunnen" zurückzukommen: Wir werden zwar auch ohne Fasten statistisch gesehen alle älter. Aber letztlich verlängern wir am Ende eher die Jahre, die wir krank sind. Dabei sollte das Ziel doch sein: Wir werden 90 und haben erst mit 85 Jahren die ersten Zipperlein – nicht wie heute mit 50. Dazu ist Fasten meiner Meinung nach ideal!

DAS HORMONSYSTEM, WICHTIGE HORMONE UND WIE BEIDES VON DER WOMEN'S HEALTH DIÄT PROFITIERT!

Hormone verbreiten vielfältigste Informationen im Körper und haben dabei auf alle anderen Körpersysteme unmittelbaren Einfluss. Kein Wunder also, dass sie Ihr Leben, Ihren Gesundheits-, Gemüts- und überhaupt Allgemeinzustand prägen. Es gibt praktisch keinen Moment, in dem Sie Ihr endokrines System, also das System der Botenstoffe, die Hormone genannt werden, nicht spüren: Sind Sie gut drauf und entspannt, beflügeln Sie viele Endorphine (Glückshormone), während Ihr Cortisolspiegel (= Stresslevel) niedrig ist.

Zu den produktiven ersten Stunden des Arbeitstags trägt das „Wachhormon" Serotonin bei, für die natürliche Müdigkeit nach Sonnenuntergang das Schlafhormon Melatonin. Erotische Lust verdanken auch Frauen (neben einer großen Portion Östrogen) einer Extradosis Testosteron – die zwar einiges niedriger ist als beim Mann, allerdings reagiert der weibliche Organismus auch viel feinfühliger auf das Lusthormon.

Insgesamt existieren über 30 verschiedene Hormone, die noch weitere wichtige Dinge regulieren, zum Beispiel Fettabbauprozesse, Ihre Leistungs- und Konzentrationsfähigkeit, Stimmungen und Ängste, Verdauungsprozesse, Immunsystem, Knochenstärke, Atmung, Hautbild und vieles mehr. Auch wenn Sie willentlich keinen direkten Einfluss auf den Hormonhaushalt nehmen können: Ihr Verhalten in Sachen Ernährung und Bewegung, die beiden tragenden Säulen der WOMEN'S HEALTH Diät, hat sehr wohl Auswirkungen auf die Hormonlage im Körper.

Damit haben Sie zwei effektive Stellschrauben, mit denen Sie Ihr Leben in jeder Hinsicht optimieren können! Oder zur Hölle zu machen, denn das Ganze geht natürlich auch in die andere Richtung: Bewegungsmangel und eine ungesunde Ernährungsweise verschlechtern praktisch jede der aufgezählten Wirkungen von Hormonen.

EINE KLEINE ZUSAMMENSTELLUNG VON „ABNEHMHORMONEN"

Das den Blutzuckerspiegel regulierende Insulin ist zweifelsohne bedeutsam für Ihre Figur. Doch es gibt noch weitere „Abnehmhormone" – es folgt eine kleine Vorstellungsrunde.

GHRELIN – DAS HUNGERHORMON

Ghrelin wird auch das „Hungerhormon" genannt: Es scannt die Energieversorgung und vermittelt dem Gehirn bei Unterversorgung Hungergefühle. Dauert diese Unterversorgung (wie bei Reduktionsdiäten) lange an, gerät der Ghrelinspiegel aus den Fugen: Das Hungergefühl bleibt permanent, auch wenn Sie was gegessen haben – und schürt damit den Jo-Jo-Effekt (siehe Seite 41). Den Spiegel des Hormons können Sie grundsätzlich mit Training und Bewegung senken (so wirkt dann auch eine Sporteinheit zum Ende der Fastenphase „sättigend") – und mit Intervallfasten.

LEPTIN – SÄTTIGUNGSHORMON NUMMER 1

Auf der anderen Seite übermittelt der Botenstoff Leptin dem Gehirn Sättigungsgefühle. Leptin wird vor allem in Fettzellen produziert – und je mehr Fett in Ihren Depots schlummert, desto mehr davon wird ausgeschüttet. Ja, prima, denken Sie. Aber nichts da: Ab einem gewissen Punkt an Übergewicht führt die dauerhaft hohe Ausschüttung von Leptin (das auch noch abhängig ist von der Insulinbildung – Sie haben also schon zwei ungesund erhöhte, sich ungesund beeinflussende Hormone) zu einer Resistenz, sodass das Sättigungsgefühl im Gehirn nicht mehr ankommt. Abgesehen vom Fett-Loswerden helfen auch hier Intervallfasten sowie Sport und Bewegung.

CHOLECYSTOKININ – SÄTTIGUNGSHORMON NUMMER 2

So kompliziert wie der Name dieses Hormons ist auch der Sättigungsmechanismus im Körper. Deshalb sei stellvertretend auch noch Cholecystokinin erwähnt. Es entstammt dem Darm und wird vor allem bei protein- und fettreicher Nahrung ausgeschüttet. Eine Kombi, die zum Beispiel Nüsse mit sich bringen – vielleicht einer der Gründe, warum Nüsse so sättigend wirken.

GLUCAGON – GEGENSPIELER VON INSULIN

Während Insulin beim Einlagern von Kohlenhydraten zu Fett hilft, baut Glucagon gespeicherte Kohlenhydrate und Fette ab, um diese der Energiegewinnung zuzuführen. Darüber hinaus bremst es die Entleerung des Magens: Sie sind so länger satt. Glucagon wollen Sie also gerne im Blut haben. Förderlich sein soll vor allem eiweißreiches und kohlenhydratarmes Essen.

ADIPONEKTIN – DER FETTZELLEN-MASSSTAB

Ebenso wie Leptin wird dieser Botenstoff in den Fettzellen hergestellt. Bei schlanken Menschen mit wenig Körperfett ist der Adiponektinspiegel hoch, bei prall gefüllten Fettdepots von stark Übergewichtigen dagegen ist er sehr niedrig. Und ein niedriger Spiegel hat negativen Einfluss auf die Insulinwirkung, erhöht das Risiko, an Diabetes mellitus zu erkranken, steigert das Hungergefühl und bremst den Abbau von Körperfett. Das Einzige, was hilft, ist abnehmen. Mit jedem purzelnden Kilo nimmt die Produktion des Hormons zu.

CORTISOL – DAS STRESSHORMON

Cortisol fließt in Strömen, wenn der Körper gestresst ist. Und wenn Sie dauerhaft gestresst sind, haben Sie auch einen anhaltend erhöhten Cortisolspiegel. Dieser hat leider negative Auswirkungen auf den Stoffwechsel inklusive dem Blutzuckerspiegel. Eine der Folgen: Heißhunger. Eine weitere Folge ist ein Hormonhaushalt, der insgesamt „verrückt" spielt, viele andere Prozesse im Körper stört und richtiggehend krank machen kann. Halten Sie den Stresslevel in Ihrem Leben also möglichst niedrig – und lassen Sie sich gegebenenfalls professionell helfen, wenn Sie aus Ihrer Stressspirale nicht mehr rauskommen.

SEROTONIN – DAS GLÜCKSHORMON IN EINER NEBENROLLE

Der Neurotransmitter Serotonin erfüllt jede Menge Aufgaben im menschlichen Hormonsystem. Gute Laune – ja, das wissen wir. Aber eine (Neben-)Wirkung von Serotonin: Es hemmt Appetit. Diese Funktion machen sich sogar diverse Medikamente zunutze – die Sie natürlich nicht nötig haben. Denn Sie haben ja die WOMEN'S HEALTH Diät, die hilft, vermehrt Serotonin auszuschütten – dem Intervallfasten sei Dank.

ÖSTROGEN – DER DICK MACHENDE ZYKLUS-STEUERER

Ganz zum Schluss das möglicherweise weiblichste Hormon: Östrogen. Es steuert nicht nur maßgeblich den weiblichen Zyklus, sondern hat auch Einfluss auf Ihr Essverhalten: Ein hoher Östrogenspiegel steigert den Appetit, bremst die Fettverbrennung, erhöht das Risiko für Brustkrebs und Diabetes und hat auch sonst blöde Nebenwirkungen (wie Stimmungsschwankungen, Schlafstörungen et cetera). Eine deutliche Reduktion von (oder ein Verzicht auf) Fleisch und Alkohol soll einen zu hohen Östrogenspiegel eindämmen.

So funktioniert das Intervallfasten

Soooo viele Vorteile – jetzt sind Sie mit Sicherheit ganz heiß drauf zu erfahren, wie genau Sie das Intervallfasten der WOMEN'S HEALTH Diät anwenden, was in der Essensphase zu beachten ist und was in der Fastenphase erlaubt.

Wer bereits Erfahrungen mit Intervallfasten gemacht hat, dem wird die Umsetzung bekannt vorkommen: Ein Tag wird aufgeteilt in zwei Perioden: eine, in der Sie nicht essen (genauer: keine Makronährstoffe beziehungsweise Kalorien zu sich nehmen) dürfen, und eine Periode, in der Sie zunächst einmal essen dürfen, was Sie wollen. Diese TRE-Methode (siehe Seite 14) ist in ihrer Wirkung am besten untersucht und vor allem im Alltag der meisten Menschen am einfachsten umzusetzen.

Wie viele Stunden am Tag soll ich fasten?

Wie lang sind nun diese Perioden? Wie lange müssen Sie fasten? Der Klassiker der TRE-Methode ist der 16/8-Ansatz: 16 Stunden fasten, 8 Stunden essen. Damit ist wirklich jeder auf der sicheren Seite, um von den Vorteilen des Fastenstoffwechsels zu profitieren und sein Abnehmprojekt erfolgreich umzusetzen. Vor allem für Männer sind die 16 Stunden fasten essenziell. Frauen haben es leichter, denn ihre Glykogenspeicher sind oft kleiner (und somit schneller leer) als die der Männer.

Und darum geht es ja: Die Zuckerreserven des Körpers müssen aufgebraucht sein, damit sich der Fastenstoffwechsel entfalten kann. Demnach reicht für Frauen in der Regel eine Fastenzeit von 14 Stunden, damit sie in den Fastenstoffwechsel kommen. Deshalb gilt für Sie (bis auf Weiteres):

Für Einsteigerinnen: Fasten Sie pro Tag durchgehend 14 Stunden, in den restlichen 10 Stunden dürfen Sie dann essen (= Kalorien zu sich nehmen).

Denken Sie daran: Intervallfasten ist grundsätzlich eine schonende, dadurch auch langsame Art des Abnehmens. Erwarten Sie gerade zu Beginn nicht zu viel und schauen Sie bloß nicht ständig auf die Waage (Tipp: Packen Sie die Waage lieber weg und schauen Sie stattdessen ab und an in den Spiegel!). Zur groben Orientierung (Sie wissen ja, jeder Mensch ist grundverschieden): Nach vier bis acht Wochen sollte sich was bemerkbar machen – und ein bis zwei Kilo weniger drin sein. Bis zu fünf abgespeckte Kilo in drei Monaten sind ein gesunder Wert – alles, was deutlich darüber hinausgeht, geht in Richtung der Reduktionsdiäten mit übertrieben-ungesundem Nährstoffmangel. Wahrscheinlich geht es langsamer, aber hey, denken Sie an die Rechnung aus der Einleitung: 200 Gramm weniger Speck pro Woche macht im Jahr über zehn Kilo! Wenn Sie schon unbedingt mit der Waage arbeiten wollen, dann rechnen Sie ungefähr mit diesen Werten: 200 Gramm pro Woche, ein Kilo in vier bis sechs Wochen, maximal fünf Kilo in drei Monaten – zwischen diesen Größen haben Sie eine Art Zielkorridor, in dem Sie sich bewegen können.

Sollten Sie nun merken, dass sich mit der 14/10-Methode bei Ihnen nichts dergleichen tut, oder sollten Sie ungeduldig und unzufrieden sein, weil Ihre Werte deutlich unter den genannten liegen, dann gehen Sie einen Schritt weiter und setzen auf die 16/8-Methode:

Für Fortgeschrittene, Ungeduldige und diejenigen, die mit 14/10 keine Veränderung sehen: Sie fasten pro Tag 16 Stunden am Stück und haben 8 Stunden Zeit fürs Essen.

Versprochen: Damit werden Sie garantiert abnehmen! Und können sich 100-prozentig sicher sein, dass Sie von allen positiven Effekten des Fastens profitieren.

HILFE, ICH NEHME NICHT AB – IST DIE WOMEN'S HEALTH DIÄT NICHTS FÜR MICH?

Prof. Michalsen: Wenn Ihr Gewicht stagniert oder Sie gar zunehmen, dann hat das in vielen Fällen mit der eigenen Wahrnehmung zu tun. Es ist wissenschaftlich belegt, dass sich Menschen immer ein bisschen falsch einschätzen. Im Durchschnitt nehmen wir 20 bis 30 Prozent mehr Kalorien zu uns, als wir es annehmen. Wenn sehr energiedichte Lebensmittel gegessen werden, schlägt sich das kalorientechnisch umso mehr nieder. Achten Sie also mal genauer darauf, was Sie zu sich nehmen. Mein zweiter Rat: Versuchen Sie, konsequenter zu sein – beim Intervallfasten, beim Bewegen und in Sachen gesunder Ernährung. Denn wenn Sie auch nach längerer Zeit keinen Erfolg sehen, dann würde ich davon ausgehen, dass Sie es noch nicht ganz richtig umsetzen: entweder mit zu vielen Ausnahmen, zu viel hochkalorischem Essen oder auch gegen Ihre innere Uhr. Achten Sie auf ein überwiegend pflanzenbasiertes Essen und täglich wenigstens ein bisschen Bewegung – dann glaube ich, dass es nur sehr wenige gibt, die nicht über kurz oder lang abnehmen.

14/10 und 16/8: So ähnlich und doch so verschieden

Zwei Stunden Unterschied – das klingt nicht nach viel, fühlt sich aber vor allem für alle, die noch nie gefastet haben, schon mal nach viel an. Und die zwei Stunden haben darüber hinaus ziemliche Auswirkungen auf die Mahlzeitgestaltung. Denn während Sie in 10 Stunden mehr oder weniger bequem den ganzen Tag abdecken und ohne Probleme drei Hauptmahlzeiten wie gewohnt einnehmen können, stehen Sie bei einer 8-Stunden-Essensphase zumeist vor der Entscheidung: Eine Mahlzeit muss ausfallen – lieber das Frühstück oder das Abendessen? Unter diesen Voraussetzungen ist es völlig legitim, dass Sie sich zunächst einmal das Leben einfacher machen und auf die 14/10-Methode setzen.

Damit Sie einen besseren Eindruck bekommen, was diese Fasten-Schemata für Ihren Tagesablauf bedeuten, finden Sie auf der folgenden Seite einmal beide grafisch nebeneinandergestellt.

In den Schaubildern sind die Essensphasen blau gekennzeichnet, die Fastenphasen rot. Bei dem Beispiel auf Seite 24 unten des 16/8-Tages erkennen Sie: Das wird nix mit dem Frühstück. Natürlich lassen sich die 8 Stunden Essensphase auch vorziehen, also zum Beispiel von 8 bis 16 Uhr. Dann wird schnell klar: Das wird nix mit dem Abendessen.

Der 14/10-Tag bietet dagegen einige Möglichkeiten, alle drei Mahlzeiten unter einen Hut zu bekommen: Wie auf Seite 24 oben abgebildet von 8 bis 18 Uhr oder auch von 9 bis 19 Uhr oder 10 bis 20 Uhr. Dementsprechend

EIN 14/10-TAG DER WOMEN'S HEALTH DIÄT

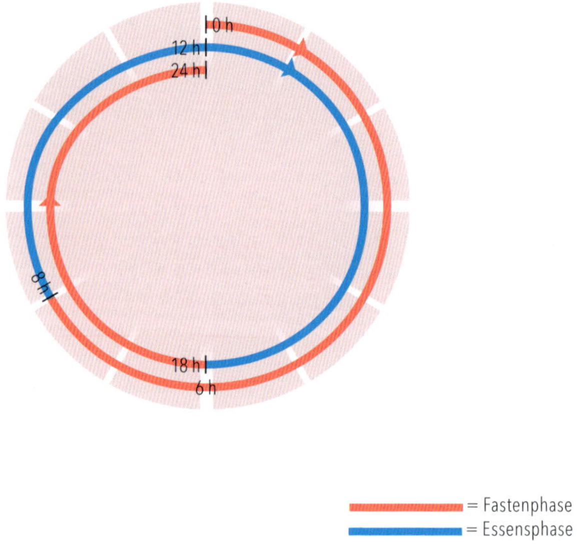

EIN 16/8-TAG DER WOMEN'S HEALTH DIÄT AM BEISPIEL „BREAKFAST CANCELLING"

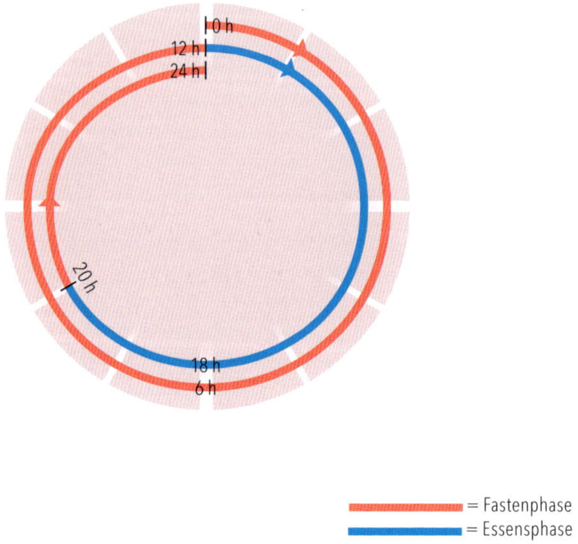

lässt sich sagen: Die 16/8-Methode ist härter in der Umsetzung, das Abnehmen wird damit aber höchstwahrscheinlich schneller gehen. Die 14/10-Methode ist „geschmeidig" in der Umsetzung, birgt aber auch das Risiko, dass Sie auf der Stelle stehen und zumindest nicht so schnell abnehmen.

So finden Sie die für Sie passenden Zeiten

Wenn Sie gegen Ihre innere Uhr fasten und irgendwelche (fremdbestimmten) Zeiten wählen, werden Sie sich ungleich schwerer tun und die eigenen Stoffwechselprozesse gegen sich haben. Richtig ist: Essens- und Fastenphase sollten zu Ihrem persönlichen Rhythmus passen und Ausdruck Ihrer inneren (Stoffwechsel-)Uhr sein! Mit großer Wahrscheinlichkeit werden Sie sich intuitiv richtig an die für Sie passende Fastenphase herantasten und automatisch die Mahlzeiten beibehalten (sofern Sie nicht alle zu sich nehmen), die Ihnen wichtig sind.

Hören Sie im wahrsten Sinne auf Ihren Bauch: Eine „intuitive" Entscheidung für den für Sie passenden Zeitraum hilft Ihnen beim Abnehmen. Denn im Einklang mit der inneren Uhr sind automatisch alle Abläufe im Körper ideal programmiert.

ICH BIN MIR UNSICHER, WELCHER CHRONO-TYP ICH BIN. KANN ICH DAS NICHT GENAUER HERAUSFINDEN?

Prof. Michalsen: Bei uns in der Berliner Charité gibt es inzwischen auch die Möglichkeit, die Einstellung der inneren „Körperuhr", des individuellen Biorhythmus, messen zu lassen. Auch kann man hierzu präzise Messungen von Hormonen und Signalmolekülen und ihren zeitlichen Aktivierungen vornehmen. Denn die Frage, ob Lerche und Eule, hängt ja stark vom Hormonverlauf ab: Wann senkt sich das Cortisol, wann geht das Melatonin hoch, wie ist der Insulintagesverlauf et cetera? Damit lassen sich sehr präzise Vorgaben und individuelle Ansagen machen, also so was wie: Sie essen besser nicht vor 10 Uhr. Das kann man also messen, allerdings ist dieser Check noch teuer.

Die günstigere Alternative: Machen Sie sich auf den Weg mit dem, was Ihr erstes Gefühl sagt (Sie werden doch wissen, ob Sie morgens gut oder schlecht hochkommen, wie lange Sie brauchen, um wach zu werden oder Hunger zu bekommen, oder wie schwer es Ihnen fällt, abends lange auf zu sein). Sammeln Sie Ihre Erfahrungen, und wenn es sich nicht gut anfühlt oder Sie nicht abnehmen, dann versuchen Sie einen anderen Chrono-Rhythmus oder eine andere Form des Intervallfastens.

Beim Fasten-Timing lassen sich grob drei Typen unterscheiden:

▷ **Der Morgen-Typ** (als Chrono-Typ „Lerche" bekannt) ist Frühaufsteher und kann am einfachsten auf ein Abendessen verzichten.

Passende Essensphasen 14/10: 7 bis 17 Uhr, 8 bis 18 Uhr.

Passende Essensphasen 16/8: 7 bis 15 Uhr, 8 bis 16 Uhr.

▷ **Der Abend-Typ** (Typ „Eule") kommt morgens eher nicht so leicht aus dem Bett und braucht Zeit, bis er überhaupt was zu sich nehmen kann. Er kann ohne Probleme das Frühstück ausfallen lassen.

Passende Essensphasen 14/10: 11 bis 21 Uhr, 12 bis 22 Uhr.

Passende Essensphasen 16/8: 11 bis 19 Uhr, 12 bis 20 Uhr.

▷ **Der Kompromiss-Typ:** Manche Menschen tun sich weder besonders schwer, auch mal früh aufzustehen, noch abends einen Gang kürzer zu schalten und frühzeitig (ohne Essen) ins Bett zu gehen.

Passende Essensphasen 14/10: 9 bis 19 Uhr, 10 bis 20 Uhr.

Passende Essensphasen 16/8: 9 bis 17 Uhr; 10 bis 18 Uhr.

Natürlich dürfen Sie als extremer Frühaufsteher oder extreme Nachteule auch eine Stunde früher anfangen beziehungsweise später aufhören zu essen, aber bedenken Sie: Die meisten Prozesse in Ihrem Körper werden in Abhängigkeit mit dem Tageslicht gesteuert: Des Nachts, wenn es dunkel ist, wird gefälligst geschlafen, am Tage darf dann der Stoffwechsel in Schwung kommen.

Wie auch immer Sie sich entscheiden: Führen Sie in jedem Fall einen konsequenten Zyklus zu festen Zeiten ein. Ihr Körper braucht diese Rhythmusvorgabe, damit er sich schneller auf die neuen Umstände einstellen kann.

Sowohl 14/10 als auch 16/8: Grundsätzliches zum idealen Fastentag

Egal, für welche der TRE-Fastenvarianten Sie tendieren – diese grundsätzlichen Gestaltungstipps für Ihre Mahlzeitenplanung sind für alle hilfreich.

Das Frühstück bitte nicht zu früh

Morgens sollten Sie nach dem Aufwachen für etwa eine Stunde grundsätzlich keine Nährstoffe zu sich nehmen, da das Schlafhormon Melatonin, das die Ausschüttung von Insulin behindert, in ausgeprägtem Maße in Ihrem Körper rumschwirrt. Nach dieser Stunde ist der Melatoninspiegel spürbar abgesunken (Sie sind dann ja auch spürbar wacher), und das Insulin kann bei Nährstoffzufuhr fließen.

Wichtigste Mahlzeit jeder Essensphase: Ein Plädoyer für das Mittagessen

Das Mittagessen sollte die nährstoffreichste Mahlzeit des Tages sein. Im Idealfall nehmen Sie eine warme Mahlzeit mit einem ausgewogenen Mix an Makronährstoffen zu sich, inklusive Eiweißquelle, gesunden Fetten, viel Gemüse und einer Kohlenhydratbeilage. Apropos Kohlenhydrate: Untersuchungen zufolge verstoffwechselt Ihr Körper diese am besten am späten Vormittag bis Mittag. In der Zeit steigt der Blutzuckerspiegel weniger rasant an, und Fett wird im Körper nicht so leicht eingelagert wie zu anderen Tageszeiten. Ihr Mittagessen sollte dabei grundsätzlich am besten nicht später als 12 Uhr oder 12:30 Uhr auf dem Tisch stehen.

Das Abendessen bitte nicht zu kohlenhydratlastig

Das Dinner sollten Sie nicht mutwillig mit extra viel Kohlenhydraten gestalten. Vor allem dann, wenn zwischen Abendessen und Zubettgehen weniger als zwei Stunden liegen. Der Grund ist gar nicht, weil Kohlenhydrate gemeinhin als „böse" gehandelt werden (siehe Kapitel 2 auf Seite 43f.), sondern auch diesmal kommt wieder das Insulin ins Spiel: Es sollte vor dem Zubettgehen nicht unnötig nach oben getrieben werden – das bremst die nächtliche Fettverbrennung aus. Und wenn das Melatonin dann wieder überhandnimmt ... so schließt sich der Kreis zum Frühstück.

So gelingt der Einstieg ins Intervallfasten

Für jede Form des Intervallfastens gilt: Überfordern Sie sich nicht gleich zu Beginn. Die ersten Wochen werden wahrscheinlich am härtesten sein: Körper und Kopf müssen sich auf die neuen Abläufe einstellen, und die Zeitabläufe sind noch nicht in Fleisch und Blut übergegangen. An mögliches (absolut ungefährliches, siehe auf der folgenden Seite) Magengrummeln müssen Sie sich gewöhnen, und möglicherweise leidet auch Ihre Stimmung in den ersten Tagen ...

Jetzt heißt es: Ruhe bewahren – und dem neuen Lebensrhythmus mit der WOMEN'S HEALTH Diät wenigstens sechs bis acht Wochen Zeit geben. Danach sollten Sie deutlich positive Effekte verspüren: Die ersten (Kilo-) Gramm sind runter!

Ihr körperliches Erscheinungsbild ist straffer, Sie fühlen sich fitter, schlafen besser und Einstiegserscheinungen wie Hungergefühle, schlechte Laune et cetera sind verschwunden.

Tipp: Auf dem Weg dahin nähern Sie sich langsam Schritt für Schritt Ihrer kompletten Fastenperiode. So geht's:

▷ **Schritt 1:** Starten Sie damit, das Zwischendurch-Snacken für ein, zwei Wochen vollkommen einzustellen und zwischen Ihren normalen Hauptmahlzeiten nichts mehr zu essen. So lernen Sie, sich auf die echten Mahlzeiten zu fokussieren, und trainieren sich den permanenten Drang ab, rund um die Uhr immer wieder Essen einschieben zu müssen.

▷ **Schritt 2:** In den kommenden zwei bis vier Wochen essen Sie vor und nach Ihrer Schlafphase erst jeweils eine, nach und nach dann jeweils zwei Stunden nichts. Beispiel: Wenn Sie von 23 bis 7 Uhr schlafen, dann essen Sie zunächst von 22 bis 8 Uhr, im zweiten Schritt dann von 21 bis 9 Uhr nichts mehr. Damit sind Sie schon bei 12 Stunden.

▷ **Schritt 3:** Weiten Sie in weiteren zwei bis vier Wochen die Zeiten vor und nach dem Schlafen aus, bis Sie bei 14 beziehungsweise 16 Stunden Fastenphase angekommen sind. Dann sind Sie in einer idealen Fastenstruktur „3–8–3" beziehungsweise „4–8–4": also drei oder vier Stunden vor dem Schlafengehen nichts mehr essen, 8 Stunden schlafen, 3 oder 4 Stunden nach dem Aufstehen nichts essen. Falls das nicht Ihr Rhythmus ist und Sie etwa morgens nach ein oder zwei Stunden schon was essen müssen, abends dafür auch gut 4 oder 5 Stunden ohne Essen auskommen – auch gut. Achten Sie nur drauf, vor dem Schlafengehen mindestens eine, besser zwei oder mehr Stunden nichts mehr zu essen.

NACH DREI BIS VIER MONATEN HABEN SIE ES GESCHAFFT!

Gute Vorsätze machen kann jeder. Aber diese durchhalten? Kann auch jeder! Sie müssen nur lange genug bei der Stange bleiben. Untersuchungen zeigen: Wenn Sie mit einem guten Vorsatz starten, zum Beispiel die WOMEN'S HEALTH Diät umzusetzen, müssen Sie nur drei, besser vier Monate durchhalten – dann hat es bei Ihnen „Klick!" gemacht und die neue Lebenssituation ist keine ungewohnte Pflichtveranstaltung mehr, sondern neuer „Alltag", der Ihnen Lebensenergie spendet und den Sie nie mehr missen möchten.

Bis es so weit ist, sind ein paar vorrangig mentale Hürden zu nehmen – Sie kennen das: Nach rund vier Wochen ist die erste Euphorie verflogen, Sie beginnen sich zu fragen: „Wofür das Ganze?" Alles fühlt sich lästig und schwer an. Schuld ist Ihr Unterbewusstsein: Es braucht so lange, um „Gewohntes" loszulassen.

Prof. Michalsen: Mitnichten! Magenknurren ist etwas ganz Gesundes und anatomisch gesehen ein sehr positiv zu bewertender Reinigungsprozess im Darm. Dabei laufen Muskelkontraktionswellen durch den Darm und putzen diesen dabei. Im ersten Moment fühlt sich Magenknurren vielleicht unangenehm an, und es ist wohl auch gelernt, sofort zu denken: Jetzt muss ich unbedingt was futtern. Ich empfehle aber: Betrachten Sie das Ganze einfach mit Interesse und lassen Sie es vorüberziehen – dann geht das auch vorbei! Ich mache das so: Bei mir taucht es eigentlich immer so nach der 13., 14. Stunde auf.

HILFE, MEIN MAGEN KNURRT IMMER WIEDER – IST DAS NICHT EIN HINWEIS, DASS ICH UNBEDINGT WAS ESSEN MUSS?

Erste Hilfe bei Heißhungerattacken

Doch, es wird sie geben: Hungergefühle und den Drang, jetzt sofort etwas essen zu müssen. Das ist vollkommen normal zu Beginn Ihres Fastenprojekts. Klar ist: Ihr Körper selbst hat überhaupt keine Probleme damit, 14, 16 oder sogar mehr Stunden ohne Kalorien auszukommen. Dieses „Hilfe, ich sterbe"-Gefühl ist reine Kopfsache und eine Frage der Gewohnheiten. Damit Sie auch gefühlsmäßig überleben und Ihnen das Fasten leichter von der Hand geht, hier ein paar Kniffe, um Essensjieper in den Griff zu bekommen (siehe auch die Tipps zum Sattwerden auf Seite 55).

▷ Trinken Sie Wasser oder Tee – das hilft fast immer gegen Hunger.

▷ Treiben Sie Sport, bewegen Sie sich – das wirkt tatsächlich oftmals gegen Hungergefühle.

▷ Machen Sie Dinge, die Ihnen Spaß machen und ein gutes Gefühl geben (die aber bitte keine Kalorien haben). Also: Hobbys nachgehen, mit Freunden treffen, mit Kindern spielen, spazieren gehen, Playstation spielen ...

▷ Nehmen Sie eine kalte Dusche, vor allem morgens: Das bringt Kreislauf und Stoffwechsel in Schwung und hilft einigen ebenfalls gegen Hunger.

▷ Fasten Sie in der Gruppe oder mit dem Partner und halten Sie sich gegenseitig bei der Stange.

Fasten-Ausnahmen sind – ausnahmsweise – erlaubt

Wenn die Umsetzung eines Fastenintervalls zu stressig oder unmöglich wird, dann legen Sie einen Cheat Day ein. Die sind weniger „schädlich" als gedacht und Sie reißen damit auch Ihr Abnehmprojekt nicht gleich wieder ein, wie eine weitere Mäuse-Studie um den Wissenschaftler Satchidananda Panda (siehe die Seiten 9 und 19) aus dem Jahr 2014 zeigt: An rund 400 teilweise normalgewichtigen und teilweise übergewichtigen Mäusen wurde beobachtet, dass positive gesundheitliche und gewichtsreduzierende Effekte des Intervallfastens auch dann eintraten, wenn die Tiere für zwei Tage pro Woche ohne zeitliche Einschränkung essen konnten. Wenn Sie davon ausgehen, dass die Ergebnisse der Mäuse auf Sie als Mensch übertragen werden könnten (was noch niemand bewiesen oder widerlegt hat), könnten Sie demnach nicht nur einen Cheat Day, sondern gar ein fastenfreies Wochenende einlegen. Empfehlung: Machen Sie das Intervallfasten grundsätzlich zur Regel, genießen Sie Cheat Days und „freie Wochenenden" in Maßen.

EIN PERFEKTER 16/8-TAG MIT DER WOMEN'S HEALTH DIÄT

Auch wenn Sie selbst mit 14/10 anfangen sollten – Sie sind doch sicher gespannt, wie sich um alles in der Welt 16 Stunden Fasten durchhalten lassen. Das ist leichter als gedacht, wie dieses kleine Schema für einen 16/8-Tag ohne Training für Breakfast Canceller zeigt (an Trainingstagen rutschen das Training und der dazugehörige Snack einfach in den Tag, der hier angeführte Snack verschwindet dann).

▶ 8–9 Uhr: Aufstehen und fertig machen für die Arbeit – und zwei große Gläser stilles Wasser trinken

▶ 9:30 Uhr: Ankunft im Büro: einen schwarzen Kaffee zum Arbeitsstart

▶ 10–12 Uhr: Nochmals zwei große Gläser Wasser, alternativ Schwarz- oder Kräutertee trinken

▶ 12 Uhr: Mittagessen – die Essensphase beginnt mit einer satt machenden großen Mahlzeit

▶ 12:30 Uhr: Ein Espresso (Cappuccino geht auch, ist ja Essensphase) nach dem Essen, und weiter geht's

▶ 13–15 Uhr: Zwei große Gläser Wasser oder Tee (auch Schwarztee)

ICH TUE MICH SCHWER, DAS INTERVALLFASTEN IN MEINE WOCHE ZU INTEGRIEREN. DARF ICH DENN NIE MEHR AUSGEHEN ODER ZUM ESSEN EINGELADEN SEIN?

Prof. Michalsen: Um Himmels willen! Ich rate jedem: Lassen Sie die Kirche auch mal im Dorf und kasteien Sie sich nicht zu sehr. Wenn Sie mal zum Brunch eingeladen sind, dann lassen Sie es sich trotz des Intervallfastens bitte gut gehen. Oder wenn Sie im Urlaub in Spanien nun mal erst um 21 Uhr zu Abend essen, dann machen Sie das einfach. Es gibt keine mathematische Regel. Man muss nicht jeden Tag intervallfasten, man kann auch mal einen Cheat Day einbauen oder am Wochenende was anderes machen. Aber natürlich funktioniert Intervallfasten auch nicht, wenn man es nur einmal pro Woche macht. Ich rate Ihnen: Beobachten Sie sich selbst. Wenn Sie abnehmen wollen, aber nach einem Vierteljahr nichts passiert ist, sollten Sie versuchen, Ihr Intervallfasten konsequenter anzugehen: regelmäßiger zu fasten, mehr auf die Fastenzeiten zu achten und sich gesund zu ernähren.

- 15:30 Uhr: Der kleine Hunger zwischendurch meldet sich? Zeit für einen (optionalen) Snack: aus den Rezepten wählen, alternativ etwas Obst oder eine Handvoll Nüsse
- 16–19 Uhr: Auch wenn Essensphase ist, sollten Sie möglichst wenig snacken. Wenn, dann im Idealfall zu Obst oder Knabber-Gemüse greifen (zum Beispiel Gurke, Karotte, Tomate, Paprika, alles mit etwas Olivenöl); Wasser oder Kräutertee geht immer
- 19:30 Uhr: Abendessen – die abschließende zweite große Mahlzeit des Tages, diesmal vielleicht nicht ganz so kohlenhydratlastig wie das Mittagessen
- Nach 20 Uhr: Wasser oder für einen „süßen" Geschmack vorm Zubettgehen zur Abwechslung auch Rooibos- oder Früchtetee trinken

Die 14/10-Methode: Tipps und Ratschläge

Schön, dass Sie mit der 14/10 Methode loslegen wollen! Die Wahrscheinlichkeit ist riesig, dass Sie damit genau das erreichen, was Sie wollen. Sie hetzt ja keiner ... und Geduld gehört zum gesunden Abnehmen immer dazu. Selbst wenn Sie feststellen sollten, dass Sie mit der 14/10-Methode doch nicht so richtig weiterkommen – es ist die ideale Vorbereitung auf 16/8! Wer schon einige Wochen oder Monate 14/10 durchgeführt hat, wird es leichter haben, auf 16/8 umzusteigen.

Zum Einstieg in den 14/10-Rhythmus ein paar Anmerkungen:

▷ Ermitteln Sie als Erstes die für Sie passende Essens- beziehungsweise Fastenphase. Am besten bestimmen Sie dazu Ihren Chrono-Typ (siehe zuvor auf Seite 25f.) beziehungsweise horchen in sich rein, zu welchen Tageszeiten Ihnen die 14 Stunden Fasten am leichtesten fallen – dies wird höchstwahrscheinlich Ihr passender Rhythmus sein.

▷ Entscheiden Sie sich, wie Sie die 10-stündige Essensphase gestalten wollen. Vor allem geht es um die Frage: Wollen Sie zwei oder drei Mahlzeiten zu sich nehmen? Denn natürlich können Sie sich auch bewusst gegen ein Frühstück oder ein Abendessen entscheiden. Für beides, zwei und drei Mahlzeiten im 14/10-Rhythmus, gibt es im Plan-Kapitel ab Seite 215 passende Beispielwochen.

▷ Drei volle Mahlzeiten plus die ganze übrige Zeit in 10 Stunden bergen einiges an Potenzial, doch mehr zu sich zu nehmen, als Ihnen guttut. Insbesondere dann, wenn der Reflex einsetzt: Oh Gott, ich muss in 10 Stunden alles schaffen, was ich essen will, sonst verhungere ich! Klar: Bei der 16/8-Methode würden Sie diesen Druck mehr spüren. Aber der Unterschied zur 14/10-Methode: Während Sie in 10 Stunden doch weit mehr essen können, dieses womöglich auch tun und nicht bemerken (Menschen unterschätzen in der Regel das, was sie essen – und nehmen rund 30 Prozent mehr zu sich als gedacht, siehe Seite 23), werden Sie es in 8 Stunden in der Regel gar nicht schaffen, so viel zu essen wie „normal" (auch hierzu gibt es eine Studie, die zu dem folgenden Ergebnis kam: Wer die 16/8-Methode anwendet, isst im Schnitt 5 bis 10 Prozent weniger – siehe Prof. Michalsens Antwort auf Seite 30 unten). Deshalb ein paar gut gemeinte Ratschläge für ein Erfolg versprechendes 14/10-Programm:

a) Seien Sie besonders achtsam im Umgang mit sich selbst und Ihrem Essen.

b) Halten Sie sich an alle Grundsätze inklusive der Trainingseinheiten.

c) Essen Sie keine zusätzlichen Snacks (natürlich können Sie die Snacks ab Seite 112 gerne auch zu einer Hauptmahlzeit machen, wenn Ihnen danach ist) – und snacken Sie auch möglichst keinen „Kleinkram" zwischen diesen drei Mahlzeiten. Sie wollen doch Ihre Abnehmerfolge nicht gefährden ...

▷ 14/10 ist die „mildeste" Form des TRE-Fastens. Deshalb sollten Sie darauf achten, die 14 Stunden nicht zu unterschreiten. Auch dann nicht, wenn Sie extra Sporteinheiten einschieben, um den Fastenstoffwechsel zu beschleunigen. Natürlich ist es nicht schädlich, weniger als 14 Stunden zu fasten – aber eben auch höchstwahrscheinlich nicht mehr effektiv und zielführend.

KANN ICH ZWISCHEN VERSCHIEDENEN INTERVALLFASTEN-MODELLEN HIN UND HER WECHSELN?

Prof. Michalsen: Wechseln können Sie – Sie sollten nur darauf achten, Ihren Körper nicht aus dem Tritt zu bringen. Er muss sich ja sowieso schon umstellen. Der Körper liebt eine gewisse Rhythmik, und das Essen ist ein Zeitgeber. Wer häufig wechselt, erfährt sozusagen einen Ernährungsjetlag. Denn ein Hin und Her der Fastenphasen hat ebensolche Auswirkungen auf die innere Uhr wie eine Reise über Zeitzonen hinweg. Wenn Sie aber mit einer Methode gar nicht klarkommen oder feststellen, dass sie beim Abnehmen nicht zum Erfolg führt, können Sie zum Beispiel nach drei Monaten gerne eine andere Form des Intervallfastens ausprobieren.

Die 16/8-Methode: Tipps und Ratschläge

Sie gehen den „härteren" Weg und entscheiden sich für die 16/8-Methode – bravo, Sie werden es nicht bereuen! Gleich eine gute Nachricht: „Essen Sie, was Sie wollen" – das trifft vor allem auf Ihre 8-stündige Essensphase zu. In der Regel werden Sie eine Mahlzeit weniger einnehmen und auf Frühstück oder Abendessen verzichten. Auch wenn es selbst in den 8 Stunden Essensphase besser ist, wenn Sie zwischen den zwei Mahlzeiten nichts snacken: Ihr primäres Ziel ist, die 8 Stunden Essen so zu gestalten, dass Sie die danach folgenden 16 Stunden wieder durchfasten können. Machen Sie sich das Leben also nicht zu schwer und essen Sie in den 8 Stunden auch mal zwischendurch was, wenn es nicht anders geht. Wichtiger ist da schon, dass Sie zumindest mittel- und langfristig auf eine gesunde Ernährung umschwenken sollten, wenn Sie dies nicht bereits getan haben. Hierzu äußert sich auch Prof. Michalsen:

DARF ICH IN DEN 8 STUNDEN SO VIEL ESSEN WIE SONST AUCH? UND WÄHREND DER GANZEN 8 STUNDEN ODER LIEBER IN WENIGEN MAHLZEITEN?

Prof. Michalsen: Sie dürfen ganz normal essen wie sonst auch. Studien haben aber gezeigt, dass Menschen beim Fasten nach der 16/8-Methode wie in der WOMEN'S HEALTH Diät im Schnitt täglich 5 bis 10 Prozent weniger Kalorien zu sich nehmen. Und zwar, ohne es zu merken. Auch das trägt also zur Gewichtsreduktion bei. Wie Sie das Essen einnehmen, ist letztlich egal. Ideal sind zwei kräftige Mahlzeiten ohne Snacken zwischendrin. Und mir ist noch wichtig zu betonen: Fasten ist kein Freifahrtschein dafür, sich nur von Pommes und Currywurst zu ernähren. Intervallfasten ersetzt keine gesunde Ernährung! Auch wenn für Sie als Fastende ein Stück Kuchen mal am Sonntag im wahrsten Sinne weniger ins Gewicht fällt, als wenn Sie keine Fastenphasen umsetzen.

Die ideale 16/8-Essensphase beginnt gegen Mittag

Wer sich für den Ausfall des Frühstücks entscheidet und das Mittagessen als erste Mahlzeit der Essensphase zu sich nimmt, scheint ernährungsphysiologisch im Vorteil zu sein. Das wissen zum Beispiel die Spanier und Engländer scheinbar schon länger: Das englische und spanische Wort für „Frühstück", „breakfast" und „desayuno", bedeutet wörtlich übersetzt so viel wie „Fastenbrechen" – wer frühstückt, bricht demnach das Fasten. Bevor alle Frühstücksfans aufschreien: Natürlich dürfen Sie auch frühstücken und das Abendessen ausfallen lassen. Im Übrigen gilt, was Prof. Michalsen sagt:

WIE BITTE – DAS FRÜHSTÜCK AUSFALLEN LASSEN? UND WAS IST MIT DEM SPRUCH: FRÜHSTÜCKEN WIE EIN KAISER ...?

Prof. Michalsen: Frühstücken wie ein Kaiser, das lässt sich nicht mehr für alle Menschen ableiten. Ziemlich klar ist: Das Frühstück ist metabolisch im Mittelwert der Menschen die günstigste Mahlzeit für den Verzehr von Kohlenhydraten. Die Insulinfunktion ist im Durchschnitt der Menschen am Morgen besser als am Abend. Sie ist wahrscheinlich am besten mittags um 12 Uhr – und diese Zeit wird ja auch in der WOMEN'S HEALTH Diät empfohlen.

14/10 und 16/8: Die Regeln für die Fastenphase

Von der Essensphase nun in die Fastenphase – hier gelten für 14/10- und 16/8-Modelle dieselben Spielregeln. Die Wichtigste ist schnell erzählt: Nehmen Sie 16 beziehungsweise 14 Stunden lang keine Makronährstoffe (also Kalorien) zu sich! Weder als Essen noch als Getränk. Keine Makronährstoffe zuführen heißt dann im Umkehrschluss: Alles, was keine Kalorien hat, ist auch in der Fastenphase erlaubt! Perfekt! Hier ist eine Liste Ihrer Fastenbegleiter:

▷ Allem voran: Wasser (siehe dazu auch Seite 54)! Trinken Sie davon so viel, wie Sie wollen und wann Sie wollen. Am besten still (mit Kohlensäure geht aber auch – hat ja nichts mit „Kohlenhydrate" zu tun ...), am besten aber aus dem Hahn oder der Glasflasche. Sie dürfen Ihr Wasser auch mit Früchten, Kräutern oder Ähnlichem anreichern: indem Sie ein paar Ingwer-, Orangen- oder Zitronenscheiben ins Wasser schneiden. Dabei fallen keine nennenswerten Kalorien an – solange Sie das Obst nicht aufessen!

▷ Ebenso empfehlenswert wie Wasser ist Tee – kalt oder warm genossen und nur auf der Basis von pflanzlichen Blättern, Ästen et cetera: Dieser Zusatz ist wichtig, denn so schlimme zuckerhaltige Dinge wie Eistee etwa sind hiermit NICHT gemeint! Besonders gesund ist Ingwertee, der auch den Stoffwechsel (leicht) aktiviert. Auch grüner Tee oder Matcha-Tee dürfen als gesunde Trinkbegleiter ebenso in aller Munde sein wie schwarzer Tee, Früchtetee, Kräutertee, Rooibostee und so weiter. Alles ohne Zugabe von Zucker, Kandis, Honig oder Milchprodukten (zu ein paar Tropfen Milch siehe den nächsten Punkt) versteht sich – kalorienfreier Süßstoff ist erlaubt.

▷ Schwarzen Kaffee beziehungsweise Espresso dürfen Sie ebenfalls genießen – nur schwarz müssen sie sein. Süßstoff geht, aber kein Zucker und keine Milch. Wobei, eine klitzekleine Ausnahme sei gestattet:

Aus optisch-psychologischen Gründen dürfen Sie dem Kaffee einen hellen Impuls geben. Aber wirklich nur ein paar Tropfen – es darf nicht über die Menge eines Teelöffels hinausgehen.

WAS HALTEN SIE VON DEM MODERNEN ANSATZ, MITTELS EINES BULLETPROOF COFFEES ENERGIE ZUZUFÜHREN, OHNE DEN INSULINSPIEGEL ZU BEEINFLUSSEN?

Prof. Michalsen: Sie sprechen von dem Vorschlag, zum Beispiel morgens einen Kaffee mit Butter anstatt mit Milch zuzubereiten? Ich halte das für Quatsch. Die Frage ist ja immer: Was will man insgesamt erreichen? Natürlich kann man Ketonkörper auch über eine fettlastige Ernährung provozieren oder mit Unmengen an Keto-Drinks, auf die manche Sportler stehen – auch so kann man den Insulinspiegel niedrig halten. Auf der anderen Seite gibt es ein sicheres Mittel, um Labormäuse zu töten: indem man ihnen viele gesättigte Fette verabreicht – davon sind übrigens auch in der Butter einige.
Ich glaube, die Rechnung ist zu einseitig. Deshalb halte ich nichts von diesen vermeintlichen Tricks. Das Fasten ist eine von innen gesteuerte, unglaubliche Umwälzung der körperlichen Prozesse hin zum Guten. Es ist bisher immer gescheitert, diese mittels einfacher Tricks zu imitieren. Und genauso verhält es sich mit gesunder Ernährung – auch hier ist jedes Gemüse zigmal besser als noch die teuerste Nahrungsergänzung.

▷ Thema Süßstoff: In der Form gänzlich ohne Kalorien sind Süßstoffe grundsätzlich erlaubt, etwa in zuckerfreien Limonaden. Mal ein Glas Cola light ist okay, aber derartige Süßstoffschleudern sind natürlich keine Empfehlung für eine gesunde Ernährung.

SÜSSSTOFF HAT KEINE KALORIEN UND GEHT ALSO IMMER, ODER?

Prof. Michalsen: Theoretisch ja – sie stoppen nicht die Fastenprozesse. Aber: Süßstoffe verändern das Mikrobiom negativ, und wir wissen, wie wichtig gut arbeitende Darmbakterien für Gesundheit und auch Prozesse wie den Fettabbau sind. Zudem wirken sie noch stark appetitanregend. Wer abnehmen will, für den sind Süßstoffe also eher kontraproduktiv.

▷ Mit zuckerfreien Kaugummis oder Bonbons schaden Sie dem Fastenprozess auch nicht direkt. Bedenken Sie aber, dass ein zu hoher Konsum von solchen Dingen abführend wirken kann. Und schließlich schürt bei manchen auch das Kauen oder Lutschen den Hunger – wenn Ihnen das auch so geht, machen Sie sich damit das Leben nur unnötig schwer.

▷ Nahrungsergänzungsmittel wie Vitaminpräparate sind während der Fastenphase nur dann erlaubt, wenn sie kalorienfrei sind.

DARF ICH WÄHREND DER FASTENPHASE MEDIKAMENTE EINNEHMEN? ODER MEINE ZAHNPASTA HERUNTERSCHLUCKEN?

Prof. Michalsen: Die paar Kalorien spielen stoffwechselmäßig keine Rolle, und die Fasteneffekte (des Intervallfastens) sollten sowohl von Zahnpasta als auch von einer Medikamenteneinnahme unberührt sein – wenn Sie nicht gerade Riesenmengen von alkoholgetränkten Medikamenten zu sich nehmen. Von diesen sollten Sie grundsätzlich wenig einnehmen, und wenn möglich auch keine Gelatinekapseln schlucken. Achten Sie in jedem Fall darauf, dass Sie kein Medikament in der Fastenzeit zu sich nehmen, welches zu einer Mahlzeit eingenommen werden sollte.

Andere Zeitmodelle des Intervallfastens im Überblick

Neben dem TRE-Fasten, das in der WOMEN'S HEALTH Diät in den beiden Ausprägungen 14/10 und 16/8 Anwendung findet, gibt es noch weitere Möglichkeiten des zeitlich beschränkten Essens und Fastens: Sehen Sie hier eine kleine Zusammenfassung über Alternativmodelle, die grundsätzlich dieselben positiven Effekte haben und interessant sein könnten für Menschen, die viel unterwegs sind oder im Schichtdienst arbeiten. Wer diese Methoden vertiefen will, findet in Kapitel 5 jeweils ein Schema für eine Beispielwoche mit der 5/2- und der 1/1-Methode.

Das 5/2-Fastenmodell

In diesem Modell bestimmt die Woche (5 + 2 = 7 Tage) das Grundmuster: 5 der 7 Tage ernähren Sie sich normal, an 2 der 7 Tage (die nicht direkt aufeinander folgen dürfen!) nehmen Sie maximal 500 bis 600 Kilokalorien (etwa ein Viertel des normalen Energieumsatzes) zu sich, am besten in Form gesunder und sättigender Dinge (Gemüse, Vollkornprodukte et cetera). Für alle Tage gilt: Nehmen Sie möglichst wenig Mahlzeiten ein (ideal sind zwei) und snacken Sie dazwischen nicht.

Das Eat-Stop-Eat-Fastenmodell (auch 24/0-Modell oder „One Meal a Day"-Methode genannt)

Eine härtere Variante des 5/2-Fastenmodells ist die Eat-Stop-Eat-Methode, bei der Sie mindestens zweimal pro Woche für 24 Stunden gar nichts zu sich nehmen. Praktisch laufen diese Fastentage so ab: Sie nehmen a) ein Frühstück, b) ein Mittag- oder c) ein Abendessen ein – Ihre nächste Mahlzeit ist dann tags drauf erst wieder a) das nächste Frühstück, b) das nächste Mittag- oder c) das nächste Abendessen. Auch hier gilt natürlich: Die Fastentage dürfen nicht direkt aufeinander folgen!

Das 1/1-Fastenmodell (auch: 50/50-Modell oder Alternate Day Fasting (ADF) genannt)

Dieses Modell scheint simpel, ist in der Praxis aber auch relativ hart in der Umsetzung: Sie essen einen Tag normal, den nächsten kalorienreduziert wie beim 5/2-Modell (also etwa ein Viertel des normalen Energieumsatzes), dann wieder einen Tag normal, wieder einen Tag reduziert und so weiter. Auch hier gelten die Grundregeln: möglichst wenig Mahlzeiten an allen Tagen, möglichst wenig snacken.

Intervallfasten und Schichtdienst

Hier sehen Sie zwei Beispielwochen für typische Schichtdienstmodelle, jeweils mit Frühschicht von 6 bis 14 Uhr, Spätschicht von 14 bis 22 Uhr und Nachtschicht von 22 bis 6 Uhr.

1. Mehrfach wechselnde Schichten in der Woche

Wenn Ihre Schichten innerhalb der Woche mehrmals wechseln (hier das Beispiel: 2 Tage Frühschicht, 2 Tage Spätschicht, 2 Tage Nachtschicht, 2 Tage frei), dann können Sie die Intervalle zum Beispiel so legen:

TAG/SCHICHT	AUFSTEHEN	SCHLAFEN	ESSENSPHASE a) 16/8-Methode b) 14/10-Methode	FASTENPHASE
Tag 1 Frühschicht 6–14 h	5 h	21–5 h	a) Essen 10 (auf der Arbeit) – 18 h b) Essen 9 (auf der Arbeit) – 19 h	18–10 h (16 Std.) 19–9 h (14 Std.)
Tag 2 Frühschicht 6–14 h	5 h	23–8 h	a) Essen 10 (auf der Arbeit) – 18 h b) Essen 9 (auf der Arbeit) – 20 h	18–10 h (16 Std.) 20–10 h (14 Std.)
Tag 3 Spätschicht 14–22 h	8 h	23–8 h	a) Essen 10–19 h (auf der Arbeit) b) Essen 10 –21 h (auf der Arbeit)	19–11 h (16 Std.) 21–11 h (14 Std.)
Tag 4 Spätschicht 14–22 h	8 h	24–9 h	a) Essen 11–20 h (auf der Arbeit) b) Essen 11–22 h (auf der Arbeit)	20–12 h (16 Std.) 22–12 h (14 Std.)
Tag 5 Nachtschicht 22–6 h	9 h	6:30–13 h	a) Essen 12–21 (22) h b) Essen 12–23 (24) h (auf der Arbeit)	21–14 h (17 Std.) 23–14 h (15 Std.)
Tag 6 Nachtschicht 22–6 h	13 h	6:30–13 h	a) Essen 14–22 h b) Essen 14–24 h (auf der Arbeit)	22–13:30 h (15,5 Std.) 24–14 h (14 Std.)
Tag 7 frei	13 h	24–9 h	a) Essen 13:30–21 h b) Essen 14–23 h Alternativ: Beginn CHEAT DAY (Essen ab 14 h)	21–12 h (15 Std.) 23–11 h (12 Std.)
Tag 8 frei (weiter siehe Tag 1)	9 h	21–5 h	a) Essen 12 h (11)–19 h Alternativ: Ende CHEAT DAY (Essen bis 18 h) b) Essen 11–20 h Alternativ: Ende CHEAT DAY (Essen bis 19 h)	19–10 h (15 Std.) 20–9 h (13 Std.)

* Verkürzte Essensphasen/verlängerte Fastenphasen
* Verlängerte Essensphasen/verkürzte Fastenphasen/Cheat Day

DIÄT-TIPPS FÜR IHREN SCHICHTDIENST

Wer im Schichtdienst arbeitet, hat leider keinen so schönen, dauerhaft festen Tagesablauf, in den sich die Fastenintervalle einheitlich einfügen. Aber auch Sie können die WOMEN'S HEALTH Diät natürlich umsetzen! Ihre oberste Prämisse sollte lauten: Versuchen Sie, Ihre Fastenphase von 14 oder 16 Stunden nicht zu unterschreiten. Das ist sicher manchmal leichter gesagt als getan – deshalb gilt:

▶ Wenn nötig, verkürzen Sie an einzelnen Tagen die Fastenphase, damit Sie geregelt essen können. In den Beispielwochen links und rechts sind verkürzte Fastenphasen blau gekennzeichnet.

▶ Sollte ein Tag ganz und gar schwierig werden, dann machen Sie ihn kurzerhand zum Cheat Day, essen Sie also an dem Tag, wie es Ihnen passt, „normal" ohne Fastenphase.

2. Wochenweise eine andere Schicht

Wenn Ihr Schichtdienst jede Woche eine andere Schicht vorsieht und Sie die Wochenenden frei haben, dann können Sie beispielsweise so vorgehen:

WOCHE/SCHICHT	AUFSTEHEN	SCHLAFEN	ESSENSPHASE a) 16/8-Methode b) 14/10-Methode	FASTENPHASE
Woche 1 Mo–Do Frühschicht 6–14 h	5 h	21–5 h	a) Essen 9 (auf der Arbeit) – 17 h b) Essen 9 (auf der Arbeit) – 19 h	17–9 h (16 Std.) 19–9 h (14 Std.)
Woche 1 Fr Frühschicht 6–14 h	5 h	23–8 h	a) Essen 9 (auf der Arbeit) – 19 h b) Essen 9 (auf der Arbeit) – 19 h	19–11 h (16 Std.) 19–9 h (14 Std.)
Woche 1 Sa frei	8 h	23–8 h	a) Essen 11–19 h b) Essen 9–20 h	19–11 h (16 Std.) 20–10 h (14 Std.)
Woche 1 So frei	8 h	24–9 h	a) Essen 11–20 h b) Essen 10 bis 21 h	20–12 h (16 Std.) 21–11 h (14 Std.)
Woche 2 Mo–Do Spätschicht 14–22 h	9 h	24–9 h	a) Essen 12–20 h (auf der Arbeit) b) Essen 11–21 h (auf der Arbeit)	20–12 h (16 Std.) 21–11 h (14 Std.)
Woche 2 Fr Spätschicht 14–22 h	9 h	1–10 h	a) Essen 12–21 h b) Essen 11–22 h (auf der Arbeit)	21–13 h (16 Std.) 22–12 h (14 Std.)
Woche 2 Sa frei	10 h	2–11 h	a) Essen 13–22 h b) Essen 12–23 h	22–14 h (16 Std.) 23–13 h (14 Std.)
Woche 2 So frei	11 h	3–12 h	a) Essen 14–23 h b) Essen 13–24 h	23–15 h (16 Std.) 24–14 h (14 Std.)
Woche 3 Mo–Do Nachtschicht 22–6 h	12 h	7–14 h	a) Essen 15–23 h (auf der Arbeit) b) Essen 14–24 h (auf der Arbeit)	23–15 h (16 Std.) 24–14 h (14 Std.)
Woche 3 Fr Nachtschicht 22–6 h	14 h	7–14 h	a) Essen 15–23 h (auf der Arbeit) b) Essen 14–24 h (auf der Arbeit)	23–15 h (16 Std.) 24–14 h (14 Std.)
Woche 3 Sa frei	14 h	24–9 h	a) Beginn CHEAT DAY (Essen ab 15 h) b) Beginn CHEAT DAY (Essen ab 14 h)	–
Woche 3 So frei	9 h	21–5 h	a) Ende CHEAT DAY (Essen bis 17 h) b) Ende CHEAT DAY (Essen bis 19 h)	17–9 h (16 Std.) 19–9 h (14 Std.)
Woche 4 Mo bis Fr Frühschicht 6–14 h	Siehe Woche 1			

* Verlängerte Essensphasen/verkürzte Fastenphasen/Cheat Day

▸ Wenn Sie es schaffen, dann ziehen Sie die Fastenphasen auch im Schichtdienst durch – wozu Sie aber dann manchmal die Essensphasen verkürzen müssen (in der Beispielwoche links rot gekennzeichnet).

▸ Vermeiden Sie es, in der Nachtzeit (zwischen 23 und 6 Uhr) zu essen. Sie wissen ja: Es geht um Ihre innere Uhr und deren Auswirkungen auf Ihren Stoffwechsel (siehe die Seiten 18 und 25). Die Wochenpläne links und rechts berücksichtigen diesen Aspekt soweit es geht – herausfordernd wird es natürlich in der Nachtschichtwoche.

Kapitel 1

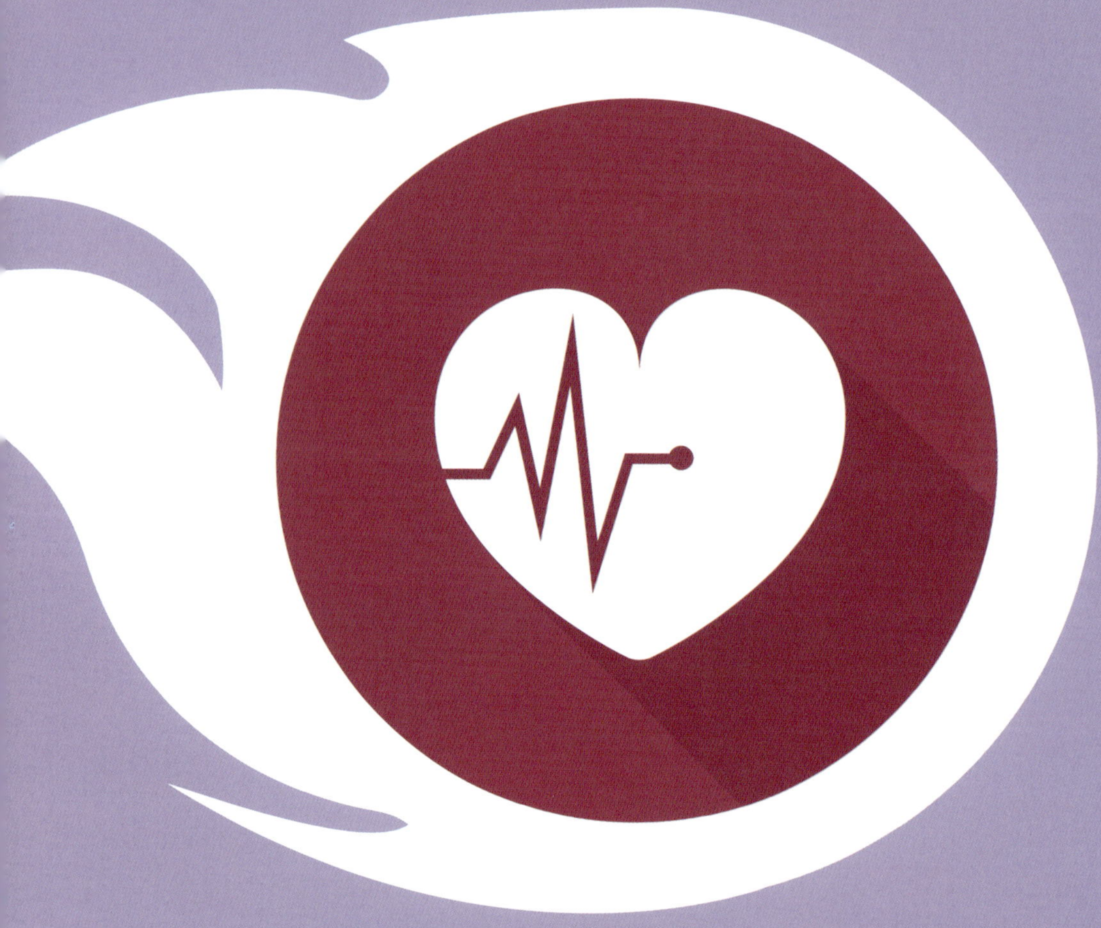

Kapitel 2

So tickt der Stoffwechsel: Infos über Nährstoffe und eine gesunde Ernährung

Dicke Menschen stecken voller Energie. Das klingt erst mal prima. Doch es ist nicht diese spritzige, feurige Energie zum Bäume-Ausreißen. Im Gegenteil: Häufig empfinden sich dickere Menschen selbst eher als träge(r) – diejenigen, die schon einmal schlank waren, werden den Unterschied zu früher kennen. Die Energie, die hier gemeint ist und die letztlich für das Dicksein verantwortlich zu machen ist, ist diejenige, die Sie zu sich nehmen beziehungsweise in der Vergangenheit zu sich genommen haben: Essen, Trinken, einfach alles, was Kalorien mit sich bringt.

Ups, Entschuldigung, das K-Wort. Es ist so rausgerutscht. Bei der WOMEN'S HEALTH Diät geht es ja gar nicht ums Kalorienzählen – versprochen ist versprochen! Nur der Erklärung halber soll es weiterhin verwendet werden – denn Kalorien sind und bleiben ein wichtiger Gradmesser auch in der Beurteilung von Essensweisen und auch von falschen Ernährungsgewohnheiten, zum Beispiel im Rahmen eines Ernährungsprotokolls. Kalorien, korrekterweise eigentlich Kilokalorien (die Begriffe werden in diesem Buch gleichbedeutend behandelt), bezeichnen die Einheit für all diejenige Energie, die Ihren Mund passiert und dann in Ihrem Körper weitere Karriere macht: als Energielieferant, als Reparatur- oder Aufbaustoff für Zellen, als durchlaufender Posten zur direkten Ausscheidung – und als Füllmasse für Ihre Fettdepots. Der Körper eines dicken Menschen ist also, salopp gesagt, fleischgewordener Ausdruck des allgemein gültigen Energieerhaltungssatzes, der besagt, dass Energie nicht verloren gehen kann.

Der Stoffwechsel und die Makronährstoffe

Und dann kommt auch noch der Stoffwechsel ins Spiel: Seine Aufgabe ist es, die Nährstoffe mitsamt der Energie, die Sie zu sich nehmen, zu verwerten. Dabei kann er sehr unterschiedlich (und ungerecht) vorgehen: Sie kennen die Menschen, die futtern können, was sie wollen, und gefühlt kein Gramm zulegen. Und dann gibt es Sie (oder vielleicht jemanden, den Sie kennen): Menschen, die schon vom Blick ins Schoko-Regal ansetzen (was zum Glück nur Einbildung ist, denn vom Gucken allein wird natürlich niemand dick). Beides sind Ausprägungen unterschiedlich arbeitender Stoffwechsel. Dieser Unterschied liegt leider nicht vollständig in Ihrer Hand, denn die Arbeitsweise des Stoffwechsels ist zu gut einem Viertel genetisch bedingt.

Als aufmerksame Leserin werden Sie nun mit Recht sagen: Hey, dann gibt es ja drei Viertel, die ich beeinflussen kann! Und auch wenn das nicht ganz hinhaut, da der Stoffwechsel auch von weiteren unveränderbaren Faktoren abhängt wie Geschlecht, Alter und Körpergröße, so haben Sie natürlich recht: Sie haben Einfluss auf die Art und Weise, wie Ihr Stoffwechsel mit Nahrung umgeht – darum gibt es ja auch dieses Buch! Die WOMEN'S HEALTH Diät versorgt Sie mit allem, was Sie wissen müssen – und dann haben Sie es selbst in der Hand:

▷ was Sie zu sich nehmen (siehe dazu die Ausführungen über gesunde Ernährung ab Seite 50),

▷ wann Sie es zu sich nehmen (betrifft das Kernthema Intervallfasten, siehe Kapitel 1),

▷ Ihren Körper so zu formen (mittels Training, siehe ab Seite 137), dass er Energie in Ihrem Sinne zielführend verwendet und leichtfüßig verbrät.

Denn auch das ist wichtig und entscheidet über Wohl oder Übel, über Vitalität oder Kraftlosigkeit, über Athletik oder Hüftspeck: wie Ihr Körper zusammengesetzt ist. Ihr Stoffwechsel ist in starkem Maße von der Fett- und Muskelgewebe-Verteilung im Körper abhängig (Stichwort: Pflege und Aufbau der Muskelmasse, siehe ab Seite 144) sowie von der Qualität der mit der Energieverwertung eng verbundenen Prozesse, etwa bei der Fettspeicherung, und übergeordnet auch vom Zustand anderer Körpersysteme wie dem Hormonsystem (das Sie mit den eben genannten Punkten aus der WOMEN'S HEALTH Diät genauso positiv beeinflussen – Sie erinnern sich an Kapitel 1 ab Seite 15, wo beschrieben wird, was Intervallfasten im Körper auslöst).

Energiebedarf und Energiebilanz

Um sagen zu können, welchen (ästhetischen) Nutzen oder „Schaden" eine bestimmte Energiemenge (in Form einer Mahlzeit, sagen wir: Currywurst mit Pommes) an Ihrem Körper auslöst, ist es grundsätzlich hilfreich, den Energiebedarf des eigenen Körpers zu kennen. Ja, jetzt werden Sie wieder misstrauisch ... Dies ist der Part, der normalerweise in die Aufforderung mündet, fortan Kalorien zu zählen. Wie eben gesagt: keine Sorge. Und wenn Sie das Ganze hier nicht interessiert, gehen Sie direkt weiter zu den Nährstoffen ab Seite 42.

Der Energiebedarf

Ihr Körper benötigt rund um die Uhr Energie – für lebenserhaltende Prozesse wie Atmung, Herzschlag, Hirnfunktionen, Verdauung et cetera. Dieser Energiebedarf wird mit dem sogenannten Grundumsatz beziffert. Hinzu kommen alle Aktivitäten Ihres Tages, vom Aufstehen bis zum Schlafengehen. Dieser zusätzliche Energieverbrauch wird Leistungsumsatz genannt. Einen groben Anhaltspunkt für den durchschnittlichen Grundumsatz pro Tag für Frauen liefert die inzwischen über 100 Jahre alte „Harris-Benedict-Formel":

655,1 + (9,6 × Körpergewicht in Kilogramm) + (1,8 × Körpergröße in Zentimetern) - (4,7 × Alter in Jahren)

Hui. Wie gesagt, Sie brauchen den Wert nicht für die Umsetzung der WOMEN'S HEALTH Diät. Aber gut zu wissen auf dem Weg zur Bestimmung Ihres grundsätzlichen Energiebedarfs ist er schon. Eine Beispielrechnung für eine 1,70 Meter große, 35 Jahre alte Frau mit 70 Kilogramm Körpergewicht:

655,1 + (9,6 × 70 kg) + (1,8 × 170 cm) - (4,7 × 35) = 655,1 + 672 + 306 - 164,5 = 1.468,6 Kilokalorien Grundumsatz pro Tag

Hinzu kommt nun der Leistungsumsatz. Er erfasst wirklich jede Art zusätzlicher körperlicher Aktivität – vom Gähnen bis zum Langstrecken-Triathlon zählt alles mit. Um den Leistungsumsatz zu ermitteln, werden die Stunden eines Tages zumeist mit einem Aktivitätsfaktor (auch PAL-Faktor, PAL für das Englische „physical activity level", übersetzt etwa:

körperliches Aktivitätsniveau") bewertet: Schlafenszeiten werden mit einem Faktor von 0,95 gezählt; Stunden mit kaum vorhandener Aktivität (etwa sitzende Tätigkeiten) beginnen mit einem Faktor von 1,2; Stunden mit wiederholtem Aufstehen und Hinsetzen, Gehen und Stehen mit einem Faktor ab 1,6; und Stunden mit Sporteinheiten oder ausgiebiger Bewegung ab einem Faktor von 2,0.

Wenn die Frau aus obigem Beispiel 8 Stunden schläft (Faktor 0,95), 12 Stunden sitzt (Faktor 1,2) und 4 Stunden ab und an in leichter Bewegung ist (Faktor 1,6), dann liegt der Tages-Aktivitätsfaktor bei 8 × 0,95 + 12 × 1,2 + 4 × 1,6 = 7,6 + 14,4 + 6,4 = 28,4 : 24 Stunden = 1,18. Diese Frau hat an dem Tag also einen ungefähren Gesamtumsatz von 1.470 × 1,18 = knapp 1.735 Kilokalorien.

Die Energiebilanz

Wirklich aussagekräftig ist der ermittelte Energiebedarf natürlich erst dann, wenn dagegensteht, wie viel Energie Sie am Tag zu sich nehmen, wie viele Kalorien also am Tag durch Ihre Speiseröhre gleiten. Der Vergleich beider Werte ergibt die Energiebilanz Ihres Körpers. Diese kann ...

▷ vollkommen ausgewogen sein: Energieverbrauch und Energiezuführung sind genau gleich – ein eher seltenes Ereignis.

▷ negativ sein: Sie haben weniger Energie zu sich genommen als verbraucht. Damit ist die negative Energiebilanz als eher positiv, da hilfreich für alle Abnehmwilligen, zu sehen, denn ein Minus an Energie erleichtert eher das Abnehmen. Aber nur, sofern die Bilanz nicht dauerhaft über längere Zeit und/oder massiv negativ ist und absolute, ungesunde Unterversorgung bedeutet.

▷ positiv sein: Sie haben mehr Energie zu sich genommen als verbraucht. Damit ist die positive Energiebilanz also in Wahrheit als eher negativ zu bewerten für Ihre Abnehmambitionen, denn ein Überschuss an Energie erschwert das Abspecken.

MUSS ICH BEIM INTERVALLFASTEN NICHT AUCH DEN JO-JO-EFFEKT BEFÜRCHTEN?

Prof. Michalsen: Ganz im Gegenteil. Sie werden erfreut sein zu hören, dass sich der Grundumsatz durch Intervallfasten eher erhöht! Der Körper fängt also nicht an, Energie einzusparen – was ja eine Folgewirkung von sinnlosen Reduktionsdiäten ist und ein Grund für den gefürchteten Jo-Jo-Effekt. Warum, weiß tatsächlich noch keiner so genau, aber dieser Effekt kann gemessen werden und ist eine der Überraschungen bei der Untersuchung des Intervallfastens. Höchstwahrscheinlich liegt es an den Anpassungsprozessen der Darmbakterien. Diese können einen Einfluss auf den Grundumsatz haben und haben auch sonst einen maßgeblichen Einfluss darauf, ob Sie eher normal- oder übergewichtig sind.

So viel zum Thema Kalorien und Energieermittlung. Damit Sie einmal gesehen haben, wie der Hase läuft und im Bedarfsfall auf diese Infos zurückgreifen können. Konkreter und damit bedeutsamer auch für die Anwendung der WOMEN'S HEALTH Diät ist die Frage, mit WAS Sie Energie zu sich nehmen. Eine Einführung in die Welt der Makronährstoffe ...

DER JO-JO-EFFEKT: DIE FOLGE HERKÖMMLICHER REDUKTIONSDIÄTEN

Ihr Körper ist genetisch bestrebt, mit möglichst wenig Energie auszukommen. Gleichzeitig speichert er gerne möglichst viel Energie ab: In ihm stecken noch die Erinnerungen an die schlechten Zeiten der letzten Jahrtausende Menschheitsentwicklung, in denen es für Tage oder Wochen nichts zu essen gab. Die Funktionsweise Ihres Körpers hat sich seitdem nicht wirklich verändert.

Wenn Sie Ihrem Körper nun massiv Essen vorenthalten, etwa bei einer herkömmlichen Reduktionsdiät wie FDH (= „Friss die Hälfte"), dann startet das Alarmprogramm: Ihr Körper schaltet in den Sparmodus und wirft zum Beispiel Muskelmasse über Bord, die ja viel Energie frisst. Die Folge aller Energiesparmaßnahmen: Ihr Grundumsatz sinkt dauerhaft, bleibt niedrig. Wenn Sie dann wieder so essen wollen wie vor der Diät, nehmen Sie sofort zu – das ist der Jo-Jo-Effekt. Verstärkt wird das Ganze durch weitere unschöne Prozesse, die Sie aktivieren, wenn Sie Essen dauerhaft reduzieren. Das „Hungerhormon" Ghrelin etwa (siehe Seite 20) wird dann dauerhaft ausgeschüttet, auch wenn der Körper eigentlich genug zu essen bekommen hat – Sie werden unweigerlich mehr essen. Die Moral von der Geschichte: Verweigern Sie Ihrem Körper niemals in großem Umfang und über einen längeren Zeitraum die Energie, die ihm zusteht und die er benötigt!

ALLES IST RELATIV: WAS KALORIEN WIRKLICH AUSSAGEN

Kalorienzählen ist in der WOMEN'S HEALTH Diät nicht nötig. Und auch grundsätzlich nicht unbedingt sinnvoll, wie diese Fakten verdeutlichen.

KALORIENANGABEN GEHEN VON FALSCHEN BEDINGUNGEN AUS.
Insbesondere bei natürlichen Lebensmitteln benötigt Ihr Körper teilweise enorme Energie bei der Verarbeitung. Und dann scheidet er Teile davon auch noch ungenutzt einfach wieder aus. Mandeln sind so ein Beispiel: Rund ein Drittel des stolzen Kaloriengehaltes können Sie abziehen, denn die lässt Ihr Darm gen Toilette entschwinden.

DER ZUSTAND DES LEBENSMITTELS IST ENTSCHEIDEND.
Durch Verarbeitungsprozesse wie Reiben und Mahlen, Erhitzen und Kochen verändert sich die Wirkung von Kohlenhydraten eines Lebensmittels auf Ihren Blutzuckerspiegel. Geriebene Kartoffeln zum Beispiel (etwa als Brei) pushen den Blutzuckerspiegel stärker als nur geschnittene Kartoffeln, und Karotten in gekochtem Zustand pushen ihn stärker als rohe Möhren (das können Sie förmlich schmecken, denn gekocht schmecken Karotten viel süßer). Und dann gibt es noch das Abkühlphänomen (siehe Seite 48).

DIE QUELLEN SIND FEHLERHAFT.
Scannen Sie mal spaßeshalber ein paar Websites nach den Nährwerten von Lebensmitteln Ihrer Wahl. Sie werden erstaunt sein, welche Unterschiede sich da teilweise auftun. Und wer hat nun recht?

JEDER STOFFWECHSEL IST ANDERS.
Sie haben es eingangs schon erfahren: Jeder Mensch is(s)t anders, verwertet ein und dieselben Lebensmittel anders als ein anderer Mensch. Ihr Stoffwechsel ist so individuell wie Ihr Fingerabdruck. Die „Glücklichen" unter uns haben eine Hochleistungsverbrennungsmaschine, die sehr schnell zugeführte Energie verfeuert (evolutionstechnisch gesehen sind das eigentlich die Loser, denn Energie war einstmals ein seltenes, kostbares Gut für den Körper). Dann gibt es diejenigen mit einem langsamen Stoffwechsel, der Energie nur sehr träge verwertet, dafür aber sehr effizient arbeitet und keine Energie verschwendet – was sich leider auch darin bemerkbar macht, dass Überschüssiges sofort in die Fettdepots wandert.

EINE KALORIE IST NICHT IMMER EINE KALORIE.
Wieso das so ist, hat mannigfache Gründe – zwei wichtige werden in diesem Buch angesprochen: zum einen der Faktor Zeit. Je nachdem, wann Kalorien eingenommen werden (und wann nicht), entfalten sie unterschiedliche Wirkungen – einer der Gründe, warum Sie mit der WOMEN'S HEALTH Diät so gut und nachhaltig abnehmen können. Zum anderen der Faktor Mikrobiom, also Ihre Darmflora: Kalorien gelangen über Ihren Darm in den Organismus, und Qualität und Zusammensetzung Ihrer Darmbakterien spielen eine bedeutende Rolle für deren Verarbeitung und damit für Ihre Figur. PS: Gesunde Darmbakterien sind DAS schlagende Argument für eine gesunde Ernährung (siehe auf Seite 45)!

Die Makronährstoffe Eiweiß, Fett und Kohlenhydrate

Sämtliche Nährstoffe, die Sie zu sich nehmen und die Energie enthalten, zeigt die folgende Grafik in einer Übersicht. Inklusive der Angabe des sogenannten Brennwerts, also der Menge an Energie, die ein Nährstoff liefert (kcal = Kilokalorien, respektive umgangssprachlich Kalorien).

SO VIELE KILOKALORIEN ENERGIE LIEFERN DIE EINZELNEN MAKRONÄHRSTOFFE

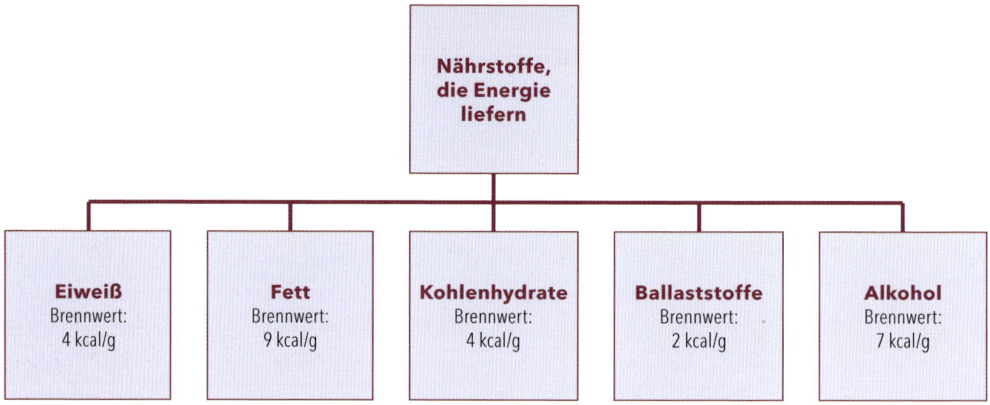

Zentraler Bestandteil unserer Ernährung sind die Makronährstoffe Eiweiß, Fett und Kohlenhydrate, um die es in der Folge vorrangig geht. Während Kohlenhydrate und Fett in großem Maße der Energiegewinnung dienen, kommt Eiweiß eher den Aufbauprozessen im Körper zugute.

Elementar für eine gesunde Ernährung – als Energieträger aber eher von zweitrangiger Bedeutung – sind die Ballaststoffe. Klare Ansage: zugreifen, zugreifen, zugreifen (warum, lesen Sie auf Seite 48). Was auf Alkohol ganz und gar nicht zutrifft. Der ist aufgrund seiner chemischen Struktur zwar ein eigener Nährstoff – das macht ihn aber auch nicht wertvoller: In Ihrem eigenen Interesse sollten Sie ihn, wenn überhaupt, dann nur als seltenes Genussmittel einsetzen: Ganz unabhängig von seiner toxischen Wirkung auf den Körper ist Alkohol mit 7 Kilokalorien pro Gramm eine wahre Kalorienschleuder.

Prof. Michalsen: Was mich an der Auseinandersetzung mit Nährstoffen stört: Ein Nährstoff sagt nichts über das Lebensmittel aus. Ich rede viel lieber über Lebensmittel! Kein Mensch rechnet doch seinen Teller in Prozentzahlen auf. Das ist viel zu kompliziert. Es geht nicht darum zu sagen: Sie können XY Prozent Kohlenhydrate essen. Es geht darum zu sagen: Sie können zwei bis drei Scheiben Vollkornbrot am Tag essen, Sie können Haferflocken essen, Sie können so viel Gemüse essen, wie Sie wollen. Dann kommen am Ende zwar einige Kohlenhydrate raus, aber das sind gesunde Kohlenhydrate, und die werden Sie auch nicht dick machen. Natürlich benötigen wir zudem auch gute Fette und auch Eiweiß (das aber bitte in Maßen, siehe an anderer Stelle). Von allem sollte am Ende was dabei sein. Aber entscheidend ist immer, da wiederhole ich mich gerne, die Qualität eines Lebensmittels.

WIE SIEHT DIE PERFEKTE NÄHRSTOFFVERTEILUNG FÜR DIE GESUNDHEIT UND ZUR GEWICHTSREDUKTION AUS?

CARBS FÜRS KÖPFCHEN

Low Carb sollte in jedem Fall low-level erfolgen, also: in Maßen. Der Grund ist Ihr Gehirn: Denn das ist ein echter Nimmersatt – und ein enormer Energiefresser. Der rund 1,5 Kilogramm fluffig-leichte Gewebeklumpen verbraucht rund ein Fünftel Ihres gesamten Energieumsatzes! Und das Problem: Es mag nur Kohlenhydrate (abgesehen von Ketonen im Fastenstoffwechsel, siehe Seite 15). Eiweiß und auch Fette können die Blut-Hirn-Schranke nicht überwinden. Exzessives Low Carb kann das Gehirn also vor massive Versorgungsprobleme stellen – und Ihnen Konzentrationsprobleme, Schlappheit oder Schwindel und vieles mehr bescheren.

Kohlenhydrate: DER Brennstoff für Ihren Körper

Kohlenhydrate haben einen denkbar schlechten Ruf: Diese „bösen Carbs" will doch niemand auf dem Teller sehen. Absolut zu Unrecht! Denn: Kohlenhydrate sind beispielsweise essenziell für die Arbeit Ihres Gehirns, zudem unverzichtbar für Höchstleistungen in sportlicher Hinsicht. Grundsätzlich liefern Kohlenhydrate zügig und flexibel Energie wie kein anderer Nährstoff. Und dann gibt es auch noch sehr viele sehr gesunde Lebensmittel wie Gemüse, Vollkornprodukte oder Obst, die nun mal echte Kohlenhydratquellen sind – auf die Sie aber keinesfalls verzichten sollten!

Es gibt allerdings ein paar eherne Grundregeln, die Sie über diesen Nährstoff wissen sollten – sie zeigen, warum das Bild über Kohlenhydrate so ambivalent ist:

▷ Das Insulin-Problem: Zu viel Kohlenhydrate machen fett und krank.

Anhänger der Paläo- oder Low-Carb-Ernährungsströmungen führen gerne das folgende Argument an: Unser Organismus inklusive Stoffwechsel hat sich seit Beginn der Menschwerdung kaum verändert.

In der Zeit vor Ackerbau und Viehzucht lebten Menschen als Jäger und Sammler – Kohlenhydrate waren nur sehr limitiert verfügbar, Fette und Eiweiße standen auf der Tagesordnung. In unserer heutigen Wohlstandsgesellschaft dagegen ist das Nahrungsangebot vor allem von einem Nährstoff geprägt: Kohlenhydrate, so weit das Auge reicht. Ihr Körper wird also ständig vollgepumpt damit und kann diese gar nicht alle verwerten. Die Folge einer solchen massiven und dauerhaften Überversorgung von Kohlenhydraten ist, dass Ihr Blut übersättigt ist mit Unmengen von Blutzucker.

Jetzt tritt die Bauchspeicheldrüse auf den Plan: Sie schüttet Insulin aus noch und nöcher, um die Kohlenhydrate irgendwie zu regulieren und aus der Blutbahn zu bekommen – ohne das Hormon ist das nicht möglich. Die Kohlenhydratspeicher in Ihrem Körper sind allerdings sehr limitiert und bei einer ungesunden Lebensweise ohnehin schon gefüllt. So bleibt für den Zucker im Blut nur ein erschreckender Weg (es sei denn, Sie trainieren drauflos und arbeiten den Zucker mit körperlicher Anstrengung ab): Die Zuckermoleküle werden zu Fett umgewandelt und landen in Ihren Fettdepots! Denn es ist ein verbreiteter Trugschluss, dass nur Fette in Fettzellen landen: Ihr Körper ist vielmehr in der Lage, auch aus anderen Nährstoffen lagerfähiges Körperfett zu machen – vor allem aus Kohlenhydraten. Und in diesem unschönen Prozess spielt Insulin auch noch eine Schlüsselrolle.

Leider kommt es noch „dicker", und ein erweiterter Teufelskreis beginnt: Ein Anwachsen der Fettdepots behindert das Insulin zunehmend bei der Arbeit. Das Hormon tut sich immer schwerer, den Blutzucker zielführend zu regulieren. Das führt dazu, dass der Blutzuckerspiegel dauerhaft erhöht bleibt – und jetzt ist der Weg geebnet für lebensgefährliche Erkrankungen wie Diabetes Typ 2, Bluthochdruck oder Herzinfarkt.

Zu allem Übel bremst ein permanent erhöhter Insulinspiegel auch noch den Fettstoffwechsel aus, der den Abbau von Körperfett steuert: Solange zu viel Insulin in der Blutbahn fließt, kann Fett nicht verbrannt, sondern nur gespeichert werden. Zu viel Insulin beschleunigt also gleichzeitig die Fetteinlagerung und bremst den Fettabbau! Ja es ist sogar so, dass ohne Insulin gar keine Fettpolster entstehen können. Perfide, aber wahr: Aus diesem Grund wird Insulin für die Tiermast eingesetzt. Okay, jetzt eine elegante Überleitung von der Tiermast zurück zur WOMEN'S HEALTH Diät finden …

Egal. Der Intervallfasten-Part der WOMEN'S HEALTH Diät sorgt dafür, dass der Insulinspiegel immer wieder auf ein normaleres, niedrigeres Niveau sinkt, sodass auch (Körper-)Fett wieder verbrannt werden kann. Wenn der ketogene Stoffwechsel nach Aufbrauchen aller verfügbaren Kohlenhydrate im Körper nach etwa 14 bis 16 Stunden Fasten einsetzt, holt sich der Körper Fettsäuren aus den Fettdepots und bricht sie in der Leber zu Ketonkörpern auf (siehe dazu Kapitel 1 ab Seite 15).

Die Quintessenz bis hier lautet: Ja, Sie dürfen Kohlenhydrate zu sich nehmen (anders als es Low-Carb-Diäten propagieren)! Die entscheidende Frage aber ist: Zu welchen Kohlenhydraten sollten Sie greifen?

▷ Kohlenhydrate sind nicht gleich Kohlenhydrate.

Auf dem Papier hat jedes Gramm Kohlenhydrate immer 4 Kilokalorien. Hinter den verschiedenen Ausprägungen dieser 4 Kilokalorien stecken aber sehr vielfältige chemische Strukturen, die der Körper auf sehr unterschiedliche Weise verarbeiten und in Energie umwandeln kann.

Kurzkettig aufgebaute Kohlenhydrate stecken vor allem in Zucker und Weißmehlprodukten. Die Bescheidenheit ihrer Struktur geht Hand in Hand mit einer bescheidenen Wertigkeit für Ihren Körper: Der kann sie fix in Energie umwandeln (und fix in Ihren Fettdepots einlagern), darüber hinaus aber nicht wirklich was damit anfangen. Erschwerend kommt hinzu, dass diese einfachen Kohlenhydrate in der Regel „leere" Kalorien enthalten, ohne weitere Nähr- und Vitalstoffe. Dummerweise schüren diese kurzkettigen Kohlenhydrate auch noch Heißhunger – dies ist eine Folge davon, dass sie den Blutzuckerspiegel besonders stark beeinflussen. Und schließlich lassen sie sich dummerweise auch noch besonders leicht komprimieren zu hochbrisanten Kalorienbomben in Form von Schokoriegeln, Kartoffelchips, Knuspermüsli und vielem mehr.

Ganz anders die langkettig aufgebauten Kohlenhydrate: Sie stammen vor allem aus Gemüse und Vollkornprodukten und sind aufgrund ihrer komplexeren Struktur für den Körper deutlich schwerer zu verarbeiten. Mit der Folge, dass die in ihnen steckende Energie nicht auf einen Schlag, sondern über einen längeren Zeitraum freigesetzt wird. Dadurch steigt der Blutzuckerspiegel nur moderat, und die Wahrscheinlichkeit, dass diese Kohlenhydrate in Körperfett umgewandelt werden, ist geringer. Was aber wenigstens ebenso wichtig ist: Kohlenhydrate aus Vollkornprodukten,

Gemüse und auch Obst liefern viele wertvolle Nähr- und Vitalstoffe und sind somit wichtig und gesund!

Fazit: Permanent zu viele falsche, „leere“ Kohlenhydrate machen zwar fett – die „guten“ Kohlenhydrate sind aber äußerst wichtig und gehören in die tägliche Ernährung! Die besten Quellen: Gemüse und Vollkornprodukte.

Fett: Lebenswichtiger Nährstoff und lang anhaltende Energiequelle

Die Fettsäuren, aus denen unterschiedliche Formen von Fett bestehen, sind nicht nur ein wichtiger Energieträger, sondern haben auch noch weitere gute Seiten: Ihr Körper nutzt Fette zum Beispiel für die Pflege und den Erhalt von Körperzellen. Er braucht sie, damit er fettlösliche Vitamine wie das Vitamin A überhaupt erst verwerten kann. Und schließlich macht Fett Sie auch noch richtig schön satt. All das schützt den Nährstoff aber trotzdem nicht vor seinem viel zu schlechten Ruf. Vor allem wohl deswegen, weil es nun mal eben „Fett“ ist, das die ungeliebten Speckdepots füllt, und „fett“ auch synonym für „dick“ steht.

Sie wissen es nun besser – aber so gut Fett auch tatsächlich ist: Vollkommen unbedarft mit Fetten umzugehen, kann in Sachen Gesundheit und Figur ebenso wie bei den Kohlenhydraten nach hinten losgehen. Die folgenden Punkte sollten Sie im Hinterkopf haben, wenn Sie sich nachhaltig gesund ernähren (und schlank sein) wollen:

▷ Hochkalorisch und gerne versteckt: Ein zu hoher Fettkonsum kann dick machen.

Fett hat mit satten 9 Kilokalorien pro Gramm mehr als doppelt so viel Energie wie Kohlenhydrate oder Eiweiß! Die einfache Rechnung ist also erst einmal: Zu viel Fett kann fett machen. Viel problematischer aber ist: Fett lässt sich gut verstecken. Sowohl von der Fast-Food-Industrie als auch von der Natur selbst. Checken Sie mal beim nächsten Einkauf spaßeshalber, wie viel Fett Kartoffelchips, Leberwurst oder Vollmilchschokolade enthalten. Gut, das sind miese Lebensmittel, die Sie vielleicht sowieso gemieden hätten. Doch auch natürliche und (wirklich sehr gesunde!) Lebensmittel wie Walnüsse, Avocados oder Kokosnüsse strotzen ebenfalls vor Fett. Kurz: Sie bekommen nicht immer mit, wie viel Fett (und damit Energie) Sie da gerade zu sich nehmen.

▷ Auch Fett ist nicht gleich Fett.

Auch hier führt die Diskussion über Energie beziehungsweise Kalorien aber eher am Thema vorbei: Entscheidend ist die Qualität eines Fettes! Es gibt sehr hochwertige und für den Körper essenzielle Fettsäuren, die Sie ihm unbedingt zuführen sollten! Auf der anderen Seite gibt es wirklich gesundheitsgefährdende Fette, die Sie unbedingt vermeiden sollten. Die Qualität von Fetten lässt sich von verschiedenen Seiten beleuchten: Ein Argument (das in diesem Buch nicht weiter vertieft wird und auch Eiweiß betrifft) für oder wider Qualität ist, ob es sich um tierische oder um pflanzliche Fette handelt. Für Veganer oder Vegetarier ist das natürlich ein „Qualitäts“-Argument.

DAS MIKROBIOM: EINE GESUNDE DARMFLORA ALS ABNEHM-BOOSTER

Die Gesamtheit aller etwa 100 Billionen Bakterien in Ihrem Darm wird Mikrobiom genannt und umgangssprachlich auch als Darmflora bezeichnet. Rund zwei Kilo Ihres Körpergewichts bringen diese Bakterien auf die Waage! Ihre Zusammensetzung ist eine Frage der Ernährung: Vegetarier haben zum Beispiel eine nachweislich andere Zusammensetzung als Fleischesser. Die Mikrobiom-Zusammensetzung ist aber auch entscheidend für Ihre Gesundheit (zum Beispiel fördern die Darmbakterien die Leistungsfähigkeit des

Für alle bedeutend sind die unterschiedlichen Strukturen von Fettsäuren (witzigerweise spielt hier die Unterscheidung tierisch versus pflanzlich durchaus eine Rolle).

Es gibt drei unterschiedliche Fettsäurearten: gesättigte Fettsäuren, einfach ungesättigte und mehrfach ungesättigte Fettsäuren.

Merken Sie sich einfach: Die ungesättigten (und vor allem die einfach ungesättigten) Fettsäuren sind gesund! Diese beeinflussen zum Beispiel den Cholesterinspiegel: Mit ausreichend ungesättigten Fettsäuren in der Nahrung senken Sie die Konzentration des schädlichen, gefäßverkalkenden LDL-Cholesterins – und mehren das gesunde, gefäßschonende HDL-Cholesterin. Einfach ungesättigte Fettsäuren stecken zum Beispiel in Oliven- oder Rapsöl, auch in Nüssen, Samen und Avocados.

Mehrfach ungesättigte Fettsäuren kommen ebenfalls in Nüssen und zudem in Leinsamen vor, aber auch gerade in vielen weiteren Pflanzenölen wie Maiskeim-, Sonnenblumen- oder Distelöl et cetera. Und, sehr wichtig, auch in fetten Fischarten wie Makrele, Lachs, Hering oder Forelle, die Fettsäure-Formen wie Omega-3-, Omega-6- oder Omega-9-Fettsäuren liefern. Sie sind für Ihre Gesundheit, Ihre Leistungsfähigkeit und Ihr Erscheinungsbild wirklich wichtig.

Gesättigte Fettsäuren stecken vorrangig in tierischen Lebensmitteln (Pluspunkt an die Veganer und Vegetarier!) wie Fleisch, Wurst und Käse. Sie sind aber auch in vielen Knabbereien und in fetthaltigen Fast-Food- und Konserven-Fertiggerichten zu finden – oft in Form sehr ungesunder, industriell bearbeiteter Transfettsäuren (auch gehärtete Fette genannt). Sie stehen in dem Ruf, bei übermäßigem Verzehr das Herz-Kreislauf-System und das Gehirn anzugreifen und das Schlaganfall- sowie Herzinfarktrisiko zu schüren.

Fazit: Greifen Sie vorwiegend zu Lebensmitteln mit ungesättigten Fettsäuren! Faustregel: Mindestens je ein Drittel Ihrer konsumierten Fette sollten einfach ungesättigte und mehrfach ungesättigte Fettsäuren sein. Allerhöchstens ein Drittel darf aus gesättigten Fettsäuren bestehen. Achten Sie insgesamt darauf, wie viel Fette in Ihrem Essen stecken.

Eiweiß: Nicht ganz unbescholtener Baustoff für Ihre Zellen

Eiweiß, auch Protein genannt, ist DER Baustoff für Ihre Körperzellen schlechthin: Ihr Körper besteht aus rund einem Fünftel aus Eiweiß! Dabei stecken die in unterschiedlichster Form verketteten Aminosäuren, aus denen Eiweiß besteht, in jeder Ihrer zig Billionen Körperzellen. Dort kommen Sie bei Renovierungs- und Aufbauprozessen permanent zum Einsatz.

Wenig überraschend: Auch beim Eiweiß gibt es ein paar „Warnhinweise“, die Ihnen helfen, diesen Nährstoff besser einzuschätzen und gesundheitsbewusst einzusetzen.

Immunsystems, das zu einem großen Teil aus dem Darm heraus arbeitet) sowie für die Frage, ob Sie eher zu den schlanken oder zu den dicken Menschen gehören: Eine Studie der Washington University School of Medicine aus St. Louis, USA, zeigt, dass die Zusammensetzung der Darmbakterien bei Übergewichtigen anders ist als bei Schlanken. Bei Dicken überwiegt eine Gruppe an Bakterien, die sogenannten Firmicuten. Deren Eigenschaft: Sie können besonders gut aus Ballaststoffen Kohlenhydrate und Fette generieren. Diese stehen dem Körper als verwertbare, zusätzliche Kalorien zur Verfügung, die er verbrennen oder eben in Fettdepots ablegen kann. Mit diesen Bakterien kommen Dicke schon mal auf 100 bis 200 Kalorien mehr am Tag als Schlanke (mit einer geringeren Zahl dieser Firmicuten im Darm), bei denen diese Kalorien unverwertbar durchrutschen und ausgeschieden werden. Das Einzige, was hilft, ist: abnehmen. Mit purzelnden Pfunden nimmt auch der Anteil der Firmicuten in der Bakteriengesamtheit ab.

UM ABZUNEHMEN, GEHT DOCH NICHTS ÜBER LOW CARB UND VIEL EIWEISS, ODER?

Prof. Michalsen: Das ist eine weitverbreitete Meinung – die ich nicht unterstütze. Gar nicht mal wegen Low Carb – Zucker und Weißmehlprodukte wegzulassen ist natürlich was Gutes. Wovon ich abrate, ist zu viel Eiweiß – vor allem rate ich vor zu viel tierischem Eiweiß ab. Proteine haben natürlich ihren Charme, wenn es ums Abnehmen geht – proteinreiche Nahrung sättigt ungemein, wird nicht in Körperfett umgewandelt und unterstützt so die Gewichtsreduktion. Aber gesund ist das nicht. Ich will gar nicht zu sehr ins Detail gehen und natürlich müssen Sie Ihren essenziellen Proteinbedarf decken (der wahrscheinlich deutlich niedriger ist, als viele laut proklamieren). Aber zwei Dinge sollten Sie interessieren: der Einfluss von (tierischem) Eiweiß auf das Intervallfasten und auf Ihre Lebenserwartung. Die Fastenphase wird durch zwei Dinge sofort gestört und abgebrochen: leicht absorbierbarer Zucker und tierisches Eiweiß. Letzteres enthält überdurchschnittlich viel der schwefelhaltigen Aminosäuren Methionin und Cystein, die den Fastenstoffwechsel aushebeln.
Viel wichtiger aber finde ich den Aspekt der Lebenserwartung: Es gibt interessante Studien über zahlreiche Völker und Menschengruppen, die besonders alt werden. Und egal, wo auf dem Globus lang lebende Menschen ihr Zuhause haben: Alle haben zeit ihres Lebens viel (vollwertige) Kohlenhydrate und wenig Protein verzehrt. Es gibt einfach keine einzige Bevölkerungsstudie, die zeigt, dass Menschen, die sich proteinreich ernähren, irgendwie besonders gesund sind oder besonders alt werden. Und jetzt frage ich Sie: Worum geht es Ihnen? Wollen Sie nur abnehmen um des Abnehmens willen?

▷ Pflanzliches Eiweiß ist top, tierisches Eiweiß so mittel …

Proteine finden sich sowohl in tierischen als auch in pflanzlichen Produkten. Dabei ist die Eiweißversorgung über tierische Quellen meist einfacher: In Fleisch, Fisch, Eiern und Milchprodukten stecken einfach jede Menge Proteine. Im durchschnittlichen Eiweißverbrauch-Vergleich in Deutschland stehen tierische Produkte deutlich an der Spitze – außer bei Vegetariern und Veganern natürlich. Nun sind tierische Eiweiße ein wenig in Verruf gekommen: Studien deuten darauf hin, dass eine permanente überhöhte Dosis an tierischem Eiweiß das Krebsrisiko erhöhten kann. Relativ gesichert ist, dass ein dauerhaft hoher Spiegel an tierischem Eiweiß die Zellen altern lässt, diese in ihrer Funktion einschränkt und insgesamt zu einer Übersäuerung im Körper führt. Pflanzliches Eiweiß dagegen soll einer Übersäuerung entgegenwirken – auch dank der vielen basisch wirkenden Stoffe in Pflanzen.

▷ Eiweiß in Maßen – unbedingt (gerade mit zunehmendem Alter)!

Ob tierisch oder pflanzlich: Ein permanentes Zuviel an Eiweiß kann im wahrsten Sinne an die Substanz gehen, denn das fördert Entzündungsprozesse im Körper und kann dauerhaft krank machen. In jedem Fall fordern Sie Ihre Nieren übermäßig heraus, wenn Sie permanent sehr viel Eiweiß zu sich nehmen – Nierenprobleme können die Folge sein. Eiweiß sollten Sie also eher in Maßen genießen, aber auch niemals ganz drauf verzichten: Denn der Makronährstoff wird für lebenswichtige Prozesse im Körper benötigt und hat auch sonst mit Blick auf Ihre Abnehmambitionen zahlreiche positive Eigenschaften, wie zum Beispiel die folgenden:

- Eiweiß macht satt. Der Körper hat ordentlich daran zu knabbern, die komplexen Aminosäurestrukturen aufzubrechen.

▶ Eiweiß macht nicht dick und kann auch nicht in den Fettdepots landen. Die Umwandlung der Aminosäuren in Fett ist zwar möglich, sie kostet aber so viel Energie, dass es für den Körper in der Regel schlichtweg keinen Sinn macht – im Übrigen auch nicht die Umwandlung zum Brennstoff zur Energiegewinnung. Und so wird überschüssiges Eiweiß auch mal einfach wieder ausgeschieden.

▶ Wie eingangs geschildert, ist Eiweiß ein wichtiger Baustoff für Ihre Körperzellen, speziell für den Aufbau und Erhalt von Muskelzellen. Das gilt insbesondere bei zunehmendem Alter: Denn Ihr Körper baut ab einem Alter von 25 Jahren bereits kontinuierlich Muskelmasse ab. Um diesen Abbauprozess zu kompensieren, wächst die Bedeutung der Eiweißeinnahme mit dem Alter. Und im Übrigen auch die Bedeutung von Krafttraining, denn ohne das ist Muskelaufbau und -erhalt grundsätzlich nicht möglich.

Fazit: Eiweiß gehört täglich auf den Teller, aber bitte in Maßen. Darüber hinaus lohnt es sich darauf zu achten, aus welchen Quellen Sie Ihr Eiweiß schöpfen: Neuere Studien deuten darauf hin, dass pflanzliche Eiweiße gesünder sind als tierische Eiweiße.

Alles andere als Ballast: Ballaststoffe sind gesundheits- und figurförderlich

Das einzig Unattraktive ist ihr Name: Ballaststoffe sind jedenfalls alles andere als Ballast – sie leisten vielmehr einen äußerst wichtigen Beitrag zu Ihrer Gesundheit und ganz nebenbei auch für Ihr Abnehmprojekt: Hinter dem schwer verdaulichen Namen verstecken sich schwer oder unverdauliche Zell- und Faserstoffe, die vor allem in Gemüse, Hülsenfrüchten, Vollkornprodukten, Obst (besonders Beeren), Nüssen und Samen zu finden sind. Ballaststoffe enthalten etwa 2 Kilokalorien pro Gramm und damit halb so viel wie Kohlenhydrate. Tatsächlich lassen sich die Kalorien aus Ballaststoffen zu den Kohlenhydraten zählen, wobei sie wie die „guten“ langkettigen Kohlenhydrate wirken.

Resistente Stärke: Das Wunder der verschwundenen Kohlenhydrate

Kaum zu glauben, aber wahr: Es gibt eine Zubereitungsmethode, die Kohlenhydrate verschwinden lässt. Und Sie haben das garantiert schon praktiziert! Die Rede ist von resistenter Stärke: Dabei handelt es sich um eine Art Spezialform von Ballaststoffen, die aus Kohlenhydraten entsteht. Und das geht so: Wenn Sie stärke- (also kohlenhydrat-)lastige Lebensmittel kochen und dann abkühlen lassen, wandelt sich etwa ein Zehntel des Kohlenhydrat-Nährwerts in unverdauliche Stärke, also quasi Ballaststoffe, um. Das heißt: Kalte gekochte Kartoffeln, Reis, Nudeln oder Hülsenfrüchte haben 10 Prozent weniger Kohlenhydrate (und Kalorien) als frisch gekochte! Der Zenit des Kohlenhydratabbaus tritt nach rund 12 Stunden ein, wenn Sie die Produkte also etwa am Folgetag essen. Sie dürfen diese dann auch wieder aufwärmen – einmal resistente Stärke bleibt resistent. Wie das Ganze geht? Die Stärkemoleküle kristallisieren bei der Abkühlung und nehmen so eine Gestalt ein, die nicht mehr als „verdaulich“ erkannt wird und nicht verstoffwechselt in den

BALLAST EINWERFEN LAUTET DIE DEVISE

Ballaststoffe gehören täglich auf den Teller, denn sie …

▶ sättigen, da sie im Magen aufquellen.

▶ lassen den Blutzuckerspiegel nach einer Mahlzeit langsamer ansteigen und reduzieren so die Insulinausschüttung.

▶ unterstützen Verdauungsprozesse, machen gesund und schlank, da sie die Bildung guter Darmbakterien fördern (Stichwort Mikrobiom).

▶ binden Giftstoffe, die mit ihnen ausgeschieden werden.

▶ binden zudem auch überschüssiges Cholesterin, bevor sie ausgeschieden werden – Ballaststoffe haben also einen positiven Einfluss auf den Cholesterinspiegel.

Dickdarm durchrutscht. Die Krönung: Im Darm wird die resistente Stärke dankbar vom Mikrobiom aufgenommen. Dort entfaltet sie gesundheitsfördernde Wirkungen: Zum Beispiel beugt sie Entzündungen im Darm vor und wirkt regulierend auf den Blutzuckerspiegel ein.

Gesamtüberblick über die Nährstoffe in unserer Nahrung

Über Eiweiß, Kohlenhydrate, Fett und Ballaststoffe sind Sie jetzt hervorragend im Bilde. Aber war da nicht noch mehr? Was ist mit Vitaminen, Mineralstoffen et cetera? Um das Thema Nährstoffe abzuschließen, hier eine Übersicht über alle Inhaltsstoffe unserer Nahrung.

DIE ZUSAMMENSETZUNG UNSERER NAHRUNG

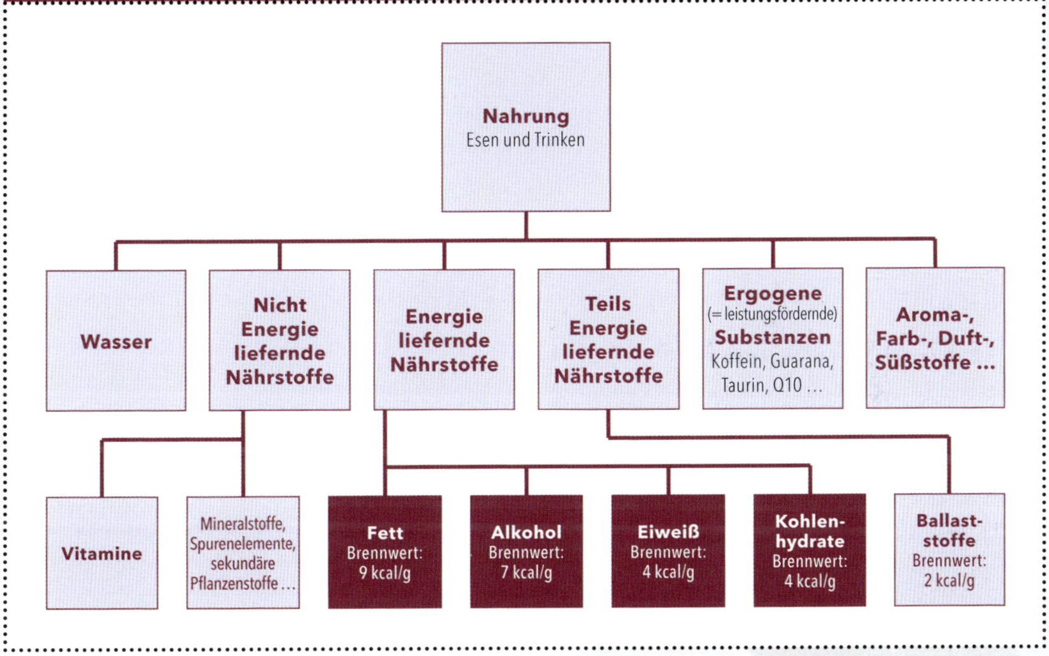

Die erwähnten weiteren Nährstoffe wie Vitamine, Mineralstoffe, sekundäre Pflanzenstoffe et cetera sind hochgradig sinn- und wertvoll und automatischer Bestandteil einer gesunden und ausgewogenen Ernährung auf der Basis natürlicher, frischer Lebensmittel, wie sie auf den folgenden Seiten beschrieben wird. Im Gegensatz zu den vorab vorgestellten Makronähr- und Ballaststoffen sind sie keine Energieträger, bringen also keine Kalorien mit. Das Chart zeigt zudem das ebenfalls essenziell wichtige Wasser (siehe Seite 54) – prost! Weniger bis nicht bedeutsam (teilweise sogar ungesund) sind weitere Inhaltsstoffe wie Aroma-, Farb- oder Süßstoffe, ebenso leistungsfördernde Substanzen wie Koffein oder Guarana. Diese sind oft aus modernen (industriell behandelten) Lebensmitteln nicht wegzudenken – versuchen Sie trotzdem, künstliche Zusatzstoffe im Essen zu vermeiden.

So weit der „theoretische“ Teil über Ernährung und Stoffwechsel. Jetzt folgt ein handfester Kurzratgeber zum Thema „gesunde Ernährung“, inklusive einer Einordnung der Lebensmittelgruppen bis hin zu einer konkreten Lebensmittelauswahl für Ihr Wohlergehen und Wunschgewicht. Die eigens für die WOMEN'S HEALTH Diät erstellten leckeren Rezepte finden Sie dann ab Seite 61.

BASICS für eine gesunde Ernährung

Zu Beginn des Buches gab es das Versprechen, dass Sie essen können, was Sie wollen. Das gilt nach wie vor: Denn die WOMEN'S HEALTH Diät will in jedem Fall NICHT, dass Sie ins Kalorienzählen verfallen und sich prinzipiell irgendetwas entsagen. Sie grenzt sich in diesem Punkt klar von anderen Diäten ab. Hier geht es um das Timing Ihres Essens und darum, dass Sie sich regelmäßig bewegen.

Ihnen wird dennoch bis hierhin nicht entgangen sein, dass immer wieder von „gesunder Ernährung“ die Rede ist – und dass diese in wirklich jeder Hinsicht zielführend ist: für ein gesundes Leben und auch für eine Figur nach Ihren Wünschen. Und darum sollen Sie hier Grundkenntnisse auf den Weg bekommen, was „gesund“ bedeutet und wie Sie das „Gesunde“ sofort und mit Leichtigkeit in Ihren Speiseplan integrieren können.

Wenn Sie das alles langweilt und Sie dieses Kapitel überspringen wollen: nur zu. Aber möglicherweise gehören Sie auch zu den vielen Menschen da draußen, die sich immer wieder jeden Tag gesundheitsschädigend verhalten, wenn es um Speis und Trank geht. Falsches Essen ist letztlich Selbstmord – dass lässt sich mit Blick auf die Folgekrankheiten durchaus sagen (siehe dazu unter anderem Seite 16).

WORAN ERKENNE ICH „GUTE“ UND „SCHLECHTE“ LEBENSMITTEL?

Prof. Michalsen: Gerade in letzter Zeit sind viele Studien rausgekommen, die über alle Lebensmittelgruppen hinweg belegen: Ein Lebensmittel ist umso schlechter für den Organismus, je mehr es verarbeitet ist! „Verarbeitet“ meint dabei stark verändert, mit Konservierungs- und sonstigen Zusatzstoffen angereichert und Ähnliches: Pommes sind schlechter als gekochte Kartoffeln, ein Hamburger ist schlechter als ein Bio-Steak, eine vegetarische Boulette ist schlechter als ein indisches Linsengericht. Meine erste Empfehlung lautet deshalb immer: das Essen möglichst so zu essen, wie es die Natur vom Baum oder vom Boden hergibt. Natürlich dürfen Sie erhitzen und auch würzen, aber nicht massiv verarbeiten. Warum das so ist? Vor allem sind es drei Gründe: Verarbeitete Produkte können vom Körper schwerer verwertet werden. Dann gehen bei der Verarbeitung viele schöne Inhaltstoffe wie Vitamine et cetera verloren, die Sie ja unbedingt zu sich nehmen wollen. Und schließlich kommen im Zuge der Verarbeitung tendenziell weitere ungesunde Dinge hinzu, und das Produkt gerät zu einem hochkalorischen Etwas.

Bevor Sie also Ihren Körper mit schlechtem Fraß schleichend vergiften, überlegen Sie sich, ob Sie nicht (neben einem tollen Abnehmerfolg, versteht sich) ein langes Leben mit viel Vitalität und ohne Beschwerden erschaffen wollen. Das geht auch ganz einfach, tut gar nicht weh und funktioniert komplett ohne Nährstoff- oder Kalorienzählen. Schon das folgende Schema zeigt Ihnen, wie einfach das geht:

DIE ERNÄHRUNGSPYRAMIDE

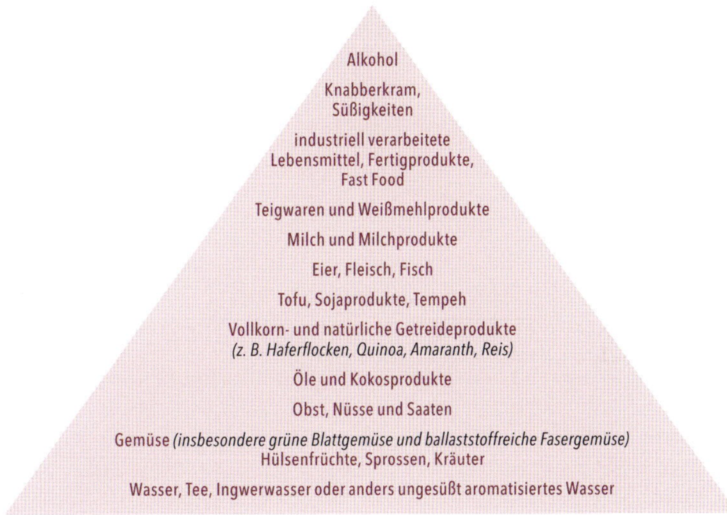

In der Pyramide sehen Sie verschiedene Lebensmittelgruppen: Oben das Ungesunde, unten das Gesunde. Je weiter unten in der Pyramide, desto gesünder die Lebensmittel und desto häufiger sollten diese auf Ihrem Speiseplan stehen. Einfach zu merken: Mindestens 80 Prozent Ihrer Ernährung sollte aus frischen und vitalstoffreichen, natürlichen Lebensmitteln bestehen – die finden Sie in der unteren Hälfte der Pyramide, inklusive der oberen Grenze „Eier, Fleisch, Fisch". Alles, was inklusive „Milch & Milchprodukte" nach oben geht, sollte höchstens 20 Prozent dessen ausmachen, was Sie im Durchschnitt zu sich nehmen.

So einfach kann gesunde Ernährung sein

Auf der Basis der Ernährungspyramide lassen sich ein paar einfache Grundsätze zusammentragen, die Sie unbedingt umsetzen dürfen, um die WOMEN'S HEALTH Diät mit Leben(smitteln) zu füllen.

▷ Wasser und ungesüßte Tees sind ein gerne gesehener Begleiter während des gesamten Tages. Alle gezuckerten Getränke wie Limonaden oder auch Fruchtsäfte hingegen gehören verbannt (okay, in Ausnahmefällen ist eine Fruchtschorle mal drin).

▷ Essen Sie jeden Tag mehrmals Gemüse!

▷ Greifen Sie jeden Tag zu Obst und Hülsenfrüchten.

▷ Ebenso täglich dürfen Sie zu Nüssen und gesunden Ölen greifen (in Maßen, nicht in Massen, bitte).

▷ Eine hervorragende Kohlenhydrat- (und auch Eiweiß-)Quelle sind Vollkorn- und Haferprodukte. Greifen Sie auch hier jeden Tag zu. Und verzichten Sie dafür auf Weißmehlprodukte (inklusive Nudeln).

▷ Verwenden Sie gerne häufiger pflanzliche Eiweißquellen wie Tofu und Soja.

▷ Tierische Eiweißquellen wie Fleisch oder Fisch lassen Sie bitte nur in Maßen auf den Tisch (und wenn, dann natürlich in natürlicher Form und nicht in Panade frittiert oder anderweitig verunstaltet).

▷ Mit Milchprodukten sollten Sie bitte auch etwas mehr haushalten.

▷ Zucker, Süßigkeiten, Knabberkram, jede Art von Fast Food beziehungsweise billig zusammengesetzten Fertigmahlzeiten und natürlich Alkohol: Verzichten Sie drauf! Zumindest meistens.

▷ Denn ebenfalls ganz grundsätzlich gilt: Für immer auf etwas verzichten, was Ihnen Freude macht, ist der falsche Weg. Sie sind ja keine Maschine, und Freude am Essen und Leben gehört zu einer gesunden Lebensgestaltung dazu. Und dann werden Sie vielleicht auch das folgende Verhalten eines Tages an sich beobachten: Wenn Sie sich in Maßen ungesunde Dinge gönnen, ansonsten aber alles für eine gesunde Ernährungsweise im Sinne der vorher angeführten Grundsätze tun, werden Sie früher oder später ganz automatisch immer weniger Verlangen nach ungesunden Dingen haben!

DIE VERARBEITUNGSSTUFEN VON LEBENSMITTELN

Stufe	Merkmale	Beispiele
Grundstufe: Roh und unbehandelt	Unveränderte Rohstoffe direkt bei Ernte oder Schlachtung	Gemüse vom Feld, Obst vom Baum, Nüsse vom Strauch, Fleisch nach Schlachtung, Fisch nach Fang, Eier
Stufe 2: Verzehr-/Küchenfertig gemachte natürliche Lebensmittel	Lebensmittel, die zum Beispiel gewaschen oder geschnitten wurden, aber nicht mit Zusätzen versehen sind	Geputztes und geschnittenes Gemüse oder Obst, geschälte Nüsse, Mehl aus Getreideprodukten, ausgenommene Fische, filetiertes Fleisch, gepresste Öle, TK-Gemüse, Direktsäfte, getrocknete Früchte
Stufe 3: Verarbeitete rein natürliche Lebensmittel	Lebensmittel, die aus der Verarbeitung natürlicher Lebensmittel gewonnen wurden und maximal mit Salz oder Gewürzen abgeschmeckt sind	Naturjoghurt, Butter, Brot ohne Konservierungsstoffe oder Ähnliches, Tofu, Dosentomaten, Hackfleisch
Stufe 4: Verarbeitete Lebensmittel mit Zusatzstoffen	Umfangreich verarbeitete Lebensmittel mit Zusatzstoffen	Fruchtjoghurt, Leberwurst, Schimmelkäse, Marmelade, eingelegter Fisch, zubereitete Salate (Thunfischsalat, Kartoffelsalat et cetera)
Stufe 5: Entfremdete Lebensmittel	Zu vollkommenen Fertigprodukten verarbeitete Lebensmittel, in denen die Ursprungslebensmittel teils nur noch zu erahnen oder stark industriell verändert sind	Fertiggerichte und Fast Food, Chips, Weingummi, Limonaden, Kuchen, Saucen und Ketchup, Tütensuppen, Pulvergerichte wie Kartoffelpüreepulver

Natürlichkeit ist also insgesamt Trumpf. Wie natürlich – oder wie verarbeitet – ein Lebensmittel ist, versucht die vorherige Tabelle darzustellen. Der obere grüne Bereich (die Stufen 1 und 2) sind mit Blick auf die Natürlichkeit bedenkenlos konsumierbar, Lebensmittel des unteren grünen Bereichs (Stufe 3) in der Regel auch okay. Vorsicht ist im orange markierten Bereich (Lebensmittel der Stufe 4) geboten – am besten nur in Maßen zu sich nehmen. Und der rote Bereich (Lebensmittel der Stufe 5), Sie ahnen es, sind Dinge, die Sie wirklich weglassen sollten.

Mit Blick auf Ihr Abnehmprojekt sollten Sie sich eine weitere Eigenschaft mancher Lebensmittel zunutze machen: deren sättigende Wirkung. Und ist das nicht praktisch? Sättigende Lebensmittel sind fast immer natürliche Lebensmittel! Allen voran sind hier Gemüse, Nüsse, Hülsenfrüchte oder Vollkornprodukte zu nennen. Wenn Ihnen der Begriff „natürliche Lebensmittel“ übrigens zu wenig schmackhaft klingt: Mit dem hippen und modernen Begriff des „Clean Eating“ wird im Grunde dasselbe bezeichnet.

Wobei hier noch ein paar weitere Aspekte hinzukommen, nach denen sich die Planung des Essverhaltens ausrichten ließe: Etwa Fragen der (Tier-) Ethik, Nachhaltigkeit und Umweltfreundlichkeit: So gehört zum Clean Eating durchaus, möglichst auf Verpackungen bei Lebensmitteln zu verzichten. Auch Teile der „Bio“-Diskussion fließen mit ein. Und absolut nichts gegen „bio“ – aber bitte setzen Sie den Begriff nicht gleich mit „natürlich“: Bei einer „Bio“-Fleischwurst beispielsweise mag es dem fleischgebenden Schwein besonders gut ergangen sein und dessen Futter ist vielleicht auch nicht in Berührung gekommen mit übermäßiger Düngung oder Pestiziden – das macht das Ergebnis der verwursteten Zutaten aber auch nicht natürlicher.

Schließlich kann zum Clean Eating auch gehören, grundsätzlich zu regionalen Produkten zu greifen und so die Umwelt vor absurd langen Transportwegen mancher Lebensmittel zu bewahren: Wer braucht in Deutschland schon Äpfel aus Neuseeland oder Kartoffeln aus Ägypten? Manches exotische „Superfood“ wie roher Kakao wächst natürlich nicht auf heimischen Bäumen – deshalb ist es auch erlaubt, mal bei Produkten aus der Ferne zuzuschlagen. Doch da es in diesem Buch um die Gesundheit Ihres Körpers, nicht die des Planeten gehen soll, beenden wir diese Diskussion an dieser Stelle.

WAS IST SUPERFOOD?

Prof. Michalsen: Superfood ist so ein schön modischer und auch schon wieder etwas abgenudelter Begriff – aber ja, wenn es hilft: Es gibt sie, die Lebensmittel, die aufgrund ihrer hochkonzentrierten Inhaltsstoffe teilweise so positive ausgewiesene medizinische Wirkungen haben (das ist letztlich die Definition eines Superfood), dass sie zu Recht gelobt werden sollten! Leinsamen zum Beispiel – das tut dem Magen gut, ist gut fürs Mikrobiom, fürs Immunsystem, für den Blutdruck … ein toller Allroundeffekt, den ich zum Beispiel nicht bei Cornflakes habe. Oder Rote Bete – wirkt blutdrucksenkend und leistungssteigernd für Sportler (nachgewiesen!). Solche Lebensmittel kann man gezielt bei entsprechenden Problemen oder Mangelerscheinungen einsetzen. Ebenso gut sind Beeren, Nüsse, Haferflocken. Oder Kurkuma. Die Liste lässt sich fortsetzen – und hat im Übrigen nichts mit exotischen Zutaten zu tun. Nichts gegen Gojibeeren, aber heimisches Gemüse ist ebenso Superfood für mich wie klares Wasser.

Was auch immer Sie hierbei beeinflusst: Um Ihnen Ihre zukünftige Vorratshaltung und Einkaufsplanung zu erleichtern, finden Sie auf den Seiten 58 und 59 konkret auf einzelne Lebensmittel heruntergebrochen, was Ihnen die Ernährungspyramide nahegebracht hat: auf einer Seite zur Orientierung eine Auswahl „schlechter“ Lebensmittel, die Sie getrost aus dem Hause verbannen dürfen; auf der anderen Seite diejenigen „guten“ Lebensmittel, die Einzug in Kühlschrank und Speisekammer halten dürfen.

GIBT ES SUPERFOOD ZUM ABNEHMEN?

Prof. Michalsen: Als Nebeneffekt schon. Aber es gibt kein Lebensmittel, das direkt schlank macht – auch wenn das manchmal offensiv beworben wird. Es gibt aber medizinisch wirksame Effekte, die dem Abnehmen zugutekommen: zum Beispiel die Unterstützung der Darmbakterien, also des Mikrobioms, von dem wir heute wissen, dass es einen entscheidenden Einfluss darauf hat, ob man dick oder dünn ist! Nehmen Sie in dem Zusammenhang auch die Ballaststoffe, die dem Mikrobiom guttun und darüber hinaus eine grundsätzlich sättigende Wirkung haben. Nüsse sind so ein Beispiel: Viele zucken zurück beim Gedanken an Nüsse, weil die so viele Kalorien haben. Aber Studien belegen: Nüsse machen nicht dick, weil sie so überaus satt machen.

Nun hat sich dieses Kapitel bislang grundsätzlich um die Frage gedreht, was „gesunde“ Ernährung ist. Und was sind jetzt Lebensmittel zum Abnehmen? Die Antwort ist einfach: gesunde Lebensmittel. Ganz ehrlich: Unterscheiden Sie nicht mehr zwischen den beiden Kategorien. Ab sofort geht es in Ihrem Leben nur noch um eine gesunde Ernährung – die Sie am Ende immer beim Abnehmen unterstützen und schlank machen und halten wird. Versprochen!

Kleine Kniffe für große Abnehmerfolge

Zusätzlich spricht aber natürlich nichts dagegen, doch auch ein bisschen strategisch vorzugehen, um Ihre Abnehmambitionen zu pushen. Hier finden Sie ein paar Tipps, mit denen Ihnen das gelingt.

1. Großreinemachen

Nehmen Sie sich einen Tag, um Ihre Lebensmittelvorräte zu durchforsten. Entsorgen Sie Ungesundes und schaffen Sie Platz für gesunde Lebensmittel (siehe Seite 59).

2. Intensive Freundschaft schließen

Schauen Sie sich einmal die Liste der guten Lebensmittel auf Seite 59 an und schreiben Sie sich mindestens zehn davon raus, die Sie ansprechend finden und die Sie fortan beim Essen verwenden wollen. Diese Liste kommt dann in Zukunft als Einkauf-Reminder in Ihr Portemonnaie. Alternativ oder zusätzlich fotografieren Sie die besagte Seite 59 mit den guten Lebensmitteln ab, drucken Sie aus und heften diese an Ihren Kühlschrank. Lieblingslebensmittel können Sie dann anmarkern.

QUELL DES LEBENS – UND ERFOLGREICHER ABNEHMPROJEKTE

Für Ihr Trinkverhalten gilt: Wasser marsch! Gerne rund um die Uhr, auch morgens vor der Essensphase schon ordentlich, am besten still (also das Wasser, Sie dürfen ruhig was von sich geben) und nicht aus Plastikflaschen. Trinken Sie immer wieder in kleinen Schlucken, das wässert die Verdauungsprozesse kontinuierlich und überschwemmt sie nicht einmalig als Sturzbach.
Etwa eine Viertelstunde vor Mahlzeiten sind ein bis zwei Gläser stilles Wasser optimal. Nicht nur, weil das den Magen füllt und so den Hunger hemmt (siehe Seite 28), sondern weil Wasser dann tatsächlich einen den Stoffwechsel ankurbelnden Effekt hat: Das unterstützt den Magen bei der Verarbeitung der folgenden Mahlzeit.
Während des Essens selbst sollten Sie am besten nicht trinken: Ansonsten werden die angeregten Verdauungssäfte unnötig verdünnt.

3. Supermarkt-Survival-Regeln befolgen

Es gibt zwei wichtige und nicht minder effektive Regeln, die Sie in jedem Fall bei jedem Supermarktbesuch befolgen sollten – und die verhindern, dass Sie bei der Auswahl von Lebensmitteln rückfällig oder gar zum Fastenbrecher werden: a) Gehen Sie niemals hungrig einkaufen. b) Gehen Sie niemals ohne Einkaufsliste einkaufen.

4. Satt werden

Das Thema „sättigende Lebensmittel“ hatten wir bereits: Setzen Sie auf großvolumige und ballaststoffreiche Lebensmittel wie Salate und Gemüse. Weitere Tricks und Kniffe, die helfen, schneller und auch länger satt zu sein – ein Aspekt, der beim Intervallfasten nicht unwichtig ist:

▷ Trinken Sie vor jeder Mahlzeit ein bis zwei Gläser Wasser. Damit füllen Sie einerseits den Magen, was das Sättigungsgefühl fördert beziehungsweise schneller eintreten lässt. Andererseits regen Sie so auch gleich die Verdauung mit an.

▷ Das leckerste Stück bis zum Schluss aufbewahren? Keine gute Idee – Sie essen das am besten zuerst! So vermeiden Sie die zweifelhafte Taktik, den Teller schnell zu leeren, um an die guten Dinge zu kommen. Auf diese Weise kann das „echte“ Sättigungsgefühl schneller zu Ihnen durchdringen.

▷ Essen Sie entspannt und mit Bedacht. Denn bis das Sättigungsgefühl im Gehirn angekommen ist, vergehen rund 15 bis 20 Minuten. Sie gehören zu den Schlingern? Dann legen Sie das Besteck nach jedem Bissen kurz ab und konzentrieren Sie sich aufs Kauen. Sie müssen keine Kaubewegungen zählen, aber kauen sie ruhig ein paarmal mehr als sonst. Die Kaubewegung beschleunigt die Sättigung und fördert Ihre Verdauung, da sie die Produktion von Verdauungssäften anregt. Außerdem hat Ihr Magen weniger Arbeit mit Speiseresten, wenn diese gut zerkleinert sind.

▷ Sie ertappen sich öfters dabei, mehr zu essen, als Ihnen guttut? Dann achten Sie zukünftig extra darauf, Ihren Teller nicht mehr ganz voll zu machen. Der Grund: Der Blick auf einen leeren beziehungsweise sich leerenden Teller kann das Sättigungsgefühl beschleunigen.

5. Stoffwechselbeschleunigend essen

Sie können mit den richtigen Zutaten Ihren Stoffwechsel ankurbeln:

▷ Scharfe Gewürze und Lebensmittel wie Chili, Pfeffer et cetera – die Schweißperlen, die beim Essen auf Ihre Stirn treten, sind Ausdruck des arbeitenden Stoffwechsels.

▷ Bitterstoffe zum Beispiel in Gemüse, Salaten oder Bitterschokolade befeuern die Verdauung insbesondere von Fetten und wirken zudem sättigend.

▷ Reichlich Wasser vor und Gemüse zu jeder Mahlzeit greifen dem Stoffwechsel unter die Arme.

6. Lunch vorausschauend planen

Sie gehören zu den Kantinenessern oder nutzen den Mittagstisch eines Restaurants? Werfen Sie am letzten Arbeitstag einer Woche einen Blick auf den Speiseplan der kommenden Woche – üblicherweise stehen Mittagsgerichte für mindestens eine Woche im Voraus fest. Wählen Sie dann in Ruhe für jeden Tag das gesündeste Essen aus und vermerken Sie es in Ihrem Kalender oder auf einem Zettel. So haben Sie an jedem einzelnen Kantinentag einen Plan und minimieren das Risiko, doch wieder beim Anblick der Currywurst mit Pommes schwach zu werden.

7. À-la-carte-Essen entschärfen

Geschäftsessen oder Candle-Light-Dinner mit dem Liebsten? Ganz ehrlich: Zu manchen Gelegenheiten sollten Sie sich gönnen, wonach Ihnen ist – lassen Sie es sich schmecken! Wenn Sie nun jede Woche mehrmals ins Restaurant „müssen“ oder Ihr schlechtes Gewissen Sie überkommt, können Sie auch hier taktisch vorgehen: Steigen Sie (neben dem Wasser, siehe Tipp 4) mit einem Salat oder einer Suppe ein – das sättigt. Vermeiden Sie dabei cremige Suppen (auch Saucen) oder schwere, sahnige Dressings. Essig und Olivenöl sind für den Salat immer die bessere Wahl. Ihre Hauptmahlzeit schließlich sollte dann nicht unbedingt die Salamipizza sein – wählen Sie eine leichtere Alternative.

8. Buffet-Fallen taktisch umgehen

Grillfeste, Partys, All-inclusive-Urlaube: Buffets sind eine große Gefahr für die Menschheit. Nein, das ist übertrieben. Aber für Menschen, die ihre Grenzen nicht kennen und tendenziell zu viel essen. Im Angesicht eines Buffets gehen Sie folgendermaßen vor: Als Erstes füllen Sie Ihren Teller zu zwei Drittel mit Salat und/oder Gemüse. Als Nächstes kommt (mageres) Fleisch, Fisch, Tofu oder Ähnliches drauf, und am Ende ein wenig von Beilagen wie Kartoffeln oder Reis. Und halten Sie sich an die Sättigungsregeln von Punkt 4.

9. In Gesellschaft parlieren

Ob Grillfest, Party oder Geschäftsessen: Beteiligen Sie sich rege am Tischgespräch – denn wer redet, kann nicht gleichzeitig schlingen. Vor allem gen Ende Ihrer Mahlzeit, wenn der Teller schon etwas leerer geworden ist, ist das ein probates Mittel, um das Sättigungsgefühl eher einsetzen zu lassen.

10. Umfeld einbeziehen

Machen Sie aus Ihrer neuen Lebensgestaltung mit Intervallfasten und Trainingseinheiten ein Happening! Schaffen Sie zum Beispiel mit Ihrem Liebsten einen oder mehrere Tage in der Woche, an denen Sie sich einem bestimmten Koch-Motto oder gesundem Lebensmittel widmen.

MACHEN SIE IHREM STOFFWECHSEL BEINE

Auch wenn Sie Ihren genetischen Stoffwechsel (siehe Seite 41) nicht ändern können: Auf der vorhergehenden Seite sehen Sie unter 5., dass Sie über die Auswahl von Lebensmitteln sehr wohl Einfluss nehmen können. Und das geht auch abseits des Tellers: Gleich hier ein paar weitere Booster, mit denen Sie Ihrem Stoffwechsel einheizen – im Dienste Ihres Abnehmprojekts und auch Ihrer Gesundheit:

- Sorgen Sie für ausreichend Schlaf.
- Gehen Sie täglich an die frische Luft.
- Bewegen Sie sich jede Stunde wenigstens für fünf Minuten. Auf- und Abgehen reicht bereits.
- Gehen Sie ab und an in die Sauna (mit anschließendem Wechselbaden).
- Stellen Sie das Rauchen ein.
- Verzichten Sie auf Alkohol.

Oder begeistern Sie Ihre Freunde für den gesunden Lebensstil: Zelebrieren Sie die Trainingseinheiten gemeinsam, indem Sie sich mit Freunden zu „WOMEN'S HEALTH Diät-Trainingstreffs“ verabreden. Gründen Sie einen „WOMEN'S HEALTH Diät-Kochzirkel“. Oder kombinieren Sie beides an besonderen „Food & Fitness for future“-Tagen: Erst gehen Sie mit Freunden Im Sinne der WOMEN'S HEALTH Diät gemeinsam trainieren, anschließend dann einkaufen und gesund und lecker kochen!

PALÄO, VEGETARISCH, VEGAN ODER NACH LUST UND LAUNE: WELCHE ERNÄHRUNGSPHILOSOPHIE IST BESONDERS GESUND UND GUT FÜRS FASTEN UND ABNEHMEN?

Prof. Michalsen: Ich verfechte grundsätzlich das vegetarische und das umsichtige vegane Ernährungsmodell – auch weil ich unter anderem ein Problem mit einem Zuviel an tierischem Eiweiß sehe, nicht nur für die Tiere selbst oder unseren Planeten, sondern auch für den menschlichen Organismus. Aber das ist ein anderes Thema – siehe dazu meine Äußerungen auf Seite 47. Bei solchen Unterscheidungen verschiedener Ernährungsphilosophien sehe ich vielmehr die Gefahr, dass sie zu kurz greifen und oftmals nicht das große Ganze betrachten. Denn es ist doch so: Man kann sich auch auf vegetarische Weise ohne Probleme äußerst ungesund ernähren (und garantiert zunehmen), wenn ich beispielsweise nur Pommes esse. Low Carb, High Carb, Low Fat, High Fat, Low Protein, High Protein – bei einer solchen Betrachtung schert man Makronährstoffe über einen Kamm, was wissenschaftlich überhaupt nicht haltbar ist. Kohlenhydrate etwa werden dann als eine Gruppe betrachtet, und da ist die Zuckerlimonade genauso dabei wie das Dinkelvollkornbrot. Das kann man nicht in eine Schublade stecken. Ein Beispiel: Verzichtet ein Anhänger der Low-Carb-Ernährung auf Limonaden, Torte und Weißmehlbrötchen, dann ist das total gesund. Wenn er aber auch auf alle anderen Kohlenhydrate verzichtet, also Vollkornprodukte oder Obst, dann nimmt er sehr wenig Ballaststoffe zu sich, isst dafür vielleicht mehr Fleisch und hat so am Ende eher Darmkrebs und Herzinfarkt.

Zusammenfassend sei gesagt: Ich möchte keine Ernährungsströmung hochstellen oder verteufeln, denn Schindluder lässt sich mit allen treiben. Worauf es mit Blick auf Ihre Gesundheit und auch Ihr Abnehmvorhaben ankommt, ist die Qualität eines (möglichst natürlichen) Lebensmittels, nicht ob es paläo, keto, vegan oder sonst was ist.

Eine Auflistung guter versus schlechter Lebensmittel zum Abnehmen und für einen gesunden Lebensstil

Diese ungesunden Lebensmittel bekommen Hausverbot

Schokolade (Vollmilch, Weiße)
Zucker (weiß und braun, auch Kandis)
Traubenzucker
Marzipan
Kekse
Bonbons und Karamellwaren
Kuchen und Torten
Gummibärchen
Lakritz
Kartoffelchips
Knabbergebäck
Weingummi etc.
Gebäckwaren wie Berliner, Amerikaner, Rumkugeln etc.
Schaumzucker
Kandierte Früchte
Erdnusslocken
Puffreis
Nuss-Nougat-Creme
Zuckerrübensirup
Kartoffelpüree-Pulver
Vollfett-Mayonnaise

Schokoladen- oder Vanillepudding
Sahnekefir
Sahneeis
Obstkonserven (Früchte und Saft)
Götterspeise
Sahnejoghurt
Süße Fertignachspeisen (Tiramisu, Mousse au Chocolat, Pudding)

Kaffeesahne
Schlagsahne
Schweineschmalz
Fertiggerichte jeglicher Art
Fertigpizza

Zucker-Zerealien
Cornflakes (vor allem gezuckerte)
Crunch- und Schokoladenmüslis
Weißbrot
Buttertoast
Rosinenbrot
Croissants

Camembert
Blauschimmelkäse
Doppelrahmkäse
Schmelzkäse mit hohem Fettanteil
Aufstrichsalate (Fleischsalat, Seelachs-Ersatz etc.)
Speck
Fleischkäse
Leberkäse
süßer Senf

fette Nudelsaucen wie Carbonara
Mango-Chutney
fette Salatsaucen (French, Knoblauch, Sylter Art etc.)
fette Fertigsaucen (zum Grillen wie Cocktailsauce, Knoblauchsauce etc.)
süß-saure Fertigsaucen, Dips etc.

Limonaden-Getränke
Käse-Dips
Röstzwiebeln
Croûtons
Alkohol
Eistees
Fruchtnektar
Sirup-Getränke

Diese gesunden Lebensmittel ziehen bei Ihnen ein

Gemüse
Tomaten in der Dose
Vollkornbrot
Pumpernickel
Rote Bete
Tomaten
Zwiebeln
Fenchel
Möhren
Salat
Endiviensalat
Auberginen
Sellerie
Rettich
Chicorée
Eisbergsalat
Rucola
Paprika
Gurken
Mangold
Feldsalat
Spinat
Spargel
Radieschen
Nüsse
Walnüsse
Kürbis
Knoblauch
Mandeln
Haselnüsse
Erdnüsse (nicht geröstet)
Tiefkühlgemüse (natur)
Ingwer
Cashewkerne
Saaten, Kerne
Avocado
Kräuter
Pilze
Hanfsamen
Sprossen
Petersilie
Gewürze
Champignons
Pfifferlinge
Hülsenfrüchte
Kohl
Steinpilze
Rosenkohl, Weißkohl, Grünkohl, Wirsingkohl, Blumenkohl, Brokkoli, Kohlrabi
Erbsen
Linsen
Tofu
Algen
Bohnen
Soja
Tempeh
Tomatenmark
Seitan
magerer Fisch und Meeresfrüchte
Gemüsebrühe
Kokosnuss
Butt, Garnelen, Kabeljau, Rotbarsch, Scholle, Seelachs, Tintenfisch, Thunfisch, Zander
Thunfisch aus der Dose im eigenen Saft
Obst
Haferflocken
Zitrone
Amaranth
Quinoa
Eier
fetterer Fisch
Apfel
Lachs, Makrele
Beeren
Vollkornnudeln
Kiwi
Granatapfel
Vollkornreis
mageres Fleisch
Öle
Olivenöl, Distelöl, Rapsöl, Leindotteröl, Leinöl, Sonnenblumenöl, Kokosöl
Hähnchenfilet, Kalbsfilet, Putenbrust, Rinderfilet, Schweinefilet
Kaffee
Gemüsesaft
Hartkäse (wie Edamer oder Gouda)
magerer Aufschnitt
Wasser
Buttermilch (natur)
körniger Frischkäse
Joghurt (natur)
Magerquark
Tee (Früchtetee, Kräutertee, Rooibostee, schwarzer oder grüner Tee)
Harzer Käse

Kapitel 2

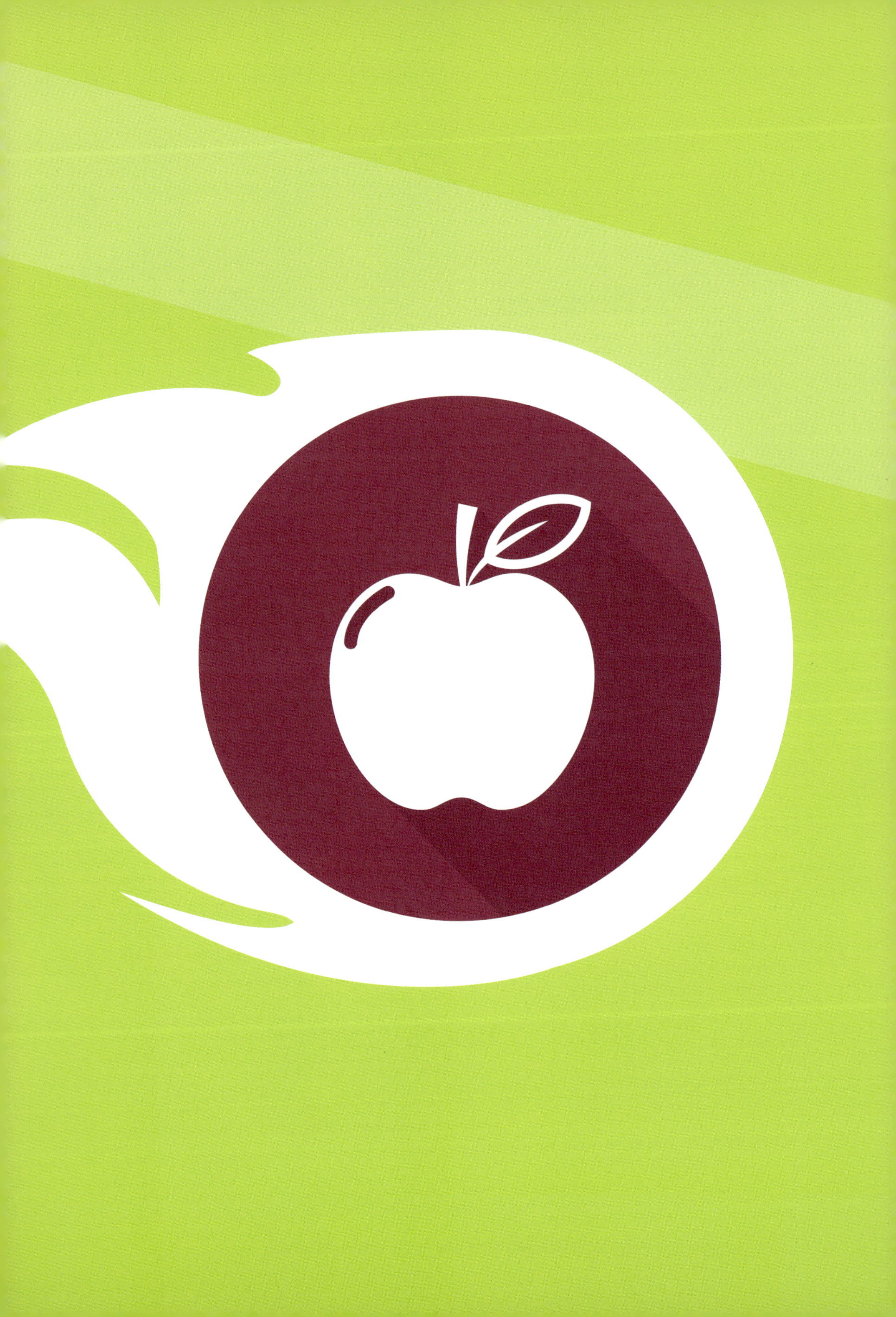

Kapitel 3

Die besten Rezepte zur WOMEN'S HEALTH Diät

So schmackhaft kann eine gesunde, die Figur fördernde Ernährung sein: Dieses Kapitel vereint insgesamt 72 leckere Rezepte, die speziell für die WOMEN'S HEALTH Diät nach den in Kapitel 2 vorgestellten Grundsätzen entwickelt worden sind!

Infos zu den Rezepten und der Rezeptzusammenstellung

Von diesen 72 Gerichten fallen jeweils 18 auf eine der folgenden Ernährungsphilosophien: auf eine „normale" Ernährung, auf eine Paläo- beziehungsweise Low-Carb-orientierte Ernährung, auf die vegetarische Ernährung sowie auf die vegane Ernährung.

Die Rezepte sind dabei in fünf grobe Kategorien aufgeteilt: Frühstück, Mittagessen, Abendessen, (tendenziell kohlenhydratreichere) Snacks für vor einem Training, (tendenziell eiweißreichere) Snacks für nach einem Training. Diese Kategorien füllen das grundsätzliche Mahlzeitenschema der WOMEN'S HEALTH Diät. Keine Sorge, Sie können damit auch flexibel umgehen – siehe rechts.

Jedes Rezept ist für zwei Personen berechnet. Dabei finden Sie neben den Zutaten zu jedem Gericht die folgenden Nährwertangaben aufgeführt: Kilokalorien, Eiweiß, Kohlenhydrate und Fett – jeweils für eine Portion, damit Sie leichter beurteilen können, was Sie zu sich nehmen. Viele der Rezepte sind Meal-Prep-tauglich: Das heißt, sie können für einen Tag oder mehrere Tage vorab zubereitet werden.

Bleiben Sie gerne Ihrer grundsätzlichen Ernährungsphilosophie treu

Die WOMEN'S HEALTH Diät will sich nicht als Anwalt für die eine oder andere Ernährungsform aufspielen (auch wenn es viel Für und Wider gibt bei jeder einzelnen davon, ein Thema vielleicht für kommende Bücher): Die Erfahrung zeigt, dass die jeweiligen Argumente für die eigene oder gegen eine andere Ernährungsphilosophie so tief verwurzelt sind, dass kaum jemand dazu bereit ist, diese aufzugeben. Das Risiko wäre zu groß, dass Sie die WOMEN'S HEALTH Diät dann von Anfang an grundlegend ablehnen könnten.

Bleiben Sie flexibel und kreativ

Sie dürfen selbstverständlich auch Ihre bewährten Rezepte und Lieblingsspeisen genießen – am besten sollten diese im Einklang mit den Grundsätzen der gesunden Ernährung ab Seite 50 stehen. Denn natürlich sollen Sie sich nicht zeit Ihres Lebens mit maximal 72 Gerichten begnügen müssen – die hier vorgestellten Rezepte dienen auch Ihrer Inspiration für eigene Kreationen.

Sofern es Ihre Ernährungsphilosophie erlaubt, können Sie sich gerne bei Rezepten einer jeweils anderen Kategorie bedienen (und als Vegetarierin zum Beispiel eine vegane Mahlzeit auswählen – schauen Sie sich die Zutatenlisten an, dann werden Sie auch in anderen Kategorien fündig!). Ja, nicht einmal die Kategorien sind in Stein gemeißelt: Sie können also auch mal ein Mittagsessen-Rezept als Abendmahlzeit einsetzen, einen Snack als Frühstück et cetera – oder alles umgekehrt. Dies sollte im Idealfall nicht jeden Tag passieren, denn natürlich sind die Mahlzeitenkategorien grundsätzlich mit Bedacht getrennt und zusammengestellt (etwa nach der inneren Uhr und ihren Auswirkungen auf den Stoffwechsel - siehe dazu die Ausführungen rund um dieses Thema in Kapitel 1 ab Seite 22).

Nun lassen Sie sich die Gerichte, deren Rezepte Sie auf den kommenden Seiten finden, schmecken – sehen Sie, wie ansprechend Sie Ihr Abnehmvorhaben auf den Teller bringen können. Auf den guten Geschmack, auf Ihre Gesundheit!

REZEPTKATEGORIEN

Normal	Vegetarisch
Paläo	Vegan

Vollkornbrot mit Schinken-Melonen-Carpaccio

REZEPT 1

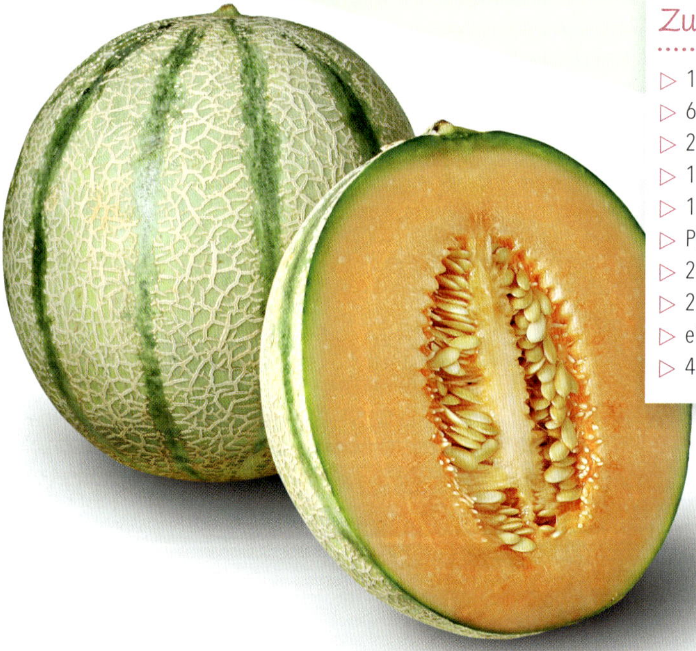

Zutaten für 2 Personen

- 1 kleine Melone (z. B. Galia, ca. 900 g)
- 6 Scheiben Parmaschinken (à 15 g)
- 2 EL Orangensaft
- 1 EL Aecto balsamico crema
- 1 EL Olivenöl
- Pfeffer
- 20 g Pinienkerne
- 20 g Hanfsamen
- einige Minzeblättchen
- 4 Scheiben Vollkornbrot

ZUBEREITUNG

1. Die Melone halbieren, die Kerne entfernen und die Hälften in dünne Spalten schneiden. Das Fruchtfleisch von der Schale abschneiden. Die Melone und die Schinkenscheiben fächerartig auf einer Platte oder zwei Tellern anrichten.

2. Orangensaft, Aceto balsamico, Olivenöl und Pfeffer verrühren und gleichmäßig über das Carpaccio träufeln.

3. Die Pinienkerne in einer geschichteten Pfanne ohne Fett goldbraun rösten. Herausnehmen. Pinienkerne und Hanfsamen über das Carpaccio streuen.
Mit Minze anrichten. Das Brot dazu essen.

Pro Person 660 kcal · 27 g Eiweiß · 81 g Kohlenhydrate · 22 g Fett

Mehrkornbrötchen mit Roastbeef und Mango

REZEPT 2

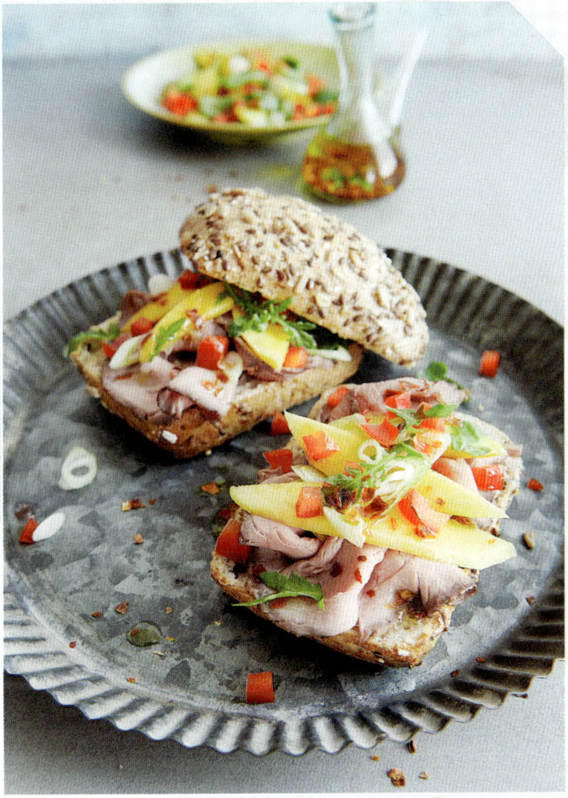

Zutaten für 2 Personen

- 1 Mango
- 1 Paprikaschote
- 2 Lauchzwiebeln
- 1–2 EL Zitronensaft
- Salz
- Chiliflocken
- 1 EL Olivenöl
- 30 g Rucola
- 2 Mehrkornbrötchen
- 120 g Roastbeefaufschnitt in dünnen Scheiben

Kapitel 3

ZUBEREITUNG

1. Die Mango aufrecht stellen und das Fruchtfleisch an beiden Seiten vom Kern abschneiden. Das Fruchtfleisch schälen und in dünne Scheiben schneiden. Die Paprika putzen, waschen und in feine Würfel schneiden. Die Lauchzwiebeln putzen, waschen und in feine Ringe schneiden.

2. Die vorbereiteten Zutaten mischen. Zitronensaft, Salz, Chili und Öl verrühren und darüberträufeln. Den Rucola verlesen, waschen, trocken tupfen, grob hacken und darübergeben.

3. Die Brötchen halbieren und jeweils das Roastbeef darauf verteilen. Den Mangosalat dazu essen oder etwas davon auf die Brötchenhälften verteilen.

Pro Person 450 kcal · 26 g Eiweiß · 58 g Kohlenhydrate · 10 g Fett

Vollkornsandwich mit geräucherter Forelle

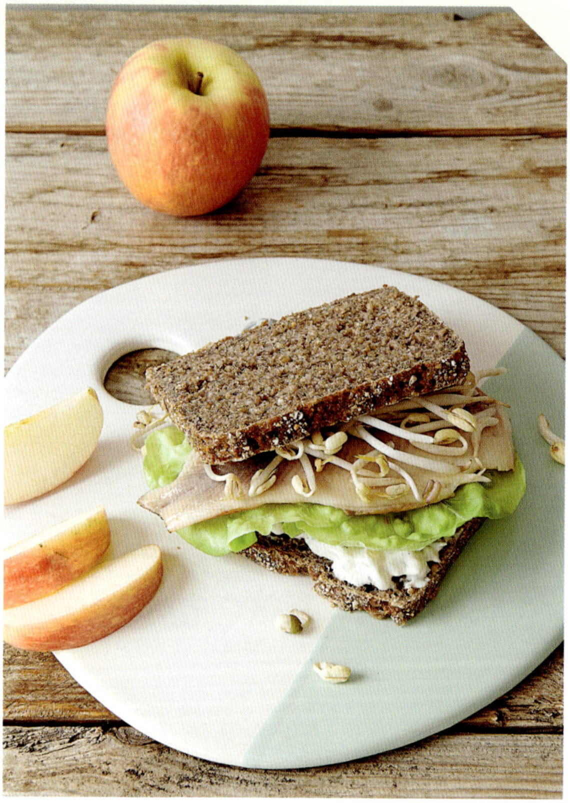

REZEPT 3

Zutaten für 2 Personen

- 30 g Mungobohnensprossen
- einige Blätter Kopfsalat
- 1 Gewürzgurke
- 75 g Sojajoghurt natur
- 2–3 EL geriebener Meerrettich aus dem Glas
- Salz
- Pfeffer
- 4 Scheiben Vollkornbrot
- 2 geräucherte Forellenfilets (à 75 g)
- 2 Äpfel

ZUBEREITUNG

1. Die Mungobohnensprossen waschen und trocken tupfen. Den Kopfsalat waschen und trocken tupfen. Die Gewürzgurke fein würfeln. Sojajoghurt, Meerrettich und Gurke verrühren. Mit Salz und Pfeffer abschmecken.

2. Die Brotscheiben mit dem Joghurt bestreichen. Die Salatblätter darauflegen. Die Forellenfilets und die Sprossen auf 2 Brotscheiben geben. Die restlichen Brotscheiben darauflegen und etwas zusammendrücken. Die Äpfel dazu essen.

Pro Person 450 kcal · 26 g Eiweiß · 68 g Kohlenhydrate · 5 g Fett

Frühstück

▸ Low-Carb- beziehungsweise Paläo-Ernährung

Ananas-Grapefruit-Bowl

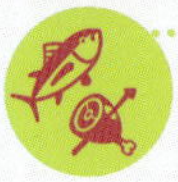

REZEPT 4

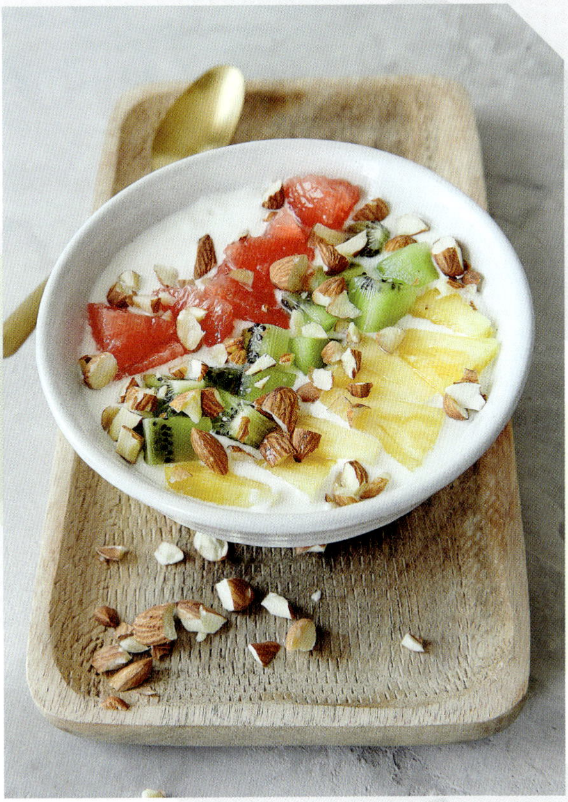

Zutaten für 2 Personen

- 250 g Ananasfruchtfleisch
- 1 Pink Grapefruit
- 1 Kiwi
- 400 g Schafsjoghurt
- Bourbonvanillepulver
- 40 g Mandelkerne

ZUBEREITUNG

1. Das Ananasfruchtfleisch in kleine Stücke schneiden. Die Grapefruit so dick schälen, dass die weiße Haut mit entfernt wird. Die Filets zwischen den Trennwänden herausschneiden, den Saft dabei auffangen und die Filets in Stücke schneiden. Die Kiwi schälen und würfeln.

2. Den Joghurt, den aufgefangenen Saft und etwas Vanillepulver verrühren. Auf 2 Bowls verteilen. Die Mandeln grob hacken. Das Obst darauf anrichten und mit den Mandeln bestreuen.

Pro Person 430 kcal · 14 g Eiweiß · 40 g Kohlenhydrate · 19 g Fett

Fenchel-Orangen-Salat

REZEPT 5

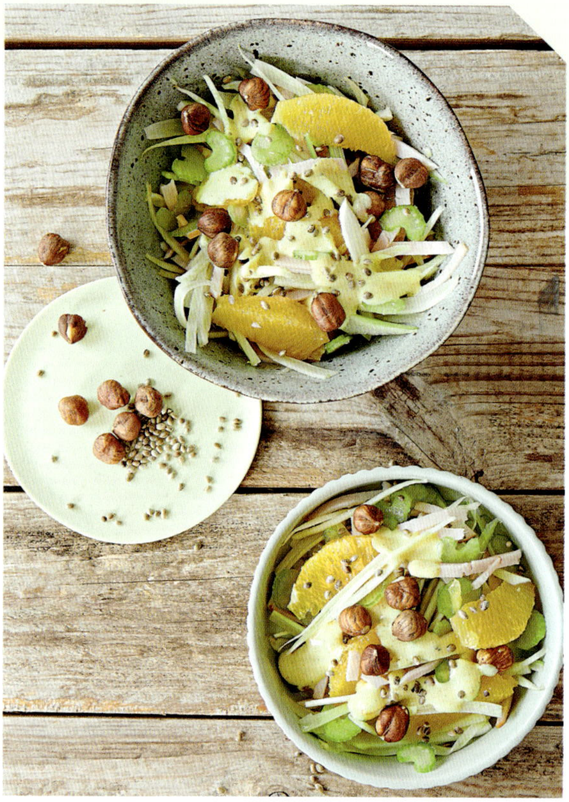

Zutaten für 2 Personen

- 2 Fenchelknollen
- 150 g Staudensellerie
- 2 Orangen
- 150 g geräucherte Putenbrust in dünnen Scheiben
- 150 g Sojajoghurt natur
- 30 g vegane Salatcreme
- 1 EL Currypulver
- Salz
- Pfeffer
- 20 g Hanfsamen
- 40 g Haselnusskerne

ZUBEREITUNG

1. Die Fenchelknollen putzen, waschen und in feine Streifen schneiden. Den Staudensellerie putzen, waschen und in feine Scheiben schneiden. Die Orangen so dick schälen, dass die weiße Haut mit entfernt wird. Die Filets zwischen den Trennhäuten herausschneiden, dabei den Saft auffangen. Die Putenbrust in Streifen schneiden.

2. Alle vorbereiteten Zutaten mischen. Joghurt, Salatcreme, aufgefangenen Orangensaft, Curry, Salz und Pfeffer verrühren. Abschmecken. Über den Salat geben. Die Hanfsamen und die Haselnüsse darüberstreuen.

Pro Person 450 kcal · 31 g Eiweiß · 23 g Kohlenhydrate · 22 g Fett

Tipp Wer keinen Staudensellerie mag, tauscht ihn gegen Möhren aus.

Lachs-Avocado-Salat mit Apfel

REZEPT 6

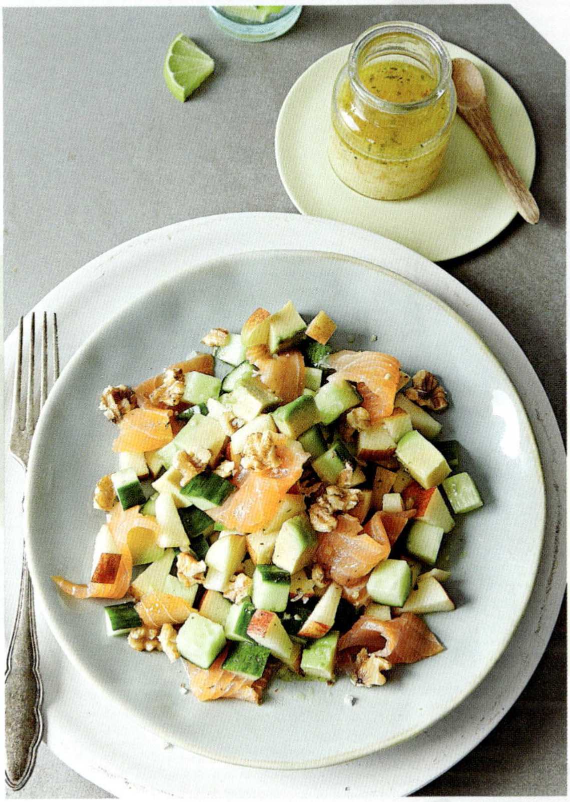

Zutaten für 2 Personen

- 200 g Räucherlachs
- 150 g Salatgurke
- 1 kleiner Apfel
- 1 Avocado
- 3 EL Zitronensaft
- 1 EL Brühe
- 1 EL mittelscharfer Senf
- Salz
- Pfeffer
- 1 EL Olivenöl
- optional: flüssiges Stevia oder Birkenzucker
- 30 g Walnusskerne

ZUBEREITUNG

1. Den Lachs in breite Streifen schneiden. Die Gurke schälen und würfeln. Den Apfel waschen, vierteln, entkernen und in Stücke schneiden. Die Avocado halbieren, den Kern entfernen, schälen und das Fruchtfleisch würfeln.

2. Alle vorbereiteten Zutaten mischen. Zitronensaft, Brühe, Senf, Salz, Pfeffer und Öl verrühren und nach Wunsch mit etwas Stevia oder Birkenzucker abschmecken. Das Dressing über den Salat geben. Die Walnusskerne grob hacken und darüberstreuen.

Pro Person 540 kcal · 25 g Eiweiß · 14 g Kohlenhydrate · 37 g Fett

Quinoa-Zimtcreme mit Erdbeeren

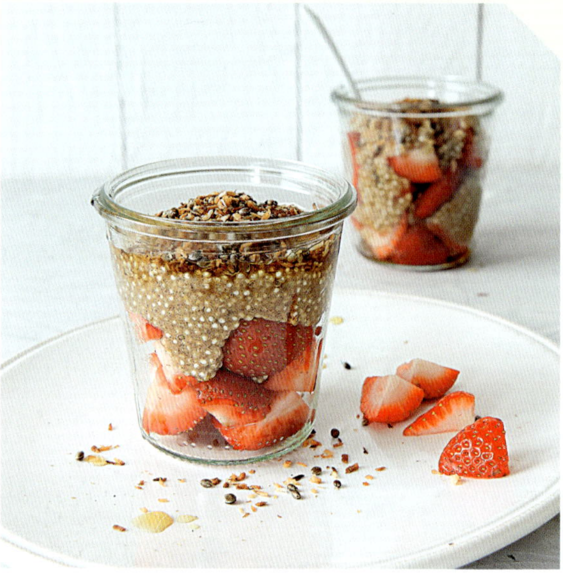

REZEPT 7

Zutaten für 2 Personen

- 200 ml ungesüßte Kokosmilch
- 75 g Quinoa
- 1 Prise Salz
- ½ EL gemahlener Zimt
- 20 g Hanfsamen
- 20 g Kokosraspel
- 400 g Erdbeeren
- 1 EL Ahornsirup

ZUBEREITUNG

1. Die Kokosmilch erhitzen, Quinoa, Salz und Zimt dazugeben und bei geringer Hitze etwa 15 Minuten quellen lassen.

2. Die Hanfsamen und die Kokosraspel in einer beschichteten Pfanne kurz anrösten. Herausnehmen und abkühlen lassen.

3. Die Erdbeeren waschen, putzen und je nach Größe halbieren oder vierteln. Die Erdbeeren auf Gläser verteilen. Die Quinoacreme daraufgeben Mit der Kokosmischung bestreuen und den Ahornsirup darüberträufeln.

Pro Person 530 kcal · 10 g Eiweiß · 46 g Kohlenhydrate · 31 g Fett

Meal-Prep-Tipp Die Creme können Sie gleich für 3 Tage zubereiten – allerdings am besten ohne Erdbeeren, Kokosraspeln und Ahornsirup. Die Creme portionsweise in Schälchen füllen und gut abgedeckt in den Kühlschrank stellen. Zum Verzehr herausnehmen, nach Wunsch leicht in der Mikrowelle erwärmen. Dann die frischen Erdbeeren, Kokosraspel und etwas Ahornsirup daraufgeben.

Extra-Tipp Wer es morgens nicht schafft, zu Hause zu frühstücken, füllt die Creme in ein verschließbares Glas (zum Beispiel ein Weckglas) und nimmt die Creme mit. Die restlichen Zutaten dann mischen und extra verpacken.

Obstsalat mit Knuspermüsli

REZEPT 8

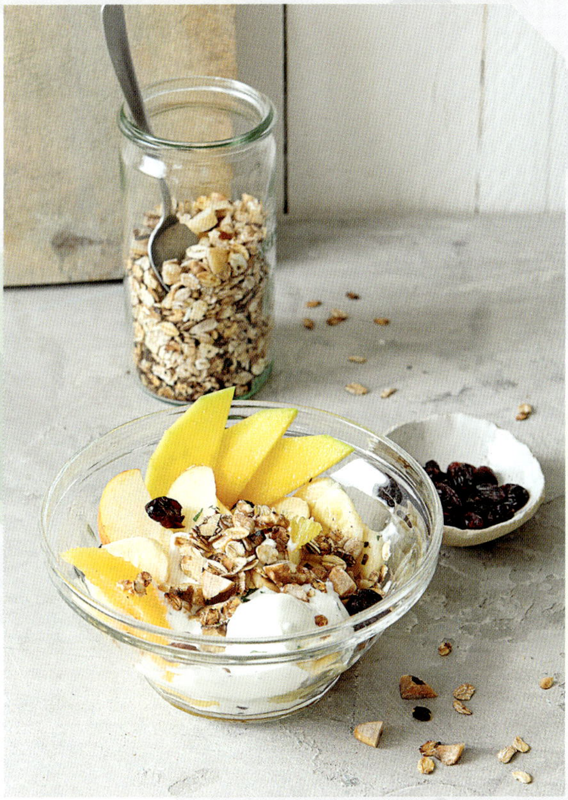

Zutaten für 2 Personen

- 30 g Paranusskerne
- 20 g Walnusskerne
- 30 g Roggenflocken
- 1 Mango
- 1 Banane
- 1 Orange
- 1 Apfel
- 10 g getrocknete Cranberrys
- 300 g Schafsmilchjoghurt
- 1 EL gehackte Zitronenmelisse

ZUBEREITUNG

1. Die Nüsse grob hacken. Roggenflocken und Nüsse in einer beschichteten Pfanne ohne Fett rösten. Herausnehmen und abkühlen lassen.

2. Die Mango aufrecht stellen und das Fruchtfleisch an beiden Seiten vom Kern abschneiden. Das Fruchtfleisch schälen und in dünne Scheiben schneiden. Die Banane schälen und in Scheiben schneiden. Die Orange so dick schälen, dass die weiße Haut mit entfernt wird. Die Filets zwischen den Trennhäuten herausschneiden, dabei den Saft auffangen. Den Apfel waschen, vierteln, entkernen und in dünne Spalten schneiden.

3. Das Obst mischen. Die Cranberrys dazugeben. Joghurt, aufgefangenen Saft und und Zitronenmelisse verrühren und über das Obst geben. Mit der Knuspermischung bestreuen.

Pro Person 530 kcal · 13 g Eiweiß · 59 g Kohlenhydrate · 24 g Fett

Müsli mit Beerenquark

REZEPT 9

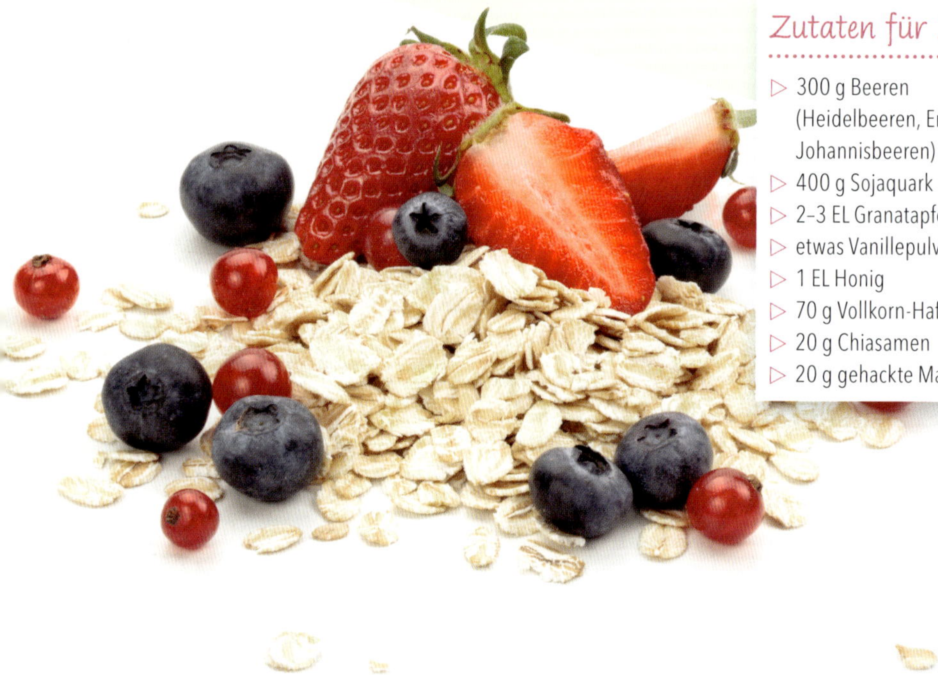

Zutaten für 2 Personen

- 300 g Beeren (Heidelbeeren, Erdbeeren oder Johannisbeeren)
- 400 g Sojaquark
- 2–3 EL Granatapfel- oder Orangensaft
- etwas Vanillepulver
- 1 EL Honig
- 70 g Vollkorn-Haferflocken
- 20 g Chiasamen
- 20 g gehackte Mandeln

ZUBEREITUNG

1. Die Beeren verlesen, waschen und trocken tupfen. Quark, Granatapfel- oder Orangensaft, etwas Vanillepulver und Honig verrühren. Die Beeren unterheben.

2. Haferflocken, Chiasamen und Mandeln mischen und über den Beerenquark geben.

Pro Person 460 kcal · 24 g Eiweiß · 38 g Kohlenhydrate · 19 g Fett

Frühstück

▸ vegane Ernährung

Bananen-Bowl mit Kokos

REZEPT 10

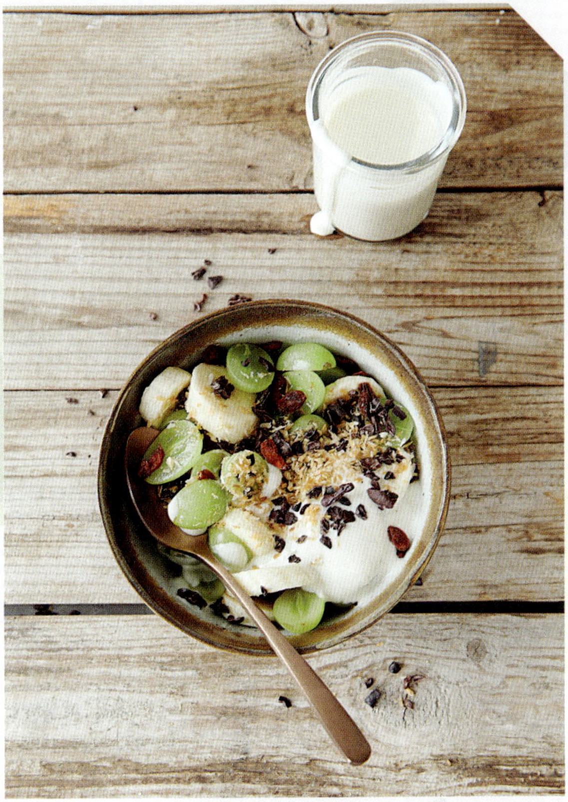

Zutaten für 2 Personen

- 40 g Kokosraspel
- 2 Bananen
- 250 g kernlose Weintrauben
- 30 g getrocknete Gojibeeren
- 300 g Soja-Kokos-Joghurt
- 20 g geschroteter Leinsamen
- 40 g Kakaonibs

Kapitel 3

ZUBEREITUNG

1. Die Kokosraspel in einer beschichteten Pfanne ohne Fett goldbraun rösten. Herausnehmen und abkühlen lassen.

2. Die Bananen schälen und in Scheiben schneiden Die Weintrauben waschen und je nach Größe halbieren oder ganz lassen. Weintrauben, Gojibeeren und Bananen in einer Bowl mischen. Soja-Kokos-Joghurt glatt rühren und darübergeben. Mit Leinsamen, Kakaonibs und gerösteten Kokosraspeln bestreuen.

Pro Person 590 kcal · 16 g Eiweiß · 50 g Kohlenhydrate · 33 g Fett

Dinkelporridge mit Kirschen

REZEPT 11

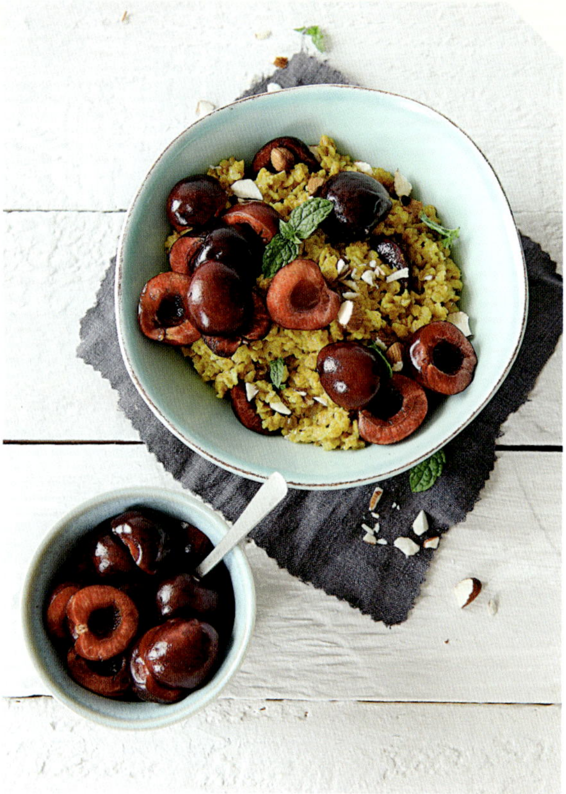

Zutaten für 2 Personen

- 100 g Dinkelflocken
- 500 ml Mandeldrink
- 1 Prise Salz
- ½–1 EL gemahlener Zimt
- 1 EL gemahlener Kurkuma
- 1 EL Honig
- 400 g Kirschen (nach Geschmack Süß- oder Sauerkirschen)
- 40 g gehackte Mandeln
- einige Zitronenmelisseblättchen

ZUBEREITUNG

1. Dinkelflocken, Mandeldrink, 1 Prise Salz, Zimt, Kurkuma und Honig in einem Topf aufkochen und bei geringer Hitze etwa 20 Minuten ausquellen lassen. Sollte das Porridge zu fest sein, noch etwas Mandeldrink unterrühren. In eine Schüssel füllen.

2. Die Kirschen waschen, entstielen und entsteinen. Die Kirschen und die Mandeln unter das Porrigde mischen. Abschmecken. Mit Melisseblättchen anrichten.

Pro Person 510 kcal · 15 g Eiweiß · 72 g Kohlenhydrate · 15 g Fett

Meal-Prep-Tipp Von dem Porridge kann man auch gleich die doppelte Menge zubereiten. Eine Hälfte für den nächsten Tag im Kühlschrank aufbewahren. 3 Tage ist es haltbar, wenn Sie die Kirschen frisch dazugeben.

Papaya-Kiwi-Salat mit Hirseflocken

REZEPT 12

Zutaten für 2 Personen

- 50 g Hirseflocken
- 30 g Sesamsamen
- 1 EL Rapsöl
- 1 Papaya
- 2 Kiwis
- 250 g Beeren (Erdbeeren oder Johannisbeeren)
- 40 g getrocknete Kirschen
- 5 EL Orangensaft

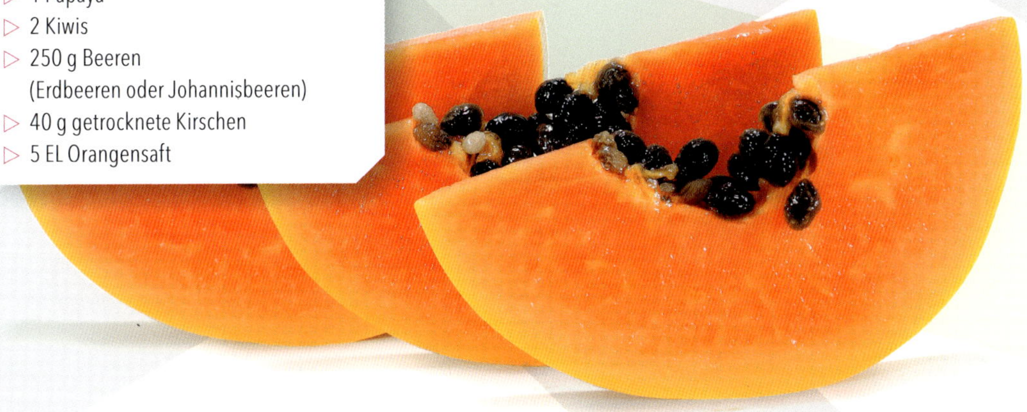

ZUBEREITUNG

1. Die Hirseflocken und den Sesam in einer beschichteten Pfanne in dem Öl anrösten. Herausnehmen und abkühlen lassen.

2. Die Papaya halbieren, entkernen, schälen und in Würfel schneiden. Die Kiwis schälen und in Scheiben schneiden. Die Beeren waschen, putzen und eventuell klein schneiden.

3. Das Obst und die getrockneten Kirschen mischen. Den Saft darübergeben. Mit der Flockenmischung bestreuen.

Pro Person 450 kcal · 10 g Eiweiß · 58 g Kohlenhydrate · 15 g Fett

Mittagessen

normale Ernährung

Geschmortes Rindfleisch mit Kichererbsen und Möhren

REZEPT 13

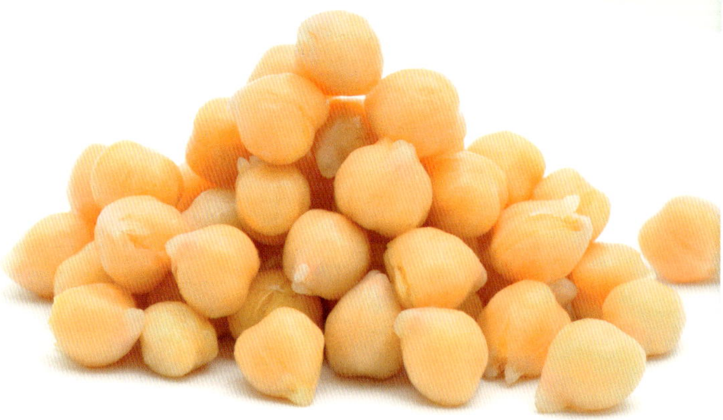

Zutaten für 2 Personen

- 500 g Rindfleisch aus der Keule
- Salz
- Pfeffer
- Pimentpulver
- 2 Stangen Staudensellerie
- 250 g Möhren
- 1 Zwiebel
- 1 Knoblauchzehe
- 2 EL Rapsöl
- 375 ml Brühe
- 1 Zweig Rosmarin
- 1 kleine Dose Kichererbsen (240 g Abtropfgewicht)

ZUBEREITUNG

1. Von dem Rindfleisch eventuell vorhandene Sehnen entfernen. Das Fleisch mit Salz, Pfeffer und Piment würzen. Den Staudensellerie putzen, waschen und in Scheiben schneiden. Die Möhren schälen und in Scheiben schneiden. Die Zwiebel und die Knoblauchzehe schälen und würfeln.

2. Das Fleisch im heißen Öl kräftig anbraten. Zwiebel und Knoblauch dazugeben und kurz mitbraten. Mit der Brühe ablöschen. Den Rosmarinzweig dazugeben und das Fleisch zugedeckt etwa 1 Stunde schmoren.

3. Die Kichererbsen abgießen, mit kaltem Wasser abspülen und abtropfen lassen. Kichererbsen, Möhren und Staudensellerie zum Fleisch geben und etwa 15 Minuten weiterschmoren. Mit Salz, Pfeffer und Piment abschmecken. Das Fleisch herausnehmen, in Scheiben schneiden und mit dem Gemüsesud anrichten.

Pro Person 650 kcal · 62 g Eiweiß · 31 g Kohlenhydrate · 28 g Fett

Tipp Wer mag, verdoppelt das Rezept und friert eine Hälfte ein. Übrigens, anstelle von Pimentpulver können Sie auch Pimentkörner verwenden und diese in einem Mörser zerstoßen.

Safranwürzige Fischsuppe mit Kartoffeln und Bohnen

REZEPT 14

Zutaten für 2 Personen

- ½ Bund Petersilie
- 1 Knoblauchzehe
- 1 Bio-Zitrone
- 200 g Kabeljaufilet
- 100 g Garnelen (roh, ohne Schale)
- 300 g festkochende Kartoffeln
- 1 Zwiebel
- 2 EL Olivenöl
- ½ l Fischfond oder Gemüsebrühe
- 1 Briefchen Safran
- 250 g tiefgefrorene Prinzessbohnen
- Salz
- Pfeffer

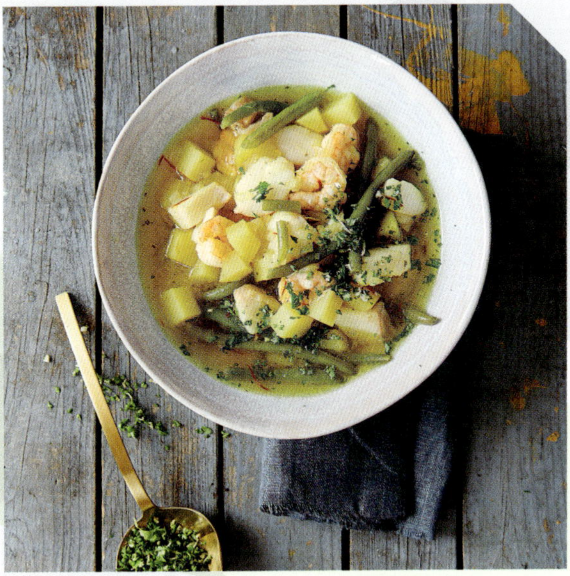

ZUBEREITUNG

1. Die Petersilie waschen, trocken tupfen, die Blättchen abzupfen und fein hacken. Die Knoblauchzehe schälen und hacken. Die Zitrone heiß waschen, trocken reiben und die Schale abreiben. Petersilie, Knoblauch und Zitronenschale mischen. Die Zitrone auspressen.

2. Das Kabeljaufilet waschen, trocken tupfen und in Würfel schneiden. Die Garnelen längs am Rücken entlang einschneiden und den Darm entfernen. Die Garnelen waschen und trocken tupfen. Mit 1 Esslöffel Zitronensaft beträufeln.

3. Die Kartoffeln schälen, waschen und würfeln. Die Zwiebel schälen, fein würfeln und im heißen Öl andünsten. Die Kartoffeln dazugeben und andünsten. Mit dem Fond oder Brühe ablöschen. Safran und Bohnen hinzufügen, zugedeckt 15 Minuten köcheln lassen.

4. Den Fisch und die Garnelen in die Brühe geben und bei geringer Hitze etwa 5 Minuten gar ziehen lassen. Mit Salz, Pfeffer und Zitronensaft abschmecken. Die Petersilien-Zitronen-Mischung dazu reichen.

Pro Person 400 kcal · 37 g Eiweiß · 31 g Kohlenhydrate · 12 g Fett

Tipp Zum Abschmecken der Suppe eignet sich auch ein kleiner Schuss Ouzo oder Pernod. Dadurch bekommt sie einen leichten Anisgeschmack.

Meal-Prep-Tipp Die Suppe kann für 2 Tage gekocht werden. Am Folgetag vorsichtig erhitzen und nicht umrühren, da der Fisch sonst ganz schnell zerfällt.

Putenschnitzel mit Paprika-Mais-Gemüse

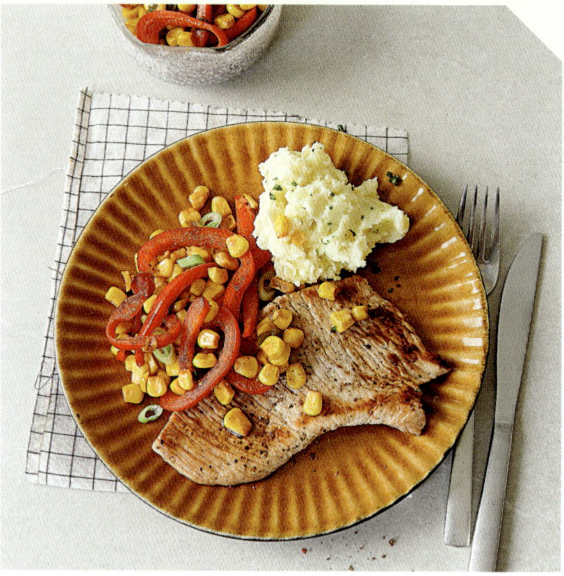

REZEPT 15

Zutaten für 2 Personen

- 2 Putenschnitzel (à 150 g)
- Salz
- Pfeffer
- 1 EL Zitronensaft
- 3 EL Olivenöl
- einige Salbeiblätter
- 400 g vorwiegend festkochende Kartoffeln
- 2 Paprikaschoten
- 2 Lauchzwiebeln
- 1 Dose Mais (285 g Abtropfgewicht)
- Paprikapulver
- 50 ml heiße Sojamilch
- 10 g Butter
- 1 EL gehackte Petersilie

ZUBEREITUNG

1. Die Putenschnitzel waschen, trocken tupfen und in eine Schale geben. Salz, Pfeffer, Zitronensaft und 1 Esslöffel Olivenöl verrühren und das Fleisch damit beträufeln. Mit Salbei abdecken. Etwa 30 Minuten durchziehen lassen.

2. Die Kartoffeln schälen, waschen, in Stücke schneiden und in gesalzenem Wasser etwa 20 Minuten kochen. Die Paprikaschoten putzen, waschen und in Streifen schneiden. Die Lauchzwiebeln putzen, waschen und in Ringe schneiden.

3. Die Schnitzel etwas abtropfen lassen, den Salbei entfernen und das Fleisch in einer beschichteten Pfanne etwa 10 Minuten braten.

4. Die Paprika und die Lauchzwiebeln im restlichen heißen Öl etwa 5 Minuten dünsten. Den Mais abgießen, abtropfen lassen, unter die Paprika mischen und weitere 3 Minuten dünsten. Mit Salz, Pfeffer und Paprikapulver abschmecken.

5. Die Kartoffeln abgießen, dabei etwas Kochwasser auffangen und die Kartoffeln grob zerdrücken. Sojamilch, etwas Kochwasser, Butter und Petersilie untermischen. Abschmecken.

Pro Person 630 kcal · 46 g Eiweiß · 51 g Kohlenhydrate · 23 g Fett

Meal-Prep-Tipp Perfektes Essen zum Aufwärmen in der Mikrowelle und kann auch für 3 Tage gekocht werden. Putenschnitzel können beim Erhitzen leicht etwas trocken werden. Wer dies nicht riskieren möchte, isst sie kalt.

Pellkartoffeln mit Avocadocreme

REZEPT 16

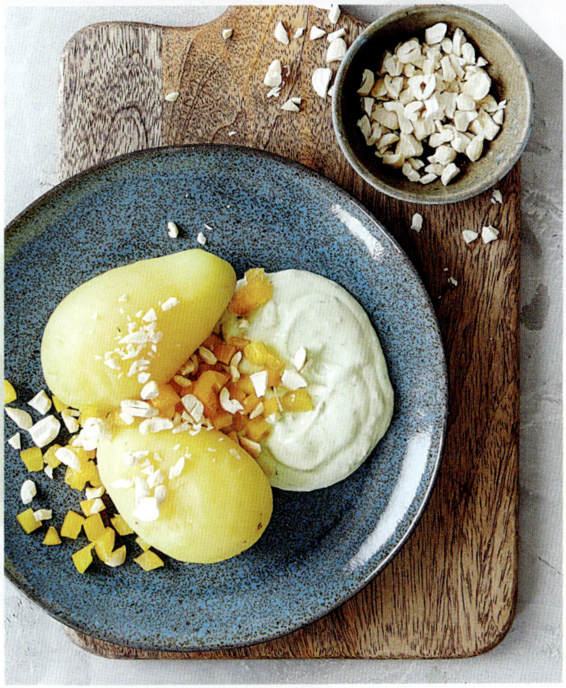

Zutaten für 2 Personen

- 4 festkochende Kartoffeln (à 150 g)
- 1 Paprikaschote
- 40 g getrocknete Tomaten ohne Öl
- 1 Avocado
- 1–2 EL Zitronensaft
- 2 EL gehackter Kerbel oder Petersilie
- 1 Knoblauchzehe
- 150 g Sojajoghurt natur
- 50 g Ziegenfrischkäse
- Chiliflocken
- Salz
- Pfeffer
- 30 g Cashewkerne

ZUBEREITUNG

1. Die Kartoffeln waschen und mit Schale etwa 25 Minuten kochen.

2. Die Paprikaschote putzen, waschen und in kleine Würfel schneiden. Die getrockneten Tomaten in feine Streifen schneiden. Die Avocado halbieren, den Kern entfernen, die Hälften schälen und das Fruchtfleisch in einen Rührbecher geben. Den Zitronensaft und den Kerbel dazugeben. Die Knoblauchzehe schälen und dazudrücken. Alles mit dem Stabmixer fein pürieren. Joghurt, Frischkäse und getrocknete Tomaten unterrühren. Mit Chili, Salz und Pfeffer abschmecken.

3. Die Avocadocreme in eine Schüssel geben. Die Cashewkerne grob hacken und mit den Paprikawürfeln darüberstreuen. Die Kartoffeln abgießen, abdämpfen lassen, pellen und mit der Creme anrichten.

Pro Person 520 kcal · 18 g Eiweiß · 51 g Kohlenhydrate · 24 g Fett

Tipp Den Ziegenfrischkäse kann man auch gegen Joghurt (Schaf oder Soja) austauschen.

Penne mit Tomaten-Paprika-Sauce

REZEPT 17

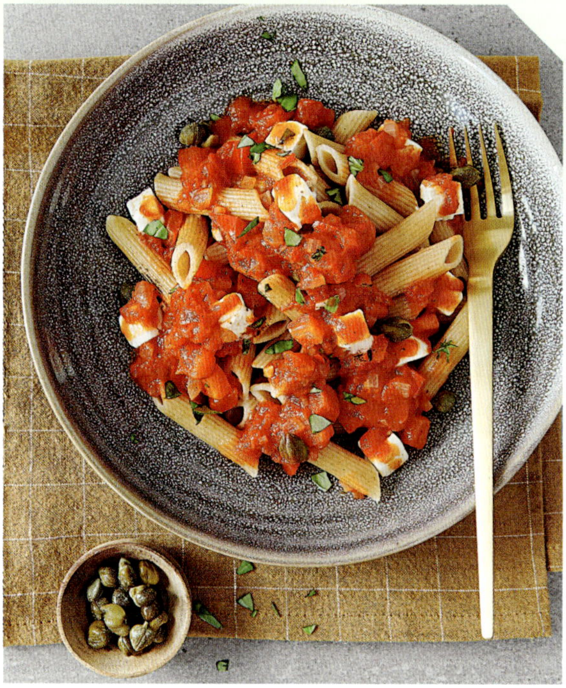

Zutaten für 2 Personen

- ▷ 250 g Vollkorn-Penne
- ▷ Salz
- ▷ 1 Paprikaschote
- ▷ 1 Zwiebel
- ▷ 1 Knoblauchzehe
- ▷ 1 Chilischote
- ▷ 2 EL Olivenöl
- ▷ Salz
- ▷ Pfeffer
- ▷ 1 kleine Dose Tomaten (400 g Füllmenge)
- ▷ 1 EL Kapern
- ▷ 75 g Feta
- ▷ 1 EL gehacktes Basilikum

ZUBEREITUNG

1. Die Nudeln in reichlich gesalzenem Wasser nach Packungsanweisung bissfest kochen.

2. Die Paprikaschote putzen, waschen und in Würfel schneiden. Die Zwiebel und den Knoblauch schälen und fein würfeln. Die Chilischote halbieren, entkernen, waschen und hacken. Die Paprika im heißen Öl kräftig anbraten. Zwiebel, Knoblauch und Chili dazugeben, kurz mitbraten und mit Salz und Pfeffer würzen. Die Tomaten und die Kapern dazugeben und etwa 15 Minuten einkochen lassen. Abschmecken.

3. Den Feta würfeln. Die Nudeln abgießen und tropfnass mit der Sauce mischen. Den Feta dazugeben und schmelzen. Mit dem Basilikum bestreuen.

Pro Person 680 kcal · 25 g Eiweiß · 83 g Kohlenhydrate · 23 g Fett

Meal-Prep-Tipp Dieses Gericht schmeckt auch nach 3 Tagen noch sehr gut. Dann aber Nudeln, Sauce und Feta getrennt aufbewahren und erst vor dem Essen mischen und zum Beispiel in der Mikrowelle erhitzen. Übrigens, die Sauce eignet sich auch sehr gut zum Einfrieren. Also am besten gleich eine größere Menge kochen.

Garnelencurry mit Sprossen

REZEPT 18

Zutaten für 2 Personen

- 300 g Garnelen (roh, ohne Schale)
- 200 g Möhren
- 1 Packung Mungobohnensprossen (200 g)
- 1 Knoblauchzehe
- 10 g Ingwer
- 140 g Vollkornreis
- Salz
- 2 EL Rapsöl
- 1 EL rote Currypaste
- 200 ml ungesüßte Kokosmilch
- 1 EL Limettensaft
- Pfeffer

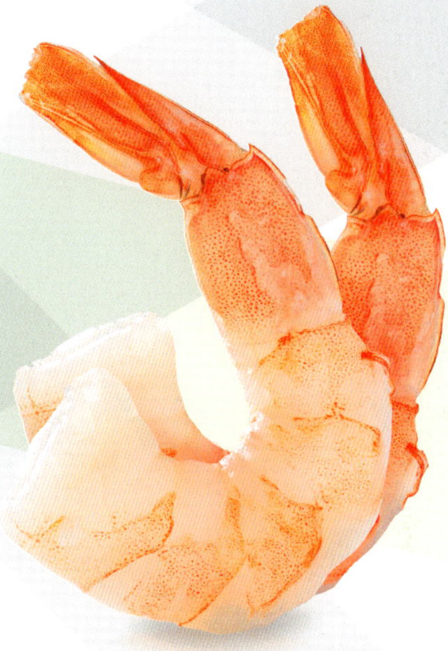

ZUBEREITUNG

1. Die Garnelen längs am Rücken entlang einschneiden und den Darm entfernen. Die Garnelen waschen und trocken tupfen. Die Möhren schälen und in dünne Scheiben schneiden. Die Sprossen waschen und abtropfen lassen. Den Knoblauch und den Ingwer schälen und fein hacken.

2. Den Reis in gesalzenem Wasser nach Packungsanweisung garen.

3. Das Öl in der Pfanne erhitzen und die Garnelen darin 3 Minuten braten. Herausnehmen. Die Möhren in das Bratfett geben und andünsten. Den Knoblauch und den Ingwer dazugeben und andünsten. Die Currypaste dazugeben und anschwitzen. Die Sprossen zufügen, mit der Kokosmilch ablöschen und etwa 8 Minuten garen.

4. Die Garnelen in das Curry hineingeben und kurz erhitzen. Mit Limettensaft, Salz und Pfeffer abschmecken und mit dem Reis anrichten.

Pro Person 720 kcal · 38 g Eiweiß · 64 g Kohlenhydrate · 32 g Fett

Tipp Wer das Curry lieber mit etwas mehr Sauce mag, gibt noch entsprechend etwas Brühe oder Kokosmilch dazu.

Asiatisches Hühnerfrikassee mit Sprossen und Brokkoli

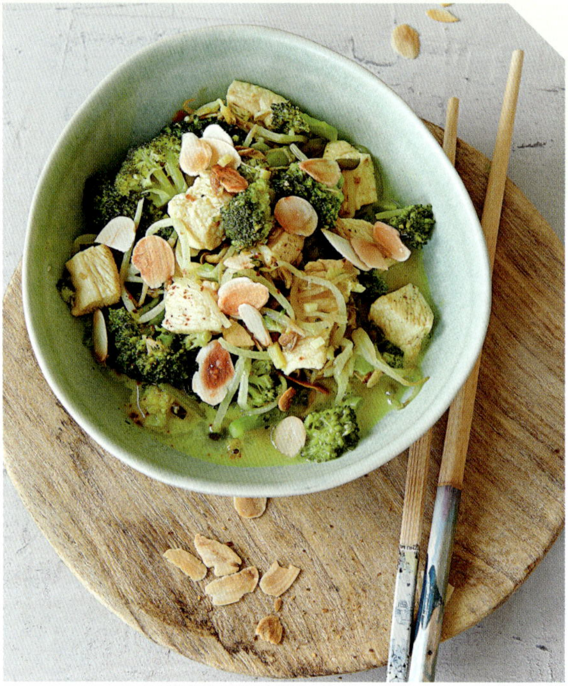

REZEPT 19

Zutaten für 2 Personen

- 500 g Brokkoli
- 1 Packung Mungobohnensprossen (200 g)
- 10 g Ingwer
- 1 Knoblauchzehe
- 2 EL Rapsöl
- 1 EL Currypulver
- ¼ l Brühe
- 300 ml ungesüßte Kokosmilch
- 300 g Hähnchenbrustfilet
- Salz
- Cayennepfeffer
- 1–2 EL Zitronensaft
- Pfeffer
- 20 g Mandelblättchen

ZUBEREITUNG

1. Den Brokkoli putzen, waschen und in Röschen teilen. Die Sprossen waschen und abtropfen lassen. Den Ingwer und den Knoblauch schälen, fein würfeln und im heißen Öl andünsten. Das Currypulver dazugeben, kurz anschwitzen und mit der Brühe und der Kokosmilch ablöschen. Das Gemüse dazugeben und etwa 5 Minuten garen.

2. Das Hähnchenbrustfilet waschen, trocken tupfen und in Würfel schneiden. Mit Salz und Cayennepfeffer würzen. Das Fleisch zu dem Gemüse geben und etwa 5 Minuten garen. Mit Zitronensaft, Salz und Pfeffer abschmecken.

3. Die Mandelblättchen in einer beschichteten Pfanne ohne Fett rösten. Über das Frikassee streuen.

Pro Person 650 kcal · 46 g Eiweiß · 10 g Kohlenhydrate · 46 g Fett

Meal-Prep-Tipp Dies ist ein perfektes Gericht zum Einfrieren, dann aber ohne Sprossen und Mandeln. Beim Auftauen sollte man das Frikassee aber noch einmal gut abschmecken, da beim Einfrieren etwas Geschmack verloren gehen kann.

Entenbrustfilet mit Shiitakepilzen

REZEPT 20

Zutaten für 2 Personen

- 1 Entenbrustfilet (ca. 350 g)
- Salz
- Pfeffer
- 200 g Möhren
- 1 Stange Porree
- 250 g Shiitakepilze oder Champignons
- 1 Zwiebel
- 10 g Ingwer
- 1 Knoblauchzehe
- 2 EL Rapsöl
- 2 EL Sojasauce oder Hoisinsauce
- 4 EL Brühe
- Sambal Oelek
- 30 g Erdnüsse
- 1 EL gehackter Koriander

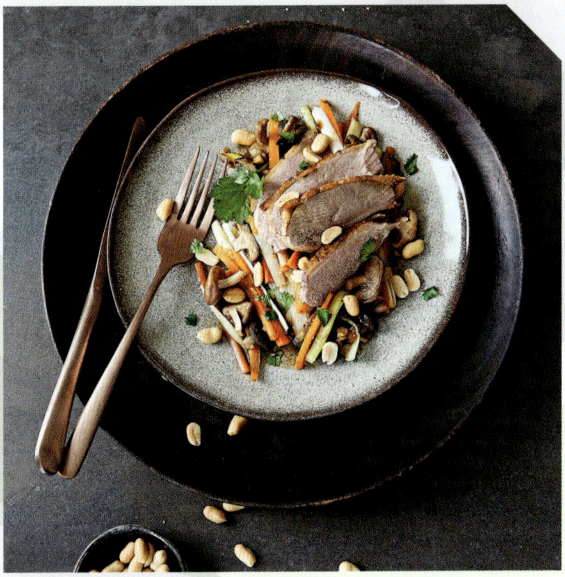

ZUBEREITUNG

1. Den Backofen auf 200 °C vorheizen. Das Entenbrustfilet waschen und trocken tupfen. Die Haut diagonal und über Kreuz einschneiden. Mit Salz und Pfeffer würzen.

2. Die Möhren schälen, den Porree putzen, waschen und beides in Streifen schneiden. Die Pilze putzen und in Scheiben schneiden. Zwiebel, Ingwer und Knoblauch schälen und fein würfeln.

3. Eine ofenfeste Pfanne erhitzen und das Entenbrustfilet mit der Haut nach unten etwa 5 Minuten anbraten. Wenden und weitere 5 Minuten braten. Mit der Haut nach oben im Ofen etwa 10 Minuten garen.

4. Das Öl in einer Pfanne erhitzen. Die Pilze darin anbraten. Möhren, Porree, Zwiebel, Ingwer und Knoblauch dazugeben und kurz mitbraten. Mit Sojasauce und Brühe ablöschen. Das Gemüse etwa 6 Minuten dünsten. Mit etwas Sambal Oelek und Salz abschmecken.

5. Die Entenbrust aus dem Ofen nehmen und kurz ruhen lassen. Das Fleisch in dünne Scheiben schneiden und auf dem Gemüse anrichten. Mit den Erdnüssen und dem Koriander bestreuen.

Pro Person 700 kcal · 40 g Eiweiß · 26 g Kohlenhydrate · 49 g Fett

Tipp Zu dem Gemüse passt auch Hähnchenbrustfilet oder eine knusprige Hähnchenkeule. Übrigens, wenn es mal ganz schnell gehen soll, kann man auch Wok-Gemüse aus der Tiefkühltruhe verwenden.

Gebratenes Kotelett mit Kohl-Speck-Salat

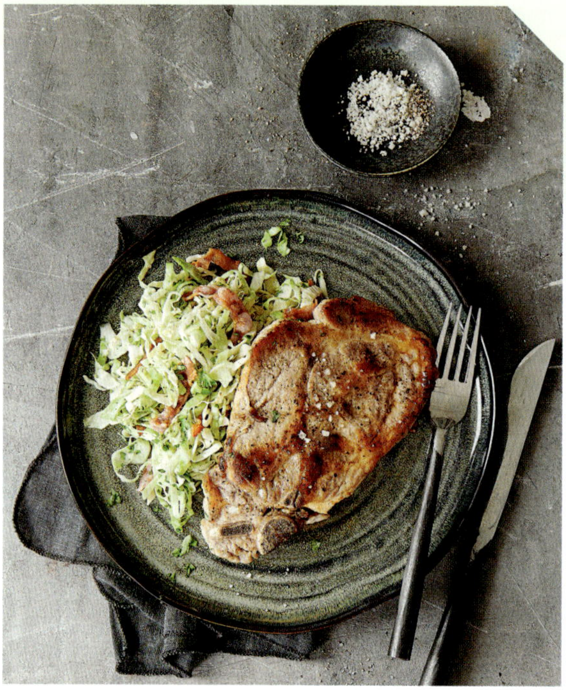

REZEPT 21

Zutaten für 2 Personen

- 1 kleiner Spitzkohl (ca. 700 g)
- 4 EL Weißweinessig
- Salz
- Pfeffer
- ½ EL Kümmel
- 3 EL Olivenöl
- ½ Bund Petersilie
- 4 Scheiben Frühstücksspeck (à 15 g)
- 2 Nackenkoteletts (à ca. 250 g)
- 1 Zweig Rosmarin

ZUBEREITUNG

1. Von dem Spitzkohl die äußeren Blätter entfernen. Den Kohl halbieren, den Strunk herausschneiden und die Hälften in feine Streifen schneiden. Waschen und gut abtropfen lassen. Den Kohl in eine Schüssel geben. Essig, Salz, Pfeffer und Kümmel verrühren, über den Kohl geben und gut durchkneten, damit er etwas weicher wird. 2 Esslöffel Öl untermischen. Mindestens 2 Stunden durchziehen lassen.

2. Die Petersilie waschen, trocken tupfen und die Blätter fein hacken. Den Speck in Streifen schneiden und in einer beschichteten Pfanne ohne Fett knusprig braten. Beides unter den Salat heben. Mit Salz und Pfeffer und eventuell noch etwas Essig abschmecken.

3. Die Koteletts waschen, trocken tupfen und mit Salz und Pfeffer würzen. Das restliche Öl erhitzen und die Koteletts zusammen mit dem Rosmarin 10–15 Minuten braten.

Pro Person 800 kcal · 46 g Eiweiß · 10 g Kohlenhydrate · 63 g Fett

Meal-Prep-Tipp Den Salat kann man ohne Probleme 4 Tage im Kühlschrank aufbewahren. Dann aber lieber ohne Speck zubereiten. Wer auf das Geräucherte nicht verzichten möchte, kann einfach vor dem Essen ein paar geräucherte Schinkenwürfel untermischen.

Kokos-Knusperfisch mit Avocado-Rucola-Salat

REZEPT 22

Zutaten für 2 Personen

- 250 g Tomaten
- 1 rote Zwiebel
- 75 g Rucola
- 1 Avocado
- 30 g schwarze Oliven
- 2–3 EL Aceto balsamico
- 1 EL mittelscharfer Senf
- Salz
- Pfeffer
- 4 EL Rapsöl
- 400 g Kabeljaufilet
- 1 Ei
- 30 g Kokosmehl
- 40 g Kokosraspel

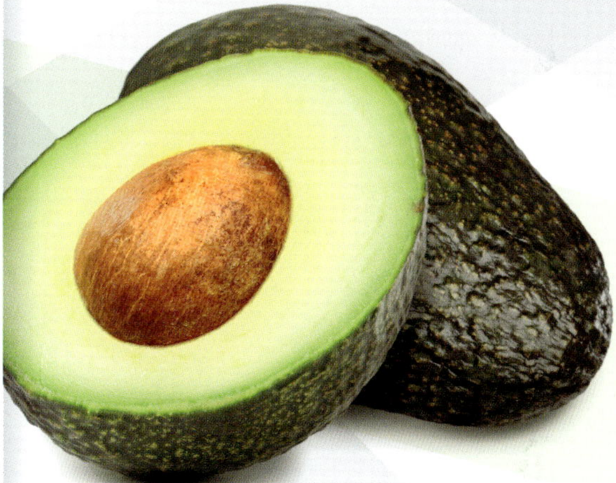

ZUBEREITUNG

1. Die Tomaten waschen und in Scheiben schneiden, dabei die Stielansätze entfernen. Die Zwiebel schälen, halbieren und in feine Scheiben schneiden. Den Rucola verlesen, waschen und trocken schütteln. Die Avocado halbieren, den Kern entfernen, die Hälften schälen und das Fruchtfleisch in Würfel schneiden.

2. Alle Salatzutaten mischen. Die Oliven dazugeben. Für die Salatsauce Aceto balsamico, Senf, Salz, Pfeffer und 2 Esslöffel Öl verrühren. Über den Salat geben.

3. Das Kabeljaufilet waschen, trocken tupfen und in 4 gleich große Stücke schneiden. Mit Salz und Pfeffer würzen. Das Ei in einem tiefen Teller verquirlen. Das Mehl und die Kokosraspel jeweils auf einen Teller geben.

4. Das restliche Öl in einer beschichteten Pfanne erhitzen. Den Fisch erst in Mehl, dann im Ei und zum Schluss in den Kokosraspeln wenden. Dann den Fisch 10 Minuten braten. Mit dem Salat anrichten.

Pro Person 740 kcal · 47 g Eiweiß · 15 g Kohlenhydrate · 51 g Fett

Spiegeleierpfanne mit Champignons und Paprika

REZEPT 23

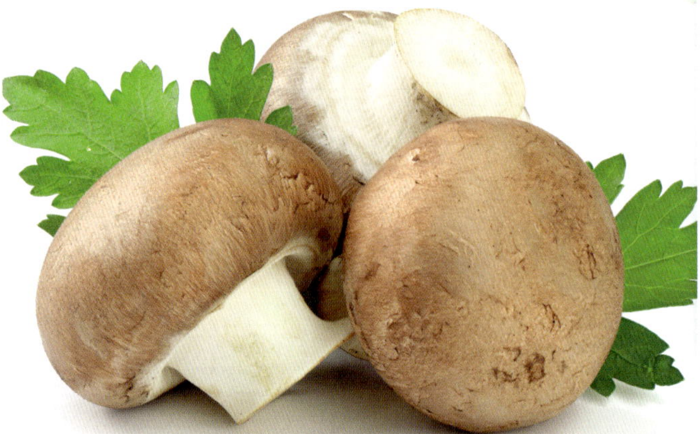

Zutaten für 2 Personen

- 250 g Champignons
- 1 Fenchelknolle
- 1 Paprikaschote
- 1 Schalotte
- 2 EL Rapsöl
- 1 EL Majoranblättchen
- Salz
- Pfeffer
- 6 Eier
- 30 g Pinienkerne
- 10 g Hanfsamen

ZUBEREITUNG

1. Die Champignons putzen und je nach Größe halbieren oder vierteln. Die Fenchelknolle und die Paprikaschote putzen, waschen und in Streifen schneiden. Die Schalotte schälen und fein würfeln.

2. Die Pilze im heißen Öl 4 Minuten braten. Mit Majoran, Salz und Pfeffer würzen. Herausnehmen. Schalotte, Paprika und Fenchel ins Bratfett geben und etwa 8 Minuten dünsten. Mit Salz und Pfeffer würzen. Die Champignons untermischen.

3. Die Eier daraufschlagen und bei geringer Hitze stocken lassen. Die Pinienkerne und die Hanfsamen in einer beschichteten Pfanne ohne Fett rösten. Herausnehmen. Die Eier mit etwas Salz würzen und mit der Knuspermischung bestreuen.

Pro Person 480 kcal · 29 g Eiweiß · 9 g Kohlenhydrate · 35 g Fett

Thunfischsteak mit geschmorten Kirschtomaten

REZEPT 24

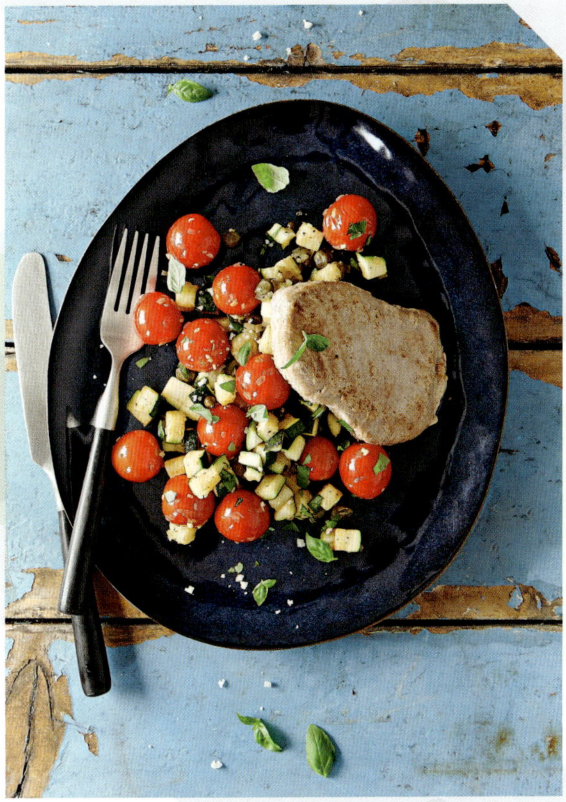

Zutaten für 2 Personen

- 2 Thunfischsteaks (à 200 g)
- Salz
- Pfeffer
- 1 EL Zitronensaft
- 500 g kleine Kirschtomaten
- 1 Zucchini
- 1 Schalotte
- 2 Knoblauchzehen
- 2 EL Olivenöl
- 1 EL kleine Kapern
- 1 EL eingelegter grüner Pfeffer
- 2 EL gehacktes Basilikum

ZUBEREITUNG

1. Die Thunfischsteaks waschen, trocken tupfen und mit Salz und Pfeffer würzen. Mit dem Zitronensaft beträufeln.

2. Die Tomaten waschen und je nach Größe halbieren oder ganz lassen. Die Zucchini putzen, waschen und in Würfel schneiden. Die Schalotte und die Knoblauchzehen schälen und fein würfeln. Die Zucchini in einer beschichteten Pfanne in 1 Esslöffel heißem Öl 1 Minute anbraten. Mit Salz und Pfeffer würzen. Tomaten, Schalotte, Knoblauch, Kapern und den eingelegten Pfeffer dazugeben und etwa 5 Minuten dünsten.

3. Das restliche Öl erhitzen und den Thunfisch darin von jeder Seite 1 Minute braten. Herausnehmen. Das Gemüse abschmecken und mit dem Basilikum bestreuen. Den Thunfisch darauf anrichten.

Pro Person 620 kcal · 47 g Eiweiß · 10 g Kohlenhydrate · 42 g Fett

Tipp Anstelle von Thunfisch passt zu dem Gemüse auch Lachsfilet.

Erbsen-Kohlrabi-Eintopf mit Croûtons

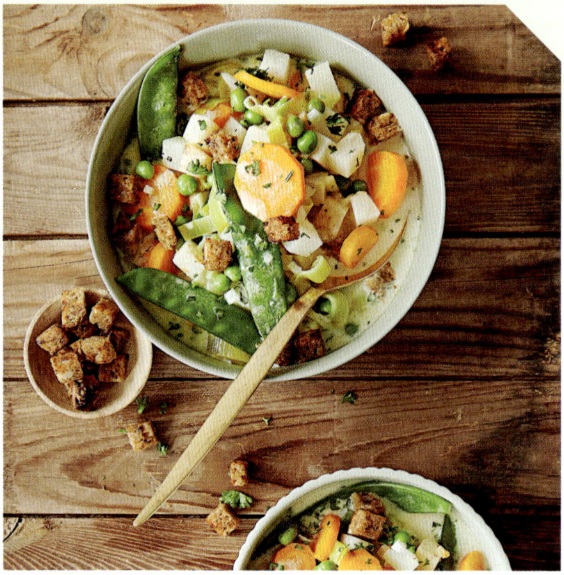

REZEPT 25

Zutaten für 2 Personen

- 1 Kohlrabi
- 1 Bund Suppengemüse
- 100 g Zuckerschoten
- 1 Zwiebel
- 3 EL Rapsöl
- Salz
- Pfeffer
- ½ l Gemüsebrühe
- ½ Bund Estragon
- ½ Bund Petersilie
- 100 g tiefgefrorene Erbsen
- 2 Scheiben Vollkornbrot
- 100 g Sojacreme Cuisine
- 1 EL Zitronensaft

ZUBEREITUNG

1. Den Kohlrabi schälen und in Würfel schneiden.
Das Suppengemüse putzen, waschen und klein schneiden. Die Zuckerschoten putzen, waschen und halbieren.

2. Die Zwiebel schälen, fein würfeln und in 1 Esslöffel heißem Öl andünsten. Den Kohlrabi und das Suppengemüse dazugeben und andünsten. Mit Salz und Pfeffer würzen und die Brühe dazugießen. Aufkochen und bei geringer Hitze etwa 10 Minuten köcheln lassen.

3. Die Kräuter waschen, trocken tupfen und die Blättchen fein hacken. Die Zuckerschoten und die Erbsen in den Eintopf geben und weitere 5 Minuten garen. Das Brot in Würfel schneiden und im restlichen heißen Öl kurz rösten. Herausnehmen.

4. Die Sojacreme und die Kräuter in den Eintopf geben. Mit Salz, Pfeffer und Zitronensaft abschmecken. Die Croûtons dazu reichen.

Pro Person 530 kcal · 14 g Eiweiß · 42 g Kohlenhydrate · 30 g Fett

Meal-Prep-Tipp Dieses ist der ideale 3-Tage-Eintopf, denn er schmeckt nach dem Aufwärmen mindestens genauso gut wie frisch gekocht. Allerdings sollten die Croûtons immer extra dazu gereicht werden und nicht mit dem Eintopf zusammen gemischt werden. Anstelle der frisch gerösteten Vollkorn-Croûtons gibt es fertige zu kaufen oder man isst einfach so eine Scheibe Brot dazu.

Gebratener Tofu mit Bohnen-Tomaten-Gemüse

REZEPT 26

Zutaten für 2 Personen

- 300 g Tofu
- 1 Zweig Rosmarin
- 2 EL Olivenöl
- 2 EL Limettensaft
- Salz
- Pfeffer
- 1 kleine Dose weiße Bohnen (240 g Abtropfgewicht)
- 1 Stange Porree
- 1 Schalotte
- 1 Knoblauchzehe
- 1 kleine Dose Tomaten (400 g Füllmenge)
- ½ EL getrockneter Majoran
- 30 g Sesam

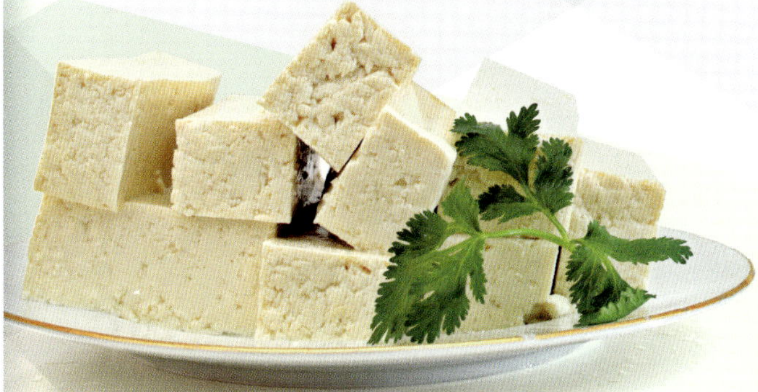

ZUBEREITUNG

1. Den Tofu in Scheiben schneiden. Den Rosmarin waschen, trocken tupfen und die Nadeln abstreifen. 1 Esslöffel Öl, Limettensaft, Rosmarin, Salz und Pfeffer verrühren, über den Tofu geben und abgedeckt etwa 45 Minuten marinieren.

2. Die weißen Bohnen in ein Sieb geben, mit kaltem Wasser abspülen und gut abtropfen lassen. Den Porree putzen, waschen und in Ringe schneiden. Die Schalotte und den Knoblauch schälen, fein würfeln und im restlichen heißen Öl andünsten. Den Porree kurz mitdünsten. Die Tomaten dazugeben, mit Salz, Pfeffer und Majoran würzen und 10 Minuten köcheln lassen.

3. Die Bohnen zu den Tomaten geben und 5 Minuten erhitzen. Den Tofu aus der Marinade nehmen und in einer beschichteten Pfanne etwa 4 Minuten braten. Mit dem Sesam bestreuen und auf dem Gemüse anrichten.

Pro Person 560 kcal · 40 g Eiweiß · 33 g Kohlenhydrate · 28 g Fett

Tipp Tofu gibt es in vielen verschiedenen Geschmacksrichtungen. Ob natur, geräuchert, mit Oliven, Chili oder Kräutern, probieren Sie einfach immer mal wieder andere Sorten aus.

Gnocchi mit Brokkoli und Mandelbutter

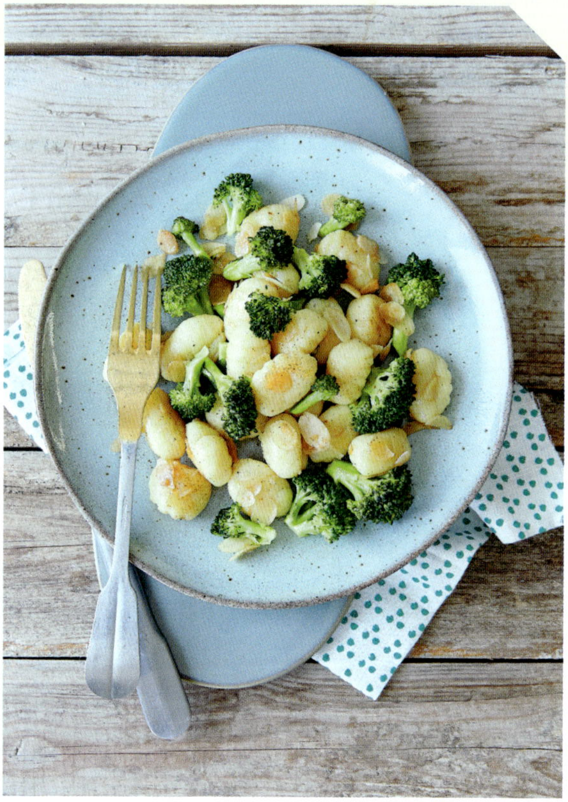

REZEPT 27

Zutaten für 2 Personen

- 500 g Brokkoli
- Salz
- 400 g Gnocchi (Kühlregal)
- 50 g Butter
- 40 g Mandelblättchen
- frisch geriebene Muskatnuss

ZUBEREITUNG

1. Den Brokkoli putzen, waschen, in kleine Röschen teilen und in gesalzenem Wasser etwa 8 Minuten garen.

2. Die Gnocchi in gesalzenem Wasser nach Packungsanweisung garen. Brokkoli und Gnocchi aus dem Wasser nehmen und abtropfen lassen.

3. Die Butter in einer Pfanne zerlassen. Mandelblättchen hineingeben und leicht bräunen. Den Brokkoli und die Gnocchi darin schwenken. Mit etwas Muskatnuss würzen.

Pro Person 700 kcal · 19 g Eiweiß · 74 g Kohlenhydrate · 33 g Fett

Safranrisotto mit Kräuterseitlingen

REZEPT 28

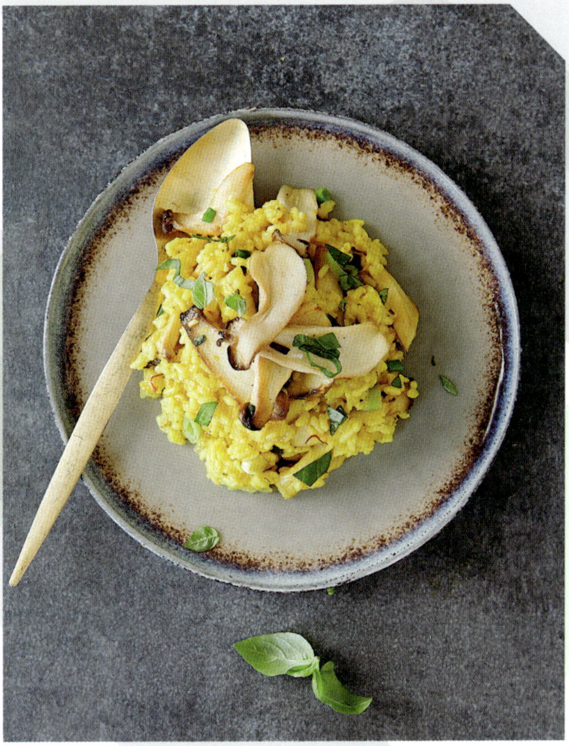

Zutaten für 2 Personen

- 400 g Kräuterseitlinge
- 2 Lauchzwiebeln
- 1 Zwiebel
- 1 Knoblauchzehe
- ca. ½ l Gemüsebrühe
- 1 Briefchen Safran
- 3 EL Olivenöl
- 150 g Vollkorn-Risottoreis
- 2 EL trockener Weißwein oder Zitronensaft
- Salz
- Pfeffer
- 20 g geriebener Manchego
- 2 EL gehacktes Basilikum

ZUBEREITUNG

1. Die Kräuterseitlinge putzen und je nach Größe halbieren oder in Scheiben schneiden. Die Lauchzwiebeln putzen, waschen und in Ringe schneiden.

2. Die Zwiebel und den Knoblauch schälen und fein würfeln. Die Brühe erhitzen und den Safran darin auflösen. Die Zwiebel und den Knoblauch in 1 Esslöffel heißem Öl andünsten. Den Reis dazugeben und andünsten. Mit dem Wein oder dem Zitronensaft ablöschen und verdampfen lassen. Die heiße Brühe nach und nach unter Rühren dazugießen. Sobald die Brühe aufgesogen ist, wieder nachgießen.

3. Die Pilze im restlichen heißen Öl 5–10 Minuten braten. Die Lauchzwiebeln kurz mitbraten. Mit Salz und Pfeffer würzen.

4. Wenn das Risotto schön cremig ist und der Reis noch leichten Biss hat, die Hälfte der Pilze und den Käse untermischen. Mit Salz und Pfeffer abschmecken. Die restlichen Pilze darauf anrichten und mit dem Basilikum bestreuen.

Tipp Wer keine Kräuterseitlinge bekommt, kann das Risotto auch mit frischen Champignons zubereiten.

Pro Person 570 kcal · 17 g Eiweiß · 62 g Kohlenhydrate · 26 g Fett

Kartoffelpuffer mit Zwetschgenkompott

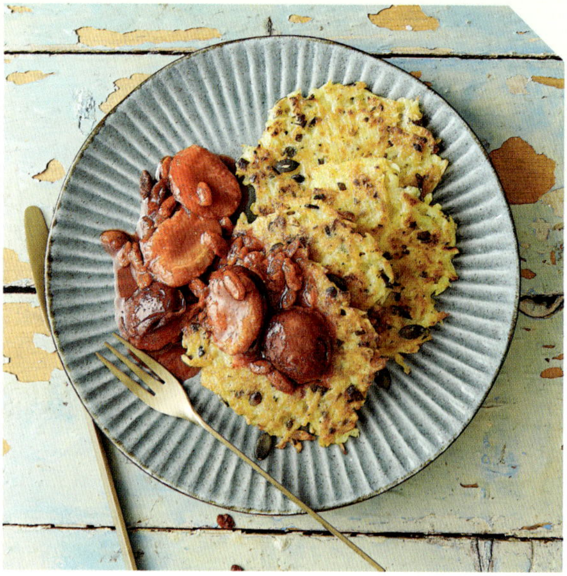

REZEPT 29

Zutaten für 2 Personen

- **Für das Kompott:**
- 250 g Zwetschgen
- 5 EL Rotwein oder Wasser
- 30 g getrocknete Gojibeeren
- ½ EL Bourbonvanillepulver
- ½ EL Zimtpulver
- 1 EL Zitronensaft
- optional etwas Stevia oder Birkenzucker
- einige Zitronenmelisseblättchen

- **Für die Kartoffelpuffer:**
- 500 g festkochende Kartoffeln
- 1 Schalotte
- 30 g Kürbiskerne
- 2 Eier
- 60 g Dinkelmehl
- Salz, Pfeffer
- frisch geriebene Muskatnuss
- 2 EL Rapsöl

ZUBEREITUNG

1. Für das Kompott die Zwetschgen waschen, entstielen, halbieren und entsteinen. Rotwein oder Wasser, Gojibeeren, Vanille, Zimt und Zitronensaft aufkochen. Die Zwetschgen hineingeben und bei geringer Hitze etwa 3 Minuten dünsten. Nach Wunsch mit etwas Stevia oder Birkenzucker abschmecken. Abkühlen lassen. In eine Schüssel geben und mit Zitronenmelisse anrichten.

2. Für die Kartoffelpuffer die Kartoffeln schälen, waschen und grob raspeln. Die Schalotte schälen und fein hacken. Die Kürbiskerne ebenfalls hacken. Beides zu den Kartoffeln geben. Eier, Mehl, Salz, Pfeffer und Muskat dazugeben und unterrühren. Abschmecken.

3. Aus der Kartoffelmasse im heißen Öl portionsweise etwa 8 Pfuffer braten. Dafür die Kartoffelmasse mit einem Esslöffel in die Pfanne geben, etwas flach drücken und von jeder Seite etwa 4 Minuten braten. Herausnehmen und auf Küchenpapier abtropfen lassen. Mit dem Kompott anrichten.

Pro Person 640 kcal · 22 g Eiweiß · 74 g Kohlenhydrate · 23 g Fett

Tipp Anstelle von Zwetschgen kann man für das Kompott auch Äpfel oder Birnen verwenden und die Gojibeeren gegen Aroniabeeren austauschen.

Dinkelnudeln mit Spinat und Walnusspesto

REZEPT 30

Zutaten für 2 Personen

- 50 g Rucola
- 20 g Walnusskerne
- 4 EL Olivenöl
- 2–3 EL Brühe
- Salz
- Pfeffer
- 1 EL abgeriebene Bio-Zitronenschale
- 150 g Dinkelnudeln
- 1 Knoblauchzehe
- 250 g tiefgefrorener Blattspinat (aufgetaut)
- 10 g Butter
- 30 g geriebener Manchego

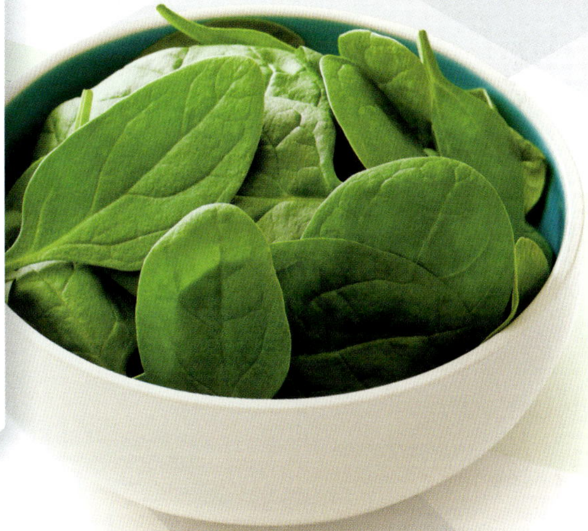

Kapitel 3

ZUBEREITUNG

1. Für das Pesto den Rucola verlesen, waschen, trocken tupfen und hacken. Die Walnüsse hacken. Beides in einen Rührbecher geben. Das Öl und die Brühe dazugeben und mit dem Stabmixer fein pürieren. Mit Salz, Pfeffer und Zitronenschale abschmecken.

2. Die Nudeln in gesalzenem Wasser nach Packungsanweisung garen.

3. Den Knoblauch schälen und fein hacken. Den Spinat etwas ausdrücken. Die Butter erhitzen und Knoblauch und Spinat andünsten. Mit Salz und Pfeffer würzen. Die Nudeln abgießen, dabei etwas Kochwasser auffangen. Den Spinat und das Pesto zu den Nudeln geben und untermischen. Eventuell noch etwas Kochwasser dazugeben. Mit dem Käse bestreuen.

Pro Person 670 kcal · 20 g Eiweiß · 52 g Kohlenhydrate · 40 g Fett

Meal-Prep-Tipp Wer gerne Pesto mag, bereitet gleich die dreifache Menge zu. In ein gut verschließbares Schraubglas füllen, mit etwas Öl bedecken und im Kühlschrank maximal 5 Tage aufbewahren.

Gemüse-Soja-Curry mit Linsen

REZEPT 31

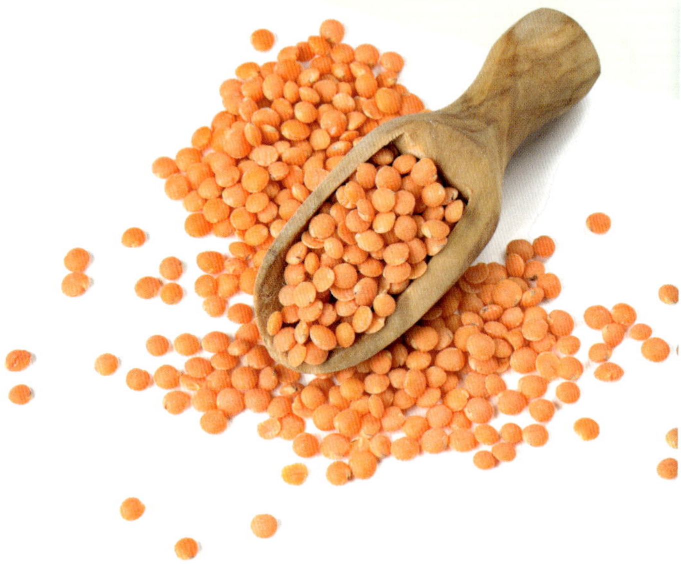

Zutaten für 2 Personen

- 75 g Sojaschnetzel (Trockenprodukt)
- 300 g Rosenkohl
- 200 g Möhren
- 1 Schalotte
- 10 g Ingwer
- 3 EL Rapsöl
- Salz
- Pfeffer
- 1 EL Currypulver
- 150 ml Gemüsebrühe
- 20 g Gojibeeren
- 125 g rote Linsen
- 2 EL gehackte Petersilie

ZUBEREITUNG

1. Die Sojaschnetzel in 150 Milliliter kochendem Wasser nach Packungsanweisung einweichen.

2. Den Rosenkohl putzen und waschen. Die Möhren schälen und in Scheiben schneiden. Die Schalotte und den Ingwer schälen und fein hacken.

3. Die Sojaschnetzel etwas ausdrücken, Flüssigkeit aufbewahren und im heißen Öl kräftig anbraten. Die Schalotten und den Ingwer dazugeben und andünsten. Den Rosenkohl dazugeben und andünsten. Mit Salz, Pfeffer und Curry würzen. Das Einweichwasser und die Brühe dazugeben und 5 Minuten garen. Die Möhren und die Gojibeeren dazugeben und weitere etwa 10 Minuten garen.

4. Die Linsen in gesalzenem Wasser nach Packungsanweisung garen. Abgießen und unter das Gemüse mischen. Abschmecken. Mit der Petersilie bestreuen.

Pro Person 590 kcal · 42 g Eiweiß · 55 g Kohlenhydrate · 19 g Fett

Meal-Prep-Tipp Das Gemüse-Curry lässt sich für 3 Tage zubereiten. Allerdings sollten die Linsen getrennt aufbewahrt werden und erst nach dem Aufwärmen untergemischt werden.

Orientalischer Blumenkohleintopf mit Quinoa

REZEPT 32

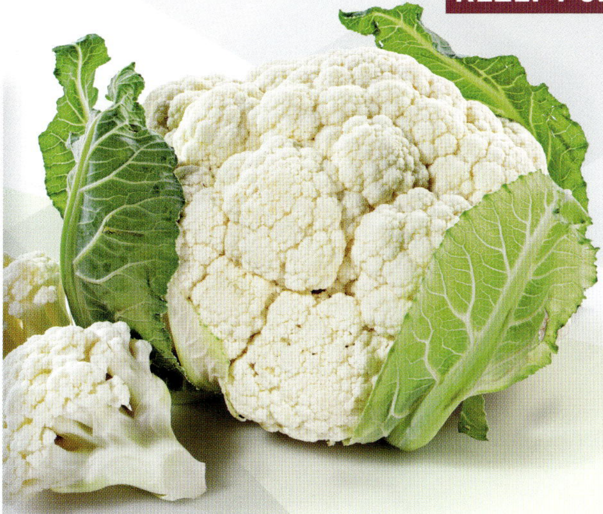

Zutaten für 2 Personen

- 500 g Blumenkohl
- 250 g Kartoffeln
- 1 Zwiebel
- 1 Knoblauchzehe
- 2 EL Olivenöl
- 1 EL gelbe Currypaste
- ½ l Gemüsebrühe
- ¼ l ungesüßte Kokosmilch
- 50 g tiefgefrorene Erbsen
- 75 g Quinoa
- Salz
- ½ Mango (250 g)
- Pfeffer

ZUBEREITUNG

1. Den Blumenkohl putzen, waschen und in Röschen teilen. Die Kartoffeln schälen, waschen und in Würfel schneiden. Die Zwiebel und den Knoblauch schälen und fein würfeln.

2. Die Zwiebel und den Knoblauch im heißen Öl andünsten. Die Currypaste dazugeben und andünsten. Das Gemüse hinzufügen und kurz mitdünsten. Mit der Brühe und der Kokosmilch ablöschen und etwa 10 Minuten garen. Die Erbsen dazugeben und weitere 5 Minuten garen.

3. Quinoa in gesalzenem Wasser nach Packungsanweisung garen.

4. Die Mango schälen und das Fruchtfleisch würfeln. Den Eintopf mit Salz und Pfeffer abschmecken. Quinoa und Mango untermischen und sofort servieren.

Pro Person 610 kcal · 15 g Eiweiß · 63 g Kohlenhydrate · 30 g Fett

Tipp Es gibt Currypasten in den Farben Grün, Gelb und Rot. Sie unterscheiden sich in ihrem Schärfegrad. Die grüne Paste ist mild, die gelbe mittelscharf und die rote sehr scharf. Für dieses Gericht können Sie natürlich auch eine andere Paste verwenden.

Meal-Prep-Tipp Der Eintopf eignet sich auch für die Zubereitung für 3 Tage. Dann Quinoa und Mango extra und getrennt aufbewahren. Am 3. Tag könnte die Mango auch durch Orangenfilets oder Aprikosenstreifen ersetzt werden.

Bowl mit Kürbis-Kartoffel-Gemüse und Seitan

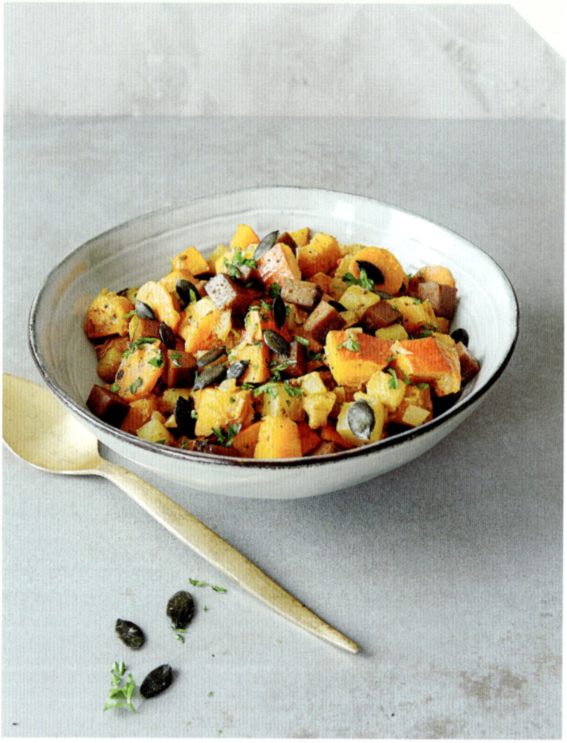

REZEPT 33

Zutaten für 2 Personen

- ▷ 200 g Seitan
- ▷ 1 EL Sojasauce
- ▷ 1 kleiner Hokkaido-Kürbis (ca. 750 g)
- ▷ 300 g vorwiegend festkochende Kartoffeln
- ▷ 100 g Möhren
- ▷ 1 Zwiebel
- ▷ 1 Chilischote
- ▷ 3 EL Olivenöl
- ▷ Salz
- ▷ Pfeffer
- ▷ ½ EL getrockneter Majoran
- ▷ 1 EL Aceto balsamico
- ▷ 200 ml Gemüsebrühe
- ▷ 2 EL Sojacreme Cuisine
- ▷ 1 EL gehackte Petersilie
- ▷ 30 g Kürbiskerne

ZUBEREITUNG

1. Den Seitan in Würfel schneiden und mit der Sojasauce beträufeln. Den Kürbis waschen, halbieren, das Kerngehäuse entfernen und den Kürbis in Würfel schneiden. Die Kartoffeln schälen, waschen und in kleine Würfel schneiden. Die Möhren schälen und in Scheiben schneiden. Die Zwiebel schälen und fein würfeln. Die Chilischote halbieren, entkernen, waschen und fein hacken.

2. Die Kartoffeln in 2 Esslöffel heißem Öl etwa 10 Minuten andünsten. Die restlichen vorbereiteten Zutaten dazugeben und 5 Minuten weiterdünsten. Mit Salz, Pfeffer und Majoran würzen und mit Aceto balsamico ablöschen. Brühe und Soja Cuisine dazugeben und alles weitere etwa 5 Minuten dünsten.

3. Den Seitan im restlichen heißen Öl 5 Minuten braten. Das Gemüse abschmecken. Die Petersilie untermischen. In eine Bowl geben, den Seitan und die Kürbiskerne daraufgeben.

Pro Person 610 kcal · 33 g Eiweiß · 46 g Kohlenhydrate · 29 g Fett

Kichererbsenbratlinge mit Tomatensauce

REZEPT 34

Zutaten für 2 Personen

- 500 g Fleischtomaten
- 1 Schalotte
- 3 EL Rapsöl
- Salz
- Pfeffer
- Chiliflocken
- 1 Dose Kichererbsen (240 g Abtropfgewicht)
- 1 Knoblauchzehe
- 3 EL gehackte Petersilie
- 200 g Sojajoghurt natur
- 1–2 EL Hirseflocken
- 1 EL gemahlener Kreuzkümmel (Cumin)
- 2 Paprikaschoten
- 1 Bund Radieschen
- 150 g Salatgurke
- Paprikapulver
- 30 g gehackte Mandeln

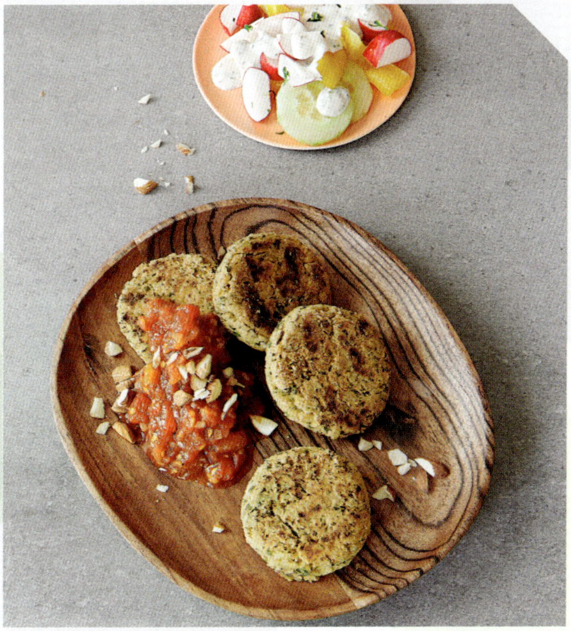

ZUBEREITUNG

1. Die Tomaten häuten und klein schneiden. Die Schalotte schälen, fein würfeln und in 1 Esslöffel heißem Öl andünsten. Die Tomaten dazugeben, mit Salz, Pfeffer und Chili würzen und etwa 10 Minuten köcheln lassen.

2. Die Kichererbsen in ein Sieb abgießen, mit kaltem Wasser abspülen und gut abtropfen lassen. Die Kichererbsen in eine Schüssel geben und fein pürieren. Die Knoblauchzehe schälen, fein hacken und mit 2 Esslöffel Petersilie, 2 Esslöffel Joghurt, Hirseflocken und Gewürzen unter das Kichererbsenpüree kneten. Abschmecken.

3. Aus der Masse 8 Bratlinge formen und portionsweise im restlichen heißen Öl in einer beschichteten Pfanne etwa 10 Minuten braten.

4. Die Paprikaschoten und die Radieschen putzen, waschen und klein schneiden. Die Gurke schälen und in Scheiben schneiden. Alles mischen. Den restlichen Joghurt mit der restlichen Petersilie verrühren. Mit Salz, Pfeffer und Paprikapulver abschmecken. Die Joghurtsauce über den Salat geben.

5. Die Tomatensauce abschmecken und mit den Bratlingen anrichten. Die Mandeln darüberstreuen. Den Salat dazu essen.

Pro Person 570 kcal · 23 g Eiweiß · 43 g Kohlenhydrate · 30 g Fett

Auberginen-Dinkel-Gemüse mit Tofu

REZEPT 35

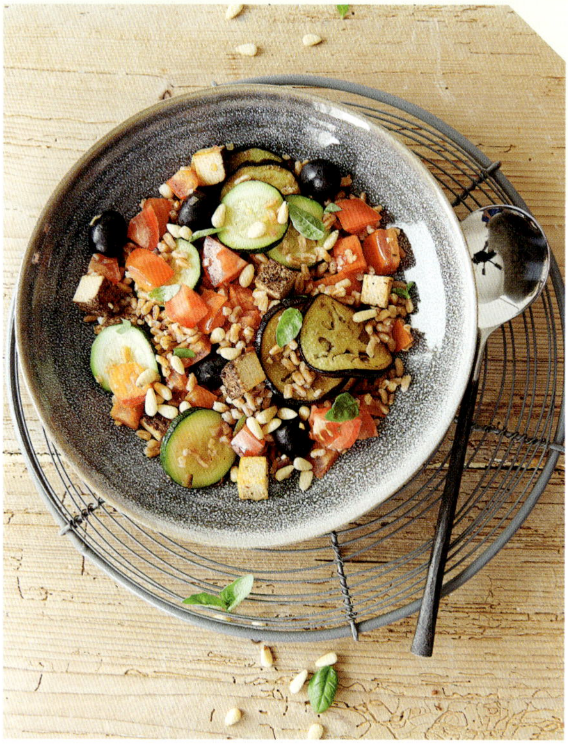

Zutaten für 2 Personen

- 125 g Dinkelkörner (vorgegart)
- Salz
- 1 Aubergine
- 2 Zucchini
- 250 g Tomaten
- 1 rote Zwiebel
- 1 Knoblauchzehe
- 200 g geräucherter Tofu
- 3 EL Olivenöl
- 1 Zweig Rosmarin
- 40 g schwarze Oliven
- Chiliflocken
- 20 g Pinienkerne
- einige Basilikumblättchen

ZUBEREITUNG

1. Den Dinkel in gesalzenem Wasser nach Packungsanweisung kochen.

2. Die Aubergine und die Zucchini putzen, waschen und in Scheiben schneiden. Die Tomaten waschen und in Würfel schneiden, dabei die Stielansätze entfernen. Die Zwiebel und die Knoblauchzehe schälen und fein würfeln. Den Tofu in kleine Stücke schneiden.

3. Die Aubergine im heißen Öl 5 Minuten anbraten. Tofu, Rosmarin, Zucchini, Zwiebel und Knoblauch dazugeben und kurz mitbraten. Die Tomaten und die Oliven untermischen, mit Salz und Chili würzen und zugedeckt etwa 10 Minuten dünsten. Den Dinkel untermischen. Kräftig abschmecken. Mit Pinienkernen und Basilikum bestreuen.

Pro Person 590 kcal · 24 g Eiweiß · 50 g Kohlenhydrate · 29 g Fett

Meal-Prep-Tipp Das Gemüse kann auch für 2 Tage zubereitet werden. Einfach vorsichtig erwärmen und dann mit Pinienkernen und frischem Basilikum bestreuen.

Tempeh-Champignon-Curry

REZEPT 36

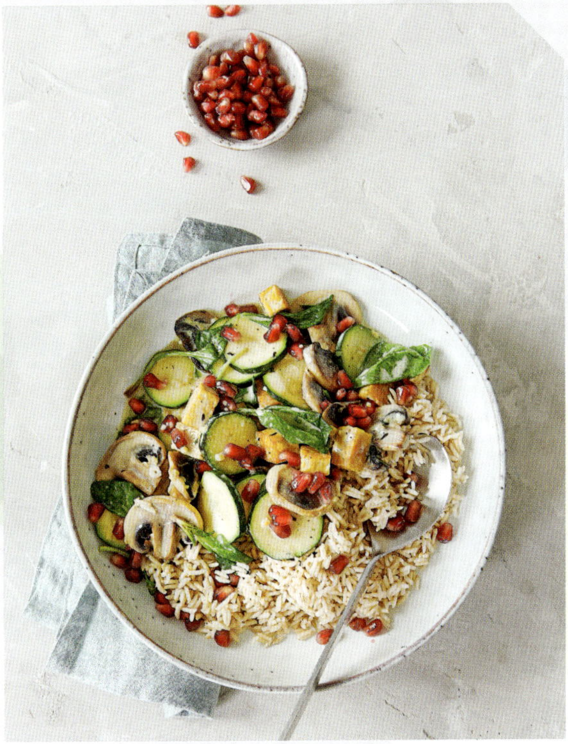

Zutaten für 2 Personen

- 200 g Tempeh
- 250 g Champignons
- 1 Zucchini
- 400 g Blattspinat
- 10 g Ingwer
- 1 Granatapfel
- 125 g Vollkornreis
- Salz
- 2 EL Olivenöl
- Pfeffer
- ½ EL Ras el Hanout
- 200 ml ungesüßte Kokosmilch
- 100 ml Gemüsebrühe
- 30 g Cashewkerne

ZUBEREITUNG

1. Tempeh in Stücke schneiden. Die Champignons putzen und in Scheiben schneiden. Die Zucchini putzen, waschen und in Scheiben schneiden. Den Spinat verlesen, waschen und gut abtropfen lassen. Den Ingwer schälen und fein würfeln. Den Granatapfel halbieren und die Kerne herauslösen.

2. Den Vollkornreis in gesalzenem Wasser nach Packungsanweisung garen.

3. Tempeh im heißen Öl etwa 5 Minuten anbraten. Herausnehmen. Pilze, Zucchini und Ingwer in dem Bratfett anbraten. Mit Salz, Pfeffer und Ras el Hanout würzen. Die Kokosmilch und die Brühe dazugeben und etwa 10 Minuten dünsten.

4. Tempeh untermischen. Den Spinat dazugeben und kurz zusammenfallen lassen. 50 Gramm Granatapfelkerne (Rest anderweitig verwenden) untermischen. Abschmecken. Die Cashewkerne darüberstreuen und mit dem Reis anrichten.

Pro Person 630 kcal · 34 g Eiweiß · 15 g Kohlenhydrate · 45 g Fett

Meal-Prep-Tipp Dieses Curry sollte nicht länger als 2 Tage im Kühlschrank stehen und schmeckt am besten, wenn man Tempeh frisch brät und auch die Cashewkerne frisch dazugibt.

Gebackener Blumenkohl mit Granatapfelkernen

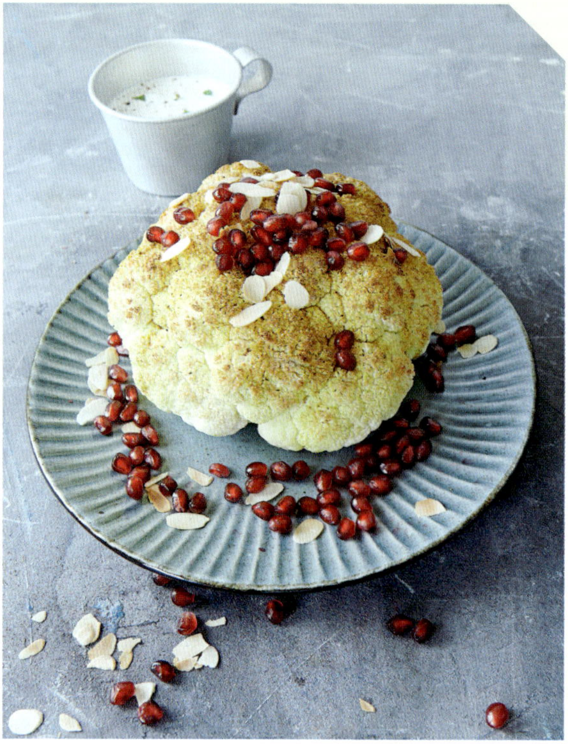

REZEPT 37

Zutaten für 2 Personen

- 1 Blumenkohl (ca. 1 kg)
- Salz
- Pfeffer
- 4 EL Olivenöl
- ½ EL Currypulver
- ½ EL gemahlener Kreuzkümmel
- 1 Granatapfel
- 200 g Schafsjoghurt
- 50 g Schafskäse
- 1 EL gehackte Minze
- 20 g Mandelblättchen

ZUBEREITUNG

1. Den Backofen auf 200 °C vorheizen. Von dem Blumenkohl die Blätter entfernen und den Strunk herausschneiden. Den Kohl waschen und in eine ofenfeste Pfanne legen. Mit Salz und Pfeffer kräftig würzen. Öl, Curry und Kreuzkümmel verrühren und über dem Blumenkohl verteilen. 200 Milliliter Wasser angießen und im Ofen etwa 1 Stunde garen.

2. Den Granatapfel halbieren und die Kerne herauslösen. Den Joghurt glatt rühren. Den Schafskäse in kleine Stücke schneiden, dazugeben und zu einem glatten Dip verrühren. Die Minze unterrühren und mit Salz und Pfeffer abschmecken.

3. Die Mandelblättchen in einer beschichteten Pfanne ohne Fett rösten. Herausnehmen.

4. Den Blumenkohl aus dem Ofen nehmen, auf eine Platte setzen und mit etwa 100 Gramm Granatapfelkernen (Rest anderweitig zum Beispiel für einen Salat oder Gemüsecurry verwenden) und Mandelblättchen bestreuen. Den Dip dazu essen.

Pro Person 510 kcal · 18 g Eiweiß · 21 g Kohlenhydrate · 36 g Fett

Avocado-Carpaccio mit Garnelen

REZEPT 38

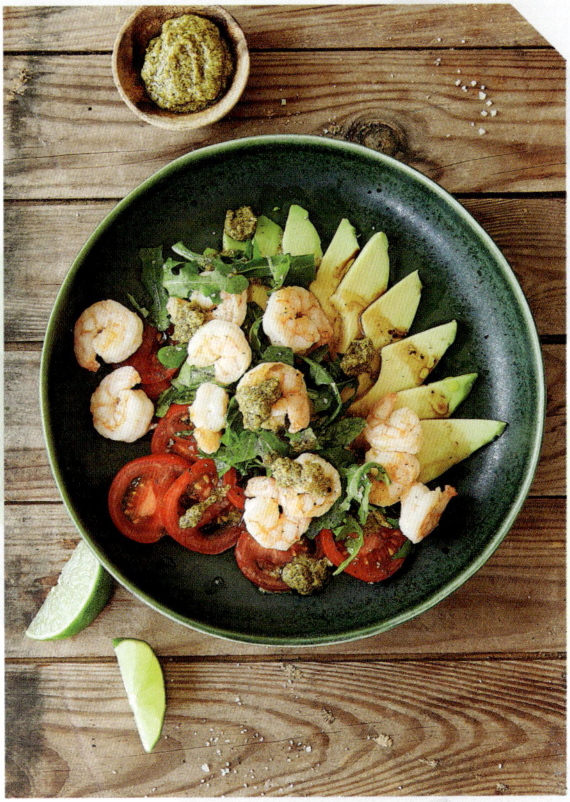

Zutaten für 2 Personen

- 300 g Garnelen (roh, ohne Schale)
- 1 Avocado
- 1 EL Limettensaft
- 250 g Tomaten
- 1–2 EL Aceto balsamico
- Salz
- Pfeffer
- 2 EL Olivenöl
- 50 g Rucola
- 1 EL Basilikumpesto (aus dem Glas)

ZUBEREITUNG

1. Die Garnelen längs auf dem Rücken einschneiden und den Darm entfernen. Die Garnelen waschen und trocken tupfen.

2. Die Avocado halbieren, den Kern entfernen, die Hälften schälen und in dünne Spalten schneiden. Mit dem Limettensaft beträufeln. Die Tomaten waschen und je nach Größe halbieren oder in Scheiben schneiden, dabei den Stielansatz entfernen. Die Avocado und die Tomaten fächerartig anrichten. Aceto balsamico, Salz, Pfeffer und 1 Esslöffel Öl verrühren. Abschmecken. Über dem Carpaccio verteilen.

3. Den Rucola verlesen, waschen, trocken tupfen und grob hacken. Das restliche Öl in einer beschichteten Pfanne erhitzen und die Garnelen darin etwa 5 Minuten braten. Mit Salz und Pfeffer würzen. Herausnehmen und auf dem Carpaccio verteilen. Das Pesto darüberträufeln. Mit dem Rucola bestreuen.

Pro Person 450 kcal · 32 g Eiweiß · 9 g Kohlenhydrate · 30 g Fett

Gefüllte Frikadellen mit Kartoffel-Bohnen-Salat

REZEPT 39

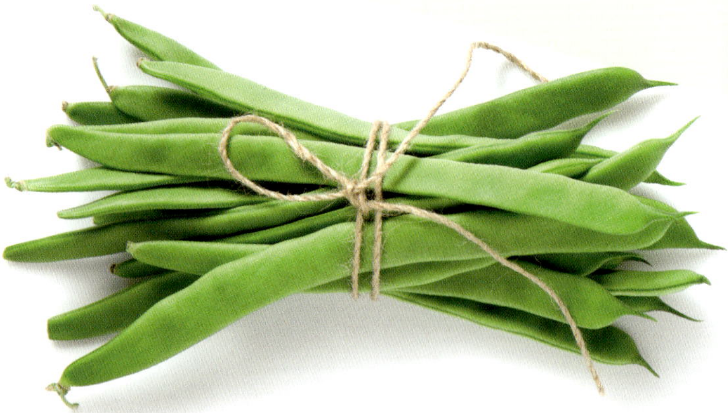

Zutaten für 2 Personen

- 400 g festkochende Kartoffeln
- 250 g tiefgefrorene Prinzessbohnen
- Salz
- 3 EL Weißweinessig
- 2 EL Gemüsebrühe
- 3 EL Rapsöl
- Pfeffer
- 1 Schalotte
- 1 Knoblauchzehe
- 300 g Rinderhack
- 1 kleines Ei
- 1 EL getrockneter Majoran
- 1 EL mittelscharfer Senf
- Chiliflocken
- 40 g Feta
- 2 EL gehacktes Basilikum

ZUBEREITUNG

1. Die Kartoffeln gründlich waschen und mit Schale etwa 20 Minuten kochen. Die Bohnen nach Packungsanweisung in gesalzenem Wasser kochen. Beides getrennt abgießen, die Kartoffeln abdämpfen lassen und möglichst heiß pellen. Die Kartoffeln in Scheiben schneiden. Die Bohnen dazugeben.

2. Essig, Brühe, 2 Esslöffel Öl, Salz und Pfeffer verrühren. Die Marinade über den Salat geben und mindestens 1 Stunde durchziehen lassen.

3. Die Schalotte und die Knoblauchzehe schälen, fein würfeln und zum Hackfleisch geben. Ei, Majoran, Senf, Salz und Chili dazugeben und alles verkneten. Abschmecken. Den Feta in 4 kleine Würfel schneiden. Aus dem Hackfleisch 4 Frikadellen formen, dabei in die Mitte jeweils einen Fetawürfel drücken.

4. Die Frikadellen in einer beschichteten Pfanne im restlichen heißen Öl 10–15 Minuten braten. Das Basilikum unter den Salat mischen und diesen mit den Frikadellen anrichten.

Pro Person 710 kcal · 43 g Eiweiß · 33 g Kohlenhydrate · 43 g Fett

Meal-Prep-Tipp Den Salat und die Frikadellen können problemlos für 3 Tage zubereitet werden. Dann einfach alles gut kalt stellen. Übrigens, die Frikadellen eignen sich auch super zum Einfrieren. Also einfach mal nach Lust und Laune einen „Bulettentag" einlegen und so viele in Gefrierbeuteln oder -dosen frosten, wie Sie innerhalb der nächsten 3 bis 4 Monate essen möchten. Sie eignen sich auch perfekt für eine Party.

Rumpsteak mit chiliwürziger Mango-Paprika-Salsa

REZEPT 40

Zutaten für 2 Personen

- 2 Rumpsteaks (à ca. 200 g)
- 2 Pimentkörner
- Salz
- Pfeffer
- ½ Mango (250 g)
- 2 Paprikaschoten
- 1 rote Zwiebel
- 10 g Ingwer
- 1 Knoblauchzehe
- 1 Chilischote
- 1–2 EL Limettensaft
- 2 EL gehackter Koriander
- 1 EL Rapsöl

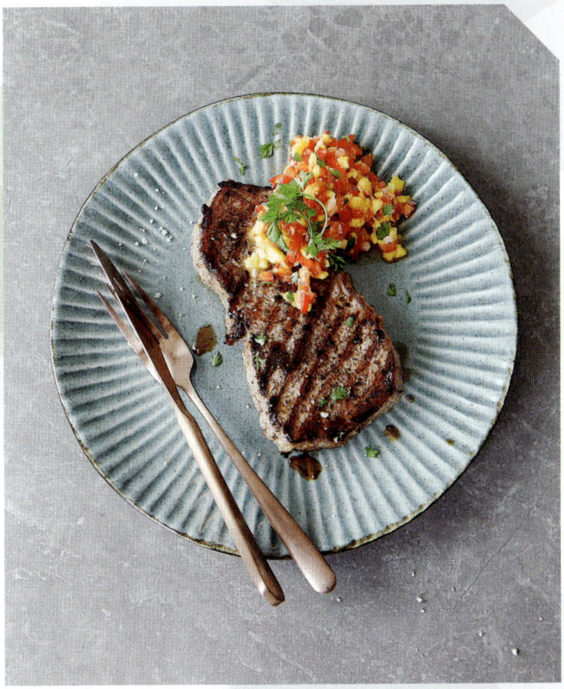

ZUBEREITUNG

1. Von den Steaks den Fettrand mehrmals einschneiden. Die Pimentkörner in einem Mörser zerstoßen. Das Fleisch mit Salz, Pfeffer und Piment würzen.

2. Die Mango schälen und in kleine Würfel schneiden. Die Paprikaschoten putzen, waschen und in feine Würfel schneiden. Zwiebel, Ingwer und Knoblauch schälen und fein würfeln. Die Chilischote putzen, nach Wunsch entkernen, waschen und fein hacken.

3. Alle Zutaten aus Schritt 2 mischen. Mit Limettensaft abschmecken. Mit dem Koriander bestreuen.

4. Die Steaks im heißen Öl von jeder Seite 3–4 Minuten braten. Herausnehmen und mit der Salsa anrichten.

Pro Person 430 kcal · 46 g Eiweiß · 16 g Kohlenhydrate · 19 g Fett

Matjes-Speck-Salat mit Rote Bete und Gurke

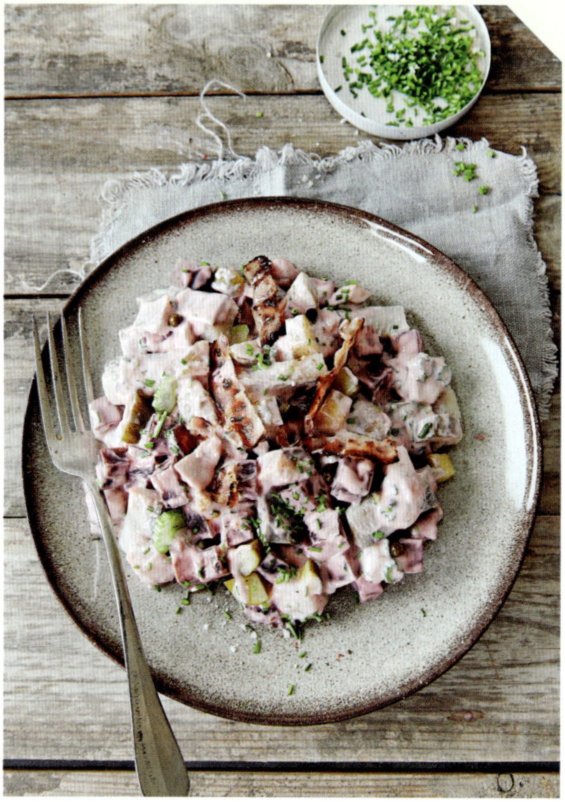

REZEPT 41

Zutaten für 2 Personen

- ▷ 4 dünne Scheiben Frühstücksspeck (à 15 g)
- ▷ 3 Matjesfilets (300 g)
- ▷ 250 g Rote Bete (vorgegart und vakuumverpackt)
- ▷ 2 Stangen Staudensellerie
- ▷ 100 g Gewürzgurken
- ▷ 1 EL eingelegter grüner Pfeffer
- ▷ 200 g Sojajoghurt natur
- ▷ Salz
- ▷ Pfeffer
- ▷ 2 EL Schnittlauchröllchen

ZUBEREITUNG

1. Den Frühstücksspeck in Streifen schneiden und in einer beschichteten Pfanne ohne Fett knusprig braten. Herausnehmen und auf Küchenpapier abtropfen lassen.

2. Die Matjesfilets in Stücke schneiden. Die Rote Beten abtropfen lassen und in Würfel scheiden. Den Staudensellerie putzen, waschen und in dünne Scheiben schneiden. Die Gewürzgurken würfeln. Alle vorbereiteten Zutaten mischen. Den eingelegten Pfeffer untermischen.

3. Joghurt, Salz, Pfeffer und Schnittlauch verrühren. Abschmecken. Über den Salat geben und etwa 30 Minuten durchziehen lassen.

Pro Person 710 kcal · 34 g Eiweiß · 15 g Kohlenhydrate · 57 g Fett

Meal-Prep-Tipp Der Salat kann 3 Tage im Kühlschrank aufgehoben werden. Dann aber am besten ohne Dressing, da dieses sich leicht absetzt und der Salat dadurch nicht mehr so lecker aussieht.

Zucchini-Spaghetti mit Tomaten-Basilikum-Sugo

REZEPT 42

Zutaten für 2 Personen

- 2 große Zucchini (ca. 600 g)
- 300 g Kirschtomaten
- 40 g getrocknete Tomaten in Öl
- 1 Zwiebel
- 1 Knoblauchzehe
- 20 g Pinienkerne
- 40 g Manchego-Käse
- 3 EL Olivenöl
- 1–2 EL Aceto balsamico
- 1 EL Thymianblättchen
- 1 EL gehacktes Basilikum
- Salz
- Pfeffer
- Chiliflocken

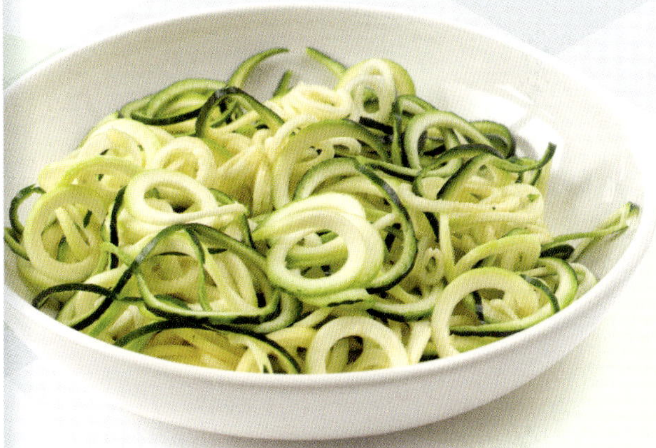

ZUBEREITUNG

1. Die Zucchini putzen, waschen und in feine Streifen („Spaghetti") schneiden. Die Tomaten waschen und halbieren. Die getrockneten Tomaten in feine Streifen schneiden. Die Zwiebel und die Knoblauchzehe schälen und fein würfeln.

2. Die Pinienkerne in einer beschichteten Pfanne ohne Fett rösten. Herausnehmen und abkühlen lassen. Den Käse raspeln.

3. Das Öl in einer Pfanne erhitzen und die Kirschtomaten darin 2 Minuten anbraten. Getrocknete Tomaten, Zwiebel und Knoblauch dazugeben und kurz mitbraten. Die Zucchini dazugeben und etwa 3 Minuten braten.

4. Die Zucchinispaghetti mit Aceto balsamico ablöschen. Die Kräuter untermischen und mit Salz, Pfeffer und Chili abschmecken. Mit dem Manchego bestreuen.

Pro Person 400 kcal · 15 g Eiweiß · 13 g Kohlenhydrate · 31 g Fett

Pilzomelett mit Rucola und Oliven

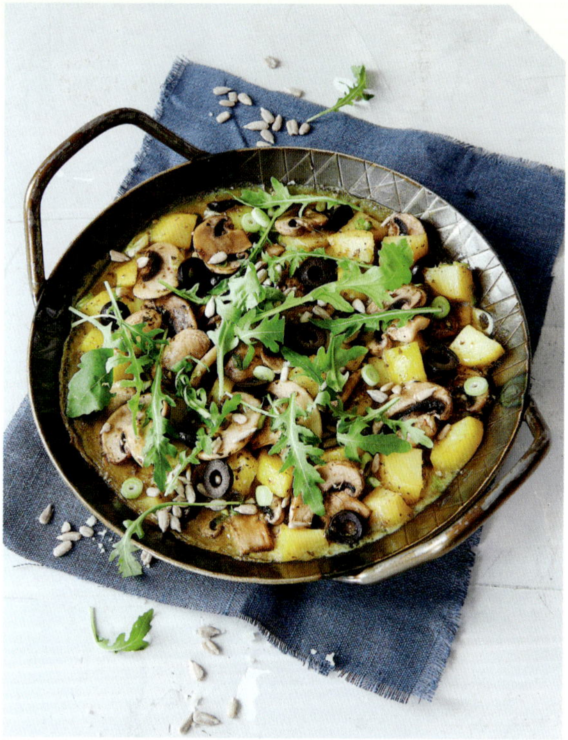

REZEPT 43

Zutaten für 2 Personen

- 300 g festkochende Kartoffeln
- 500 g Champignons
- 2 Lauchzwiebeln
- 1 Knoblauchzehe
- 2 EL Rapsöl
- Salz
- Pfeffer
- 30 g schwarze Oliven in Scheiben
- 1 EL gehackter Oregano
- 4 Eier
- 30 g Rucola
- 20 g Sonnenblumenkerne

ZUBEREITUNG

1. Die Kartoffeln waschen und mit Schale etwa 20 Minuten kochen. Abgießen, abdämpfen und etwas abkühlen lassen. Pellen und in grobe Würfel schneiden.

2. Die Champignons putzen, waschen und in Scheiben schneiden. Die Lauchzwiebeln putzen, waschen und in feine Ringe schneiden. Den Knoblauch schälen und fein hacken. 1 Esslöffel Öl in einer beschichteten Pfanne erhitzen und die Champignons darin anbraten. Kartoffeln, Lauchzwiebeln und Knoblauch dazugeben und 5 Minuten mitbraten. Mit Salz und Pfeffer kräftig würzen. Die Oliven und den Oregano dazugeben.

3. Die Eier mit 2 Esslöffel Wasser verschlagen, würzen und über das Gemüse geben. Zugedeckt bei geringer Hitze etwa 15 Minuten stocken lassen.

4. Den Rucola verlesen, waschen, trocken tupfen und grob hacken. Das Omelett mit dem Rucola und den Sonnenblumenkernen anrichten.

Pro Person 460 kcal · 27 g Eiweiß · 29 g Kohlenhydrate · 25 g Fett

Salatwraps mit Vollkornreis und Sprossen

REZEPT 44

Zutaten für 2 Personen

- 50 g Vollkornreis
- Salz
- 1 kleiner Kopf Eisbergsalat (ca. 1,1 kg)
- 200 g Tofu
- 1 Bund Lauchzwiebeln
- 250 g Möhren
- 1 Knoblauchzehe
- 20 g Ingwer
- 200 g Mungobohnensprossen
- 2 EL Rapsöl
- 1 EL Currypulver
- 2 EL gehackte Petersilie
- Pfeffer
- Chiliflocken
- 2–3 EL Sojasauce
- 4–5 EL süß-scharfe Chilisauce

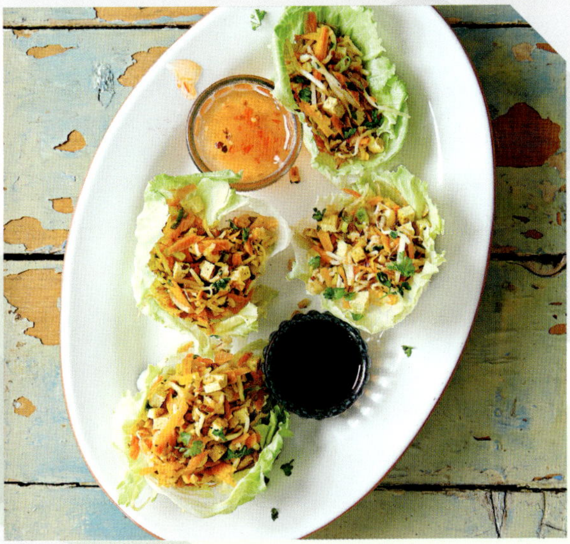

ZUBEREITUNG

1. Den Reis in gesalzenem Wasser nach Packungsanweisung garen.

2. Vom Eisbergsalat vorsichtig 10 Blätter ablösen (den restlichen Eisbergsalat anderweitig verwenden), waschen, trocken tupfen und eventuell die Blattrippen etwas flach schneiden.

3. Den Tofu in kleine Würfel schneiden. Die Lauchzwiebeln putzen, waschen und in feine Ringe schneiden. Die Möhren schälen und grob raspeln. Den Knoblauch und den Ingwer schälen und fein hacken. Die Sprossen waschen und abtropfen lassen.

4. Den Tofu im heißen Öl anbraten. Mit dem Curry bestäuben. Sprossen, Lauchzwiebeln, Ingwer, Knoblauch und Möhren dazugeben und 2–3 Minuten mitbraten. Den Reis und die Petersilie untermischen. Mit Salz, Pfeffer und Chili abschmecken. Die Salatblätter auf die Arbeitsfläche legen, die Füllung darauf verteilen und nach Wunsch die Blätter etwas aufrollen. Die Wraps mit der Sojasauce und der Chilisauce anrichten.

Pro Person 470 kcal · 26 g Eiweiß · 44 g Kohlenhydrate · 18 g Fett

Tipp Sehr gut schmecken zu den Wraps auch Wasabi (grüner Meerrettich) und eingelegter Ingwer.

Meal-Prep-Tipp Die Füllung kann super für 2 Tage zubereitet werden. Aber die Salatblätter sollten immer frisch gefüllt werden, da sie sonst leicht weich werden. Wem das Füllen oder Rollen zu umständlich ist, kann den Eisbergsalat auch in Streifen schneiden, in einen verschließbaren Gefrierbeutel geben und ins Gemüsefach des Kühlschranks legen. Dann einfach unter die anderen Zutaten mischen. Mit Chilisauce und/oder Sojasauce ganz nach Belieben abschmecken.

Mediterraner Nudelsalat

REZEPT 45

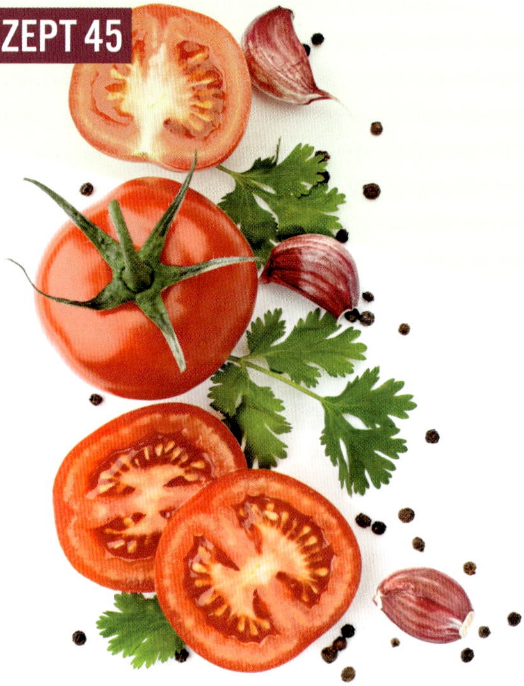

Zutaten für 2 Personen

- 125 g Vollkornnudeln (z. B. Penne)
- Salz
- 200 g Tomaten
- 100 g Salatgurke
- 1 Bund Radieschen
- 150 g Feta
- 1 Bund Petersilie
- 250 g Schafsjoghurt
- 1 Knoblauchzehe
- 1–2 EL Zitronensaft
- Pfeffer
- 20 g Pinienkerne

ZUBEREITUNG

1. Die Nudeln in gesalzenem Wasser nach Packungsanweisung bissfest kochen. In ein Sieb abgießen, mit kaltem Wasser abschrecken und gut abtropfen lassen. Die Nudeln in eine Schüssel geben.

2. Die Tomaten waschen und in Würfel schneiden, dabei die Stielansätze entfernen. Die Gurke schälen und in grobe Würfel schneiden. Die Radieschen putzen, waschen und in Scheiben schneiden. Den Feta würfeln. Alle vorbereiteten Zutaten zu den Nudeln geben und untermischen.

3. Die Petersilie waschen, trocken tupfen und fein hacken. Den Joghurt und die Petersilie verrühren. Den Knoblauch schälen und dazudrücken. Mit Zitronensaft, Salz und Pfeffer abschmecken. Die Salatsauce über die Nudeln geben und gut vermischen. Mit den Pinienkernen bestreuen.

Pro Person 630 kcal · 30 g Eiweiß · 51 g Kohlenhydrate · 30 g Fett

Tipp Anstelle von Feta schmeckt auch gebratener Räuchertofu.

Meal-Prep-Tipp Der fertige Salat ist 2 Tage haltbar. Wer ihn auch nach 3 Tagen noch essen möchte, sollte lieber die Tomaten und die Gurke frisch untermischen. Und es empfiehlt sich in dem Fall, ein Essig-Öl-Dressing zuzubereiten, da der Joghurt sich leicht absetzen kann.

Abendessen

▸ vegane Ernährung

Melonen-Weizen-Salat mit Alfalfasprossen

REZEPT 46

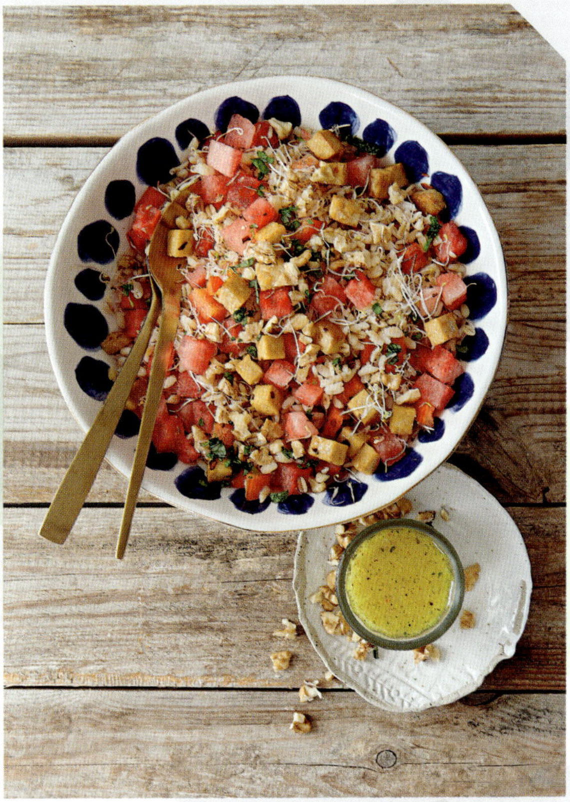

Zutaten für 2 Personen

- 100 g Weizenkörner (z. B. Ebly)
- Salz
- 750 g Wassermelone mit Schale
- 1 Paprikaschote
- 125 g Alfalfasprossen
- ½ Bund Minze
- 100 g Tempeh
- Chillflocken
- 2 EL Olivenöl
- 2 EL Limettensaft
- 2 EL Gemüsebrühe
- Pfeffer
- ½ EL Senf
- 30 g Walnusskerne

ZUBEREITUNG

1. Die Weizenkörner in gesalzenem Wasser nach Packungsanweisung kochen.

2. Die Melone in Spalten schneiden, das Fruchtfleisch von der Schale abschneiden und in kleine Stücke schneiden. Die Paprikaschote putzen, waschen und würfeln. Die Sprossen waschen und trocken tupfen. Die Minze waschen, trocken tupfen und die Blättchen fein hacken.

3. Den Tempeh in kleine Stücke schneiden, mit Chili würzen und in 1 Esslöffel heißem Öl etwa 5 Minuten braten. Die Weizenkörner abgießen, kalt abschrecken und abtropfen lassen. In eine Schüssel geben. Melone, Paprika und Sprossen dazugeben.

4. Limettensaft, Brühe, Salz, Pfeffer, Senf und restliches Öl verrühren. Abschmecken. Das Dressing über den Salat geben und alles vermischen. Tempeh dazugeben und untermischen. Die Walnüsse grob hacken und darüberstreuen.

Pro Person 580 kcal · 23 g Eiweiß · 56 g Kohlenhydrate · 27 g Fett

Kapitel 3

Bulgur-Bowl mit Avocado

REZEPT 47

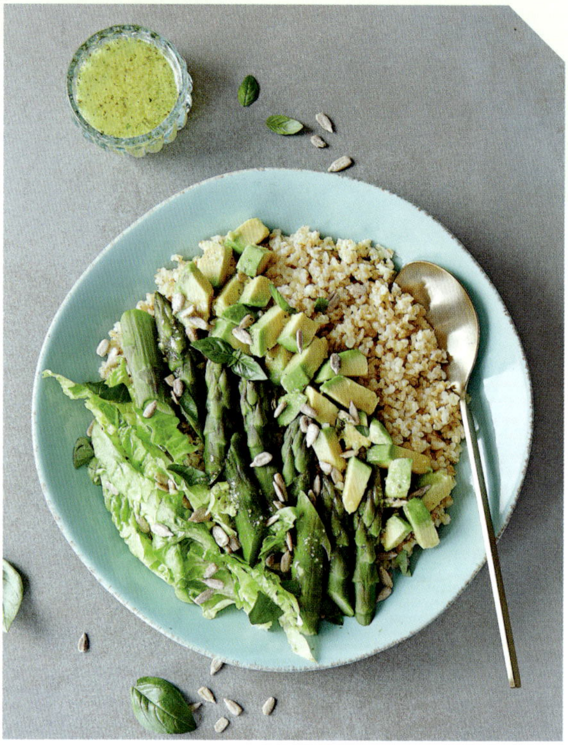

Zutaten für 2 Personen

- 125 g Bulgur
- Salz
- 250 g grüner Spargel
- 1 Avocado
- 1 kleiner Romanasalat (ca. 75 g)
- 2 EL gehacktes Basilikum
- 2–3 EL Zitronensaft
- 1 EL Brühe
- Pfeffer
- 2 EL Rapsöl
- 40 g Sonnenblumenkerne

ZUBEREITUNG

1. Den Bulgur in gesalzenem Wasser nach Packungsanweisung zubereiten. In eine Schüssel geben.

2. Den Spargel waschen, im unteren Drittel schälen und Enden abschneiden. Den Spargel in Stücke schneiden und in gesalzenem Wasser etwa 3 Minuten kochen. Abgießen.

3. Die Avocado halbieren, den Kern entfernen, die Hälften schälen und das Fruchtfleisch würfeln. Den Romanasalat halbieren, den Strunk herausschneiden, die Blätter waschen und trocken tupfen. Den Salat in Streifen schneiden. Die vorbereiteten Zutaten zu dem Bulgur geben. Das Basilikum untermischen.

4. Zitronensaft, Brühe, Salz, Pfeffer und Öl verrühren, abschmecken und über den Salat geben. Die Sonnenblumenkerne darüberstreuen.

Pro Person 540 kcal · 14 g Eiweiß · 56 g Kohlenhydrate · 26 g Fett

Tipp Den Spargel kann man auch gegen Tomaten austauschen.

Kartoffelsalat mit Brokkoli und Chili-Tofu

REZEPT 48

Zutaten für 2 Personen

- 200 g Tofu
- 1 Knoblauchzehe
- 2 EL Olivenöl
- 2 EL Zitronensaft
- Chiliflocken
- 300 g festkochende Kartoffeln
- 100 g Zuckerschoten
- 500 g Brokkoli
- Salz
- 40 g getrocknete Tomaten ohne Öl
- 75 g vegane Salatcreme
- 150 g Sojajoghurt natur
- Pfeffer
- 30 g Mandelblättchen

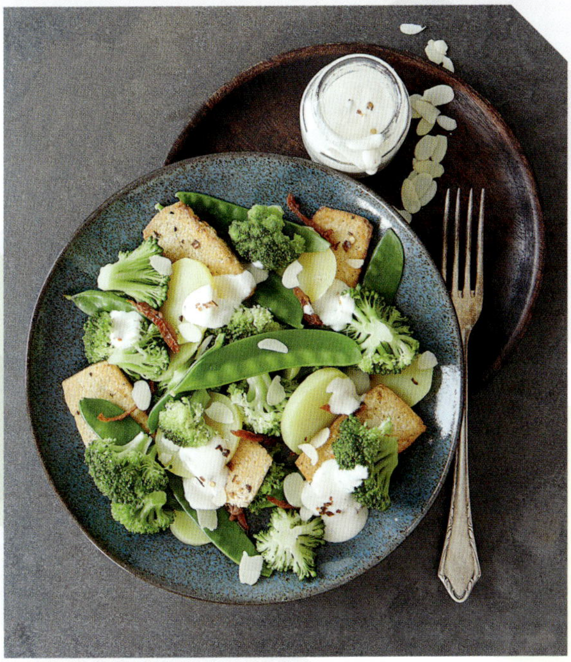

Kapitel 3

ZUBEREITUNG

1. Den Tofu in Scheiben schneiden. Die Knoblauchzehe schälen und hacken. 1 Esslöffel Öl, 1 Esslöffel Zitronensaft, Chili und Knoblauch verrühren, über den Tofu geben und abgedeckt etwa 45 Minuten durchziehen lassen.

2. Die Kartoffeln waschen und mit Schale etwa 20 Minuten garen. Die Zuckerschoten putzen und waschen. Den Brokkoli putzen, waschen, in Röschen teilen und in gesalzenem Wasser etwa 5 Minuten garen. Die Zuckerschoten 2 Minuten mitgaren. Abgießen.

3. Die Kartoffeln ebenfalls abgießen, abdämpfen lassen, pellen und in Scheiben schneiden. Kartoffeln und das Gemüse mischen. Die getrockneten Tomaten in Streifen schneiden und dazugeben. Salatcreme, Joghurt, restlichen Zitronensaft, Salz, Pfeffer und Chili verrühren, abschmecken und über den Salat geben.

4. Den Tofu aus der Marinade nehmen und in einer beschichteten Pfanne etwa 4 Minuten braten. Auf dem Salat anrichten und mit den Mandelblättchen bestreuen.

Pro Person 640 kcal · 34 g Eiweiß · 40 g Kohlenhydrate · 34 g Fett

Meal-Prep-Tipp Dieser Salat kann ruhig durchziehen und schmeckt auch nach 3 Tagen noch sehr gut. Allerdings empfiehlt es sich dann, die gleiche Menge Salatcreme und Joghurt zu verwenden, damit er nicht verwässert. Den Tofu am besten separat einpacken und die Mandelblättchen erst vor dem Essen über den Salat streuen.

Snacks (ideal vor dem Training)

▸ normale Ernährung

Heidelbeermuffins

REZEPT 49

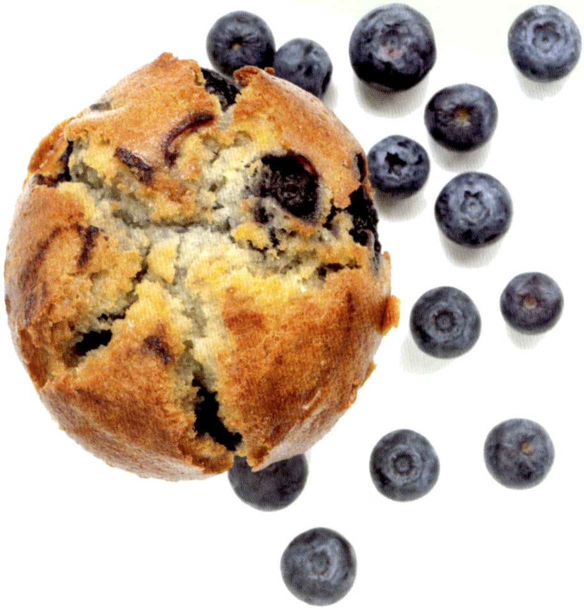

Zutaten für 12 Stück

- 320 g Weizenvollkornmehl
- 30 g gemahlene Mandeln
- 2 EL Backpulver
- 2 Eier
- 7 EL Sonnenblumenöl
- 80 g Honig (z. B. Akazien- oder Blütenhonig)
- 1 Prise Salz
- 1 EL abgeriebene Bio-Zitronenschale
- 200 g Sojajoghurt natur
- 250 g tiefgefrorene Heidelbeeren
- **Außerdem:** Muffinblech und Muffin-Papierförmchen

ZUBEREITUNG

1. Den Backofen auf 180 °C vorheizen. Ein Muffinblech mit Papierförmchen auslegen. Mehl, Mandeln und Backpulver mischen. Eier, Öl, Honig, Salz, Zitronenschale und Joghurt verrühren.

2. Das Mehlgemisch und die tiefgekühlten Heidelbeeren kurz unter die Eiermasse heben. Den Teig in die Backpapierförmchen füllen. Im Ofen auf der 2. Schiene von unten 25–30 Minuten backen.

3. Die Muffins zuerst 10 Minuten im Blech und dann auf einem Kuchengitter abkühlen lassen.

Pro Stück 210 kcal · 6 g Eiweiß · 23 g Kohlenhydrate · 9 g Fett

Meal-Prep-Tipp Die Muffins schmecken auch noch am nächsten Tag sehr gut. Dann abgedeckt beiseitestellen. Oder Sie frieren die Muffins portionsweise ein.

Mini-Pfannkuchen mit Ahornsirup

REZEPT 50

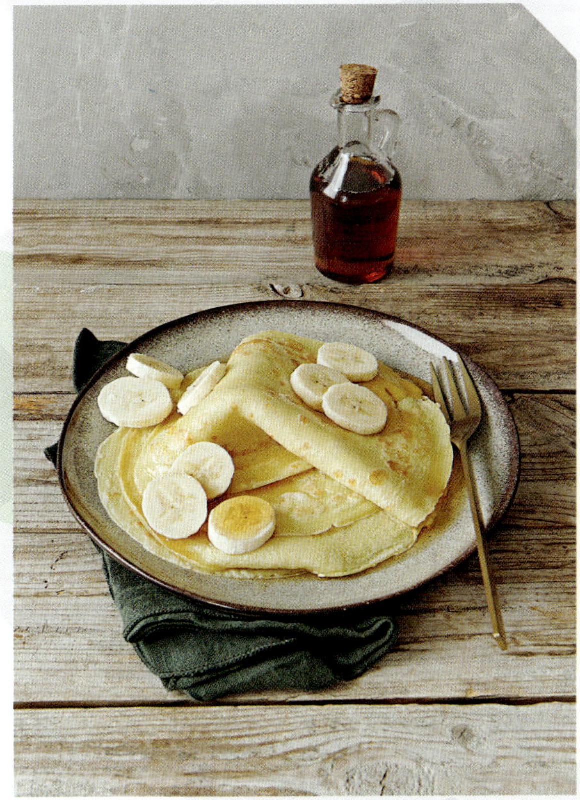

Zutaten für 2 Personen

- 100 g Dinkelmehl
- 1 Prise Salz
- ½ EL Vanillepulver
- ¼ l Mandelmilch
- 2 Eier
- 2 kleine Bananen
- 1 EL Zitronensaft
- 2 EL Rapsöl
- 2 EL Ahornsirup

ZUBEREITUNG

1. Mehl, Salz, Vanillepulver, Milch und Eier gut verrühren. Den Teig etwa 30 Minuten quellen lassen.

2. Die Bananen schälen und in Scheiben schneiden. Mit dem Zitronensaft beträufeln.

3. Das Öl in einer beschichteten Pfanne erhitzen. Aus dem Teig nacheinander 6 kleine Pfannkuchen backen. Mit den Bananen anrichten und den Ahornsirup darübergeben.

Pro Person 440 kcal · 14 g Eiweiß · 56 g Kohlenhydrate · 17 g Fett

Puten-Sandwich mit Ei

REZEPT 51

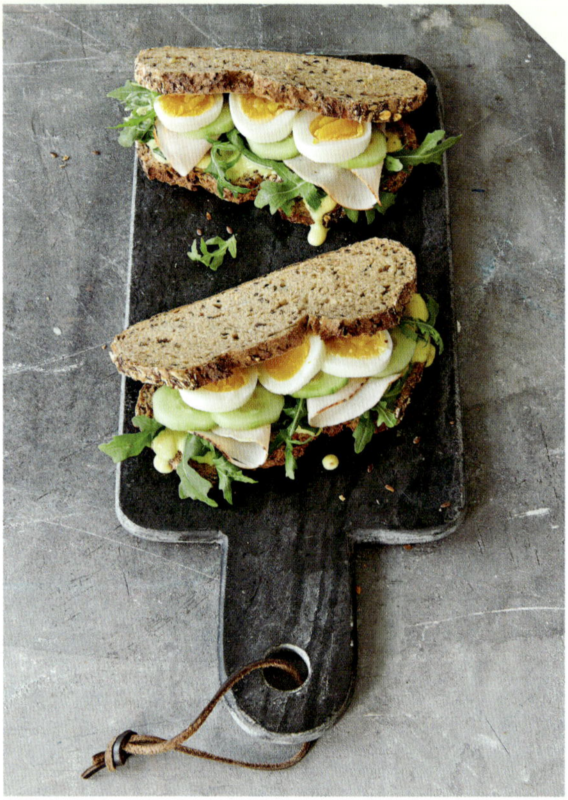

Zutaten für 2 Personen

- 2 Eier
- 100 g Sojajoghurt natur
- Salz
- Pfeffer
- ½ EL Currypulver
- 100 g Salatgurke
- 30 g Rucola
- 4 Scheiben Mehrkornbrot
- 4 Scheiben geräucherte Putenbrust (à 20 g)

ZUBEREITUNG

1. Die Eier hart kochen, pellen und in Scheiben schneiden. Joghurt, Salz, Pfeffer und Curry glatt rühren. Abschmecken. Die Gurke schälen und in Scheiben schneiden. Den Rucola verlesen, waschen und trocken tupfen.

2. Die Brotscheiben mit dem Joghurt bestreichen. Den Salat auf 2 Scheiben verteilen. Mit der Putenbrust und den Eischeiben belegen. Die restlichen Brotscheiben darauflegen und etwas zusammendrücken.

Pro Person 370 kcal · 26 g Eiweiß · 43 g Kohlenhydrate · 8 g Fett

Bananen-Schoko-Creme

REZEPT 52

Zutaten für 2 Personen

- 400 g Soja-Quarkalternative
- 20 g Hanfsamen
- 2 EL Ahornsirup
- 1 EL Vanillepulver
- 2 Bananen
- 30 g Low-Carb-Schokolade
- 20 g Walnusskerne

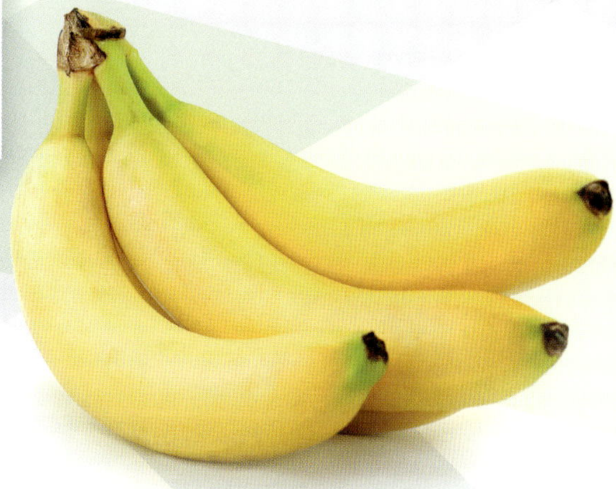

ZUBEREITUNG

Soja-Quarkalternative, Hanfsamen, Ahornsirup und Vanille verrühren. Die Bananen schälen und in Scheiben schneiden. Die Schokolade hacken und zusammen mit den Bananen unterheben. Die Walnüsse grob hacken und darüberstreuen.

Pro Person 490 kcal · 20 g Eiweiß · 35 g Kohlenhydrate · 28 g Fett

Hummus mit Tomate und Gemüsesticks

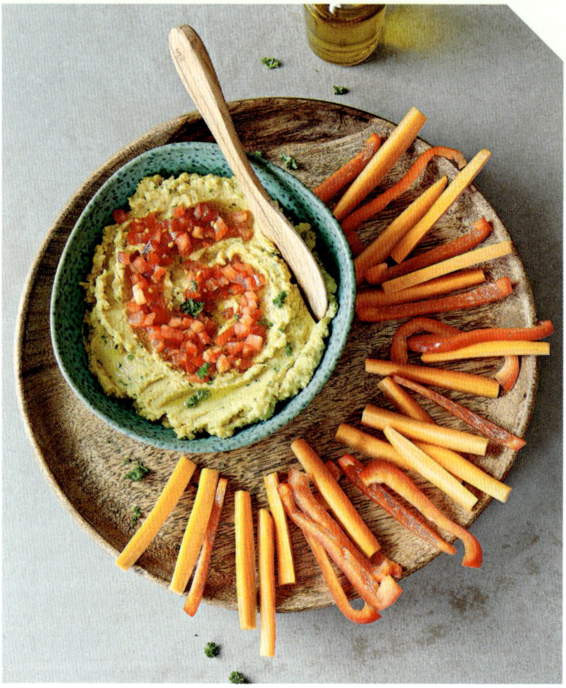

REZEPT 53

Zutaten für 2 Personen

- 1 kleine Dose Kichererbsen (240 g Abtropfgewicht)
- 1 Knoblauchzehe
- 6 EL Wasser
- 2 EL Tahin (Sesampaste)
- 1 EL gehackte Petersilie
- 1 EL Olivenöl
- 1 EL Zitronensaft
- Salz
- Pfeffer
- 1 EL Ras el Hanout
- 100 g Tomaten
- 300 g Möhren
- 1 Paprikaschote

ZUBEREITUNG

1. Die Kichererbsen in ein Sieb abgießen, mit kaltem Wasser abspülen und abtropfen lassen. Die Knoblauchzehe schälen und würfeln. Kichererbsen, Knoblauch und Wasser in einem Rührbecher fein pürieren, bis die Masse cremig ist.

2. Tahin, Petersilie und Olivenöl unterrühren. Das Kichererbsenpüree mit Zitronensaft, Salz, Pfeffer und Ras el Hanout abschmecken. Die Tomaten waschen und in feine Würfel schneiden. Auf das Püree geben.

3. Die Möhren schälen und in Stifte schneiden. Die Paprika putzen, waschen und in Streifen schneiden. Das Gemüse mit dem Püree essen.

Pro Person 400 kcal · 15 g Eiweiß · 37 g Kohlenhydrate · 18 g Fett

Tipp Anstelle des Gemüses kann man auch Low-Carb-Brot essen. Außerdem schmeckt Hummus auch sehr gut zu gegrilltem Fleisch.

Meal-Prep-Tipp Der Hummus kann auch für 3 bis 4 Tage zubereitet werden. Das Gemüse immer frisch schnippeln oder portionsweise in verschließbare Gefrierbeutel füllen.

Tropicsalat mit Orangenjoghurt

REZEPT 54

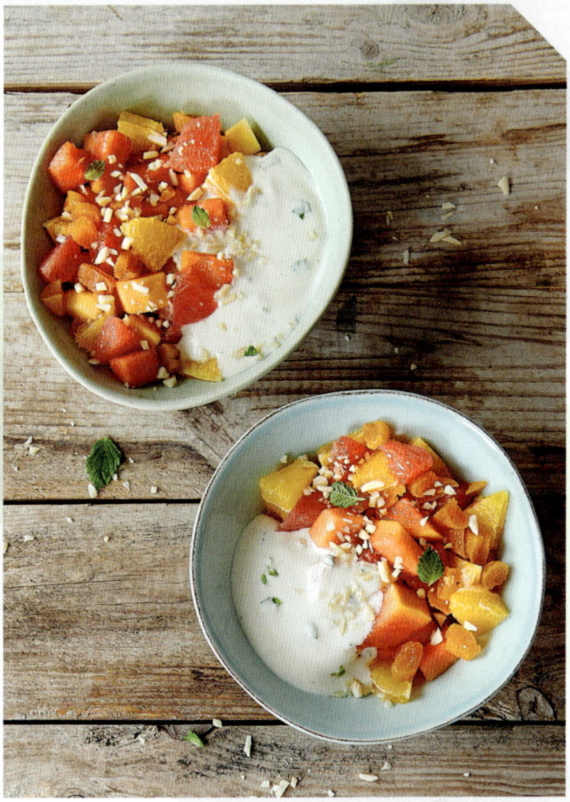

Zutaten für 2 Personen

- 2 Mandarinen oder 1 Orange
- 1 Pink Grapefruit
- 1 Papaya
- 30 g getrocknete Aprikosen
- 300 g Sojajoghurt natur
- 2 EL Orangensaft
- 1 EL gehackte Zitronenmelisse
- ½ EL Vanillepulver
- 30 g gehackte Mandeln

Kapitel 3

ZUBEREITUNG

1. Die Mandarinen pellen und in Filets zerteilen. Die Grapefruit so dick schälen, dass die weiße Haut mit entfernt wird. Die Filets zwischen den Trennwänden herausschneiden, den Saft dabei auffangen. Die Grapefruit in Stücke schneiden. Die Papaya halbieren, entkernen, schälen und das Fruchtfleisch würfeln. Die Aprikosen in Streifen schneiden.

2. Alle vorbereiteten Zutaten mischen. Sojajoghurt, Orangensaft, aufgefangenen Grapefruitsaft, Zitronenmelisse und Vanillepulver verrühren. Auf das Obst geben und mit den Mandeln bestreuen.

Pro Person 340 kcal · 13 g Eiweiß · 36 g Kohlenhydrate · 13 g Fett

Tipp Anstelle der Aprikosen schmecken auch getrocknete Goji-, Aronia- oder Maulbeeren.

Nuss-Rosinen-Brownies

REZEPT 55

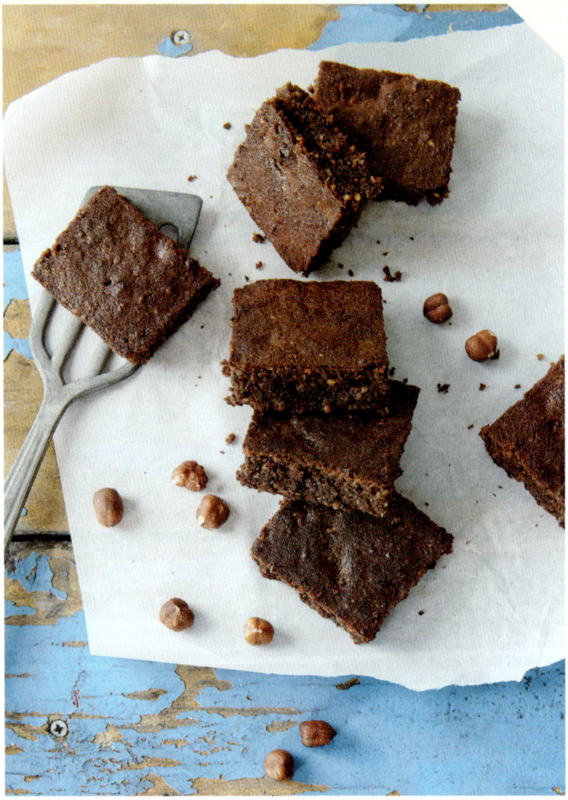

Zutaten für 16 Stücke

- 20 g Rosinen
- 2 EL Orangensaft
- 50 g Zartbitterschokolade
- 2 Eier
- 75 g Butter
- 50 g Honig
- 80 g gemahlene Haselnüsse
- 20 g geschroteter Leinsamen
- 1 Prise Salz

ZUBEREITUNG

1. Den Backofen auf 180 °C vorheizen. Eine Backform (18 × 18 cm) mit Backpapier auslegen. Die Rosinen in dem Orangensaft einweichen.

2. Die Schokolade im warmen Wasserbad schmelzen. Dann etwas abkühlen lassen. Die Eier trennen. Die Eiweiße steif schlagen. Die Butter und den Honig schaumig rühren. Die Eigelbe unterrühren. Haselnüsse, Schokolade, Leinsamen, Rosinen und 1 Prise Salz unterrühren. Den Eischnee unterheben.

3. Die Masse in die Form füllen, glatt streichen und im Ofen etwa 45 Minuten backen. Herausnehmen, etwas abkühlen lassen. Aus der Form lösen und auskühlen lassen. Dann in 4,5 × 4,5 cm große Würfel schneiden.

Pro Stück 110 kcal · 2 g Eiweiß · 5 g Kohlenhydrate · 9 g Fett

Meal-Prep-Tipp Die Brownies bleiben 2 bis 3 Tage frisch. Ansonsten lassen sie sich auch sehr gut einfrieren.

Pancakes mit Apfel-Gojibeeren-Kompott

REZEPT 56

Zutaten für 2 Personen

- 250 g Äpfel
- 125 ml Wasser
- ½ EL Vanillepulver
- ½ EL gemahlener Zimt
- 1 EL Zitronensaft
- 20 g Gojibeeren
- nach Wunsch flüssiges Stevia oder Birkenzucker
- 20 g Butter
- 1 Ei
- 100 g Mehl
- 1 EL Backpulver
- 1 Prise Salz
- 1 EL Honig
- 100 ml Sojamilch
- 1 EL Rapsöl

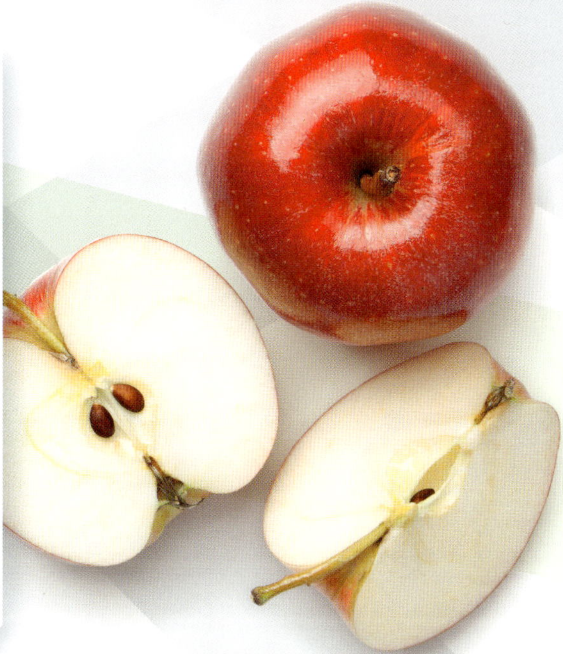

ZUBEREITUNG

1. Die Äpfel schälen, halbieren, entkernen und in Stücke schneiden. Wasser, Vanille und Zimt aufkochen, die Apfelstücke hineingeben und etwa 5 Minuten köcheln lassen. Den Zitronensaft und die Gojibeeren unterrühren. Abkühlen lassen. Nach Wunsch mit Stevia oder Birkenzucker süßen.

2. Die Butter schmelzen und etwas abkühlen lassen. Das Ei leicht verquirlen. Mehl, Backpulver und Salz mischen. Butter, Ei, Honig und Sojamilch zugeben und gut verrühren. Den Teig etwa 30 Minuten ruhen lassen.

3. Das Öl in einer beschichteten Pfanne erhitzen und aus dem Teig portionsweise 8 kleine Pancakes backen. Herausnehmen und mit dem Kompott essen.

Pro Person 500 kcal · 12 g Eiweiß · 69 g Kohlenhydrate · 18 g Fett

Vollkornbrötchen mit Gemüseaufstrich

REZEPT 57

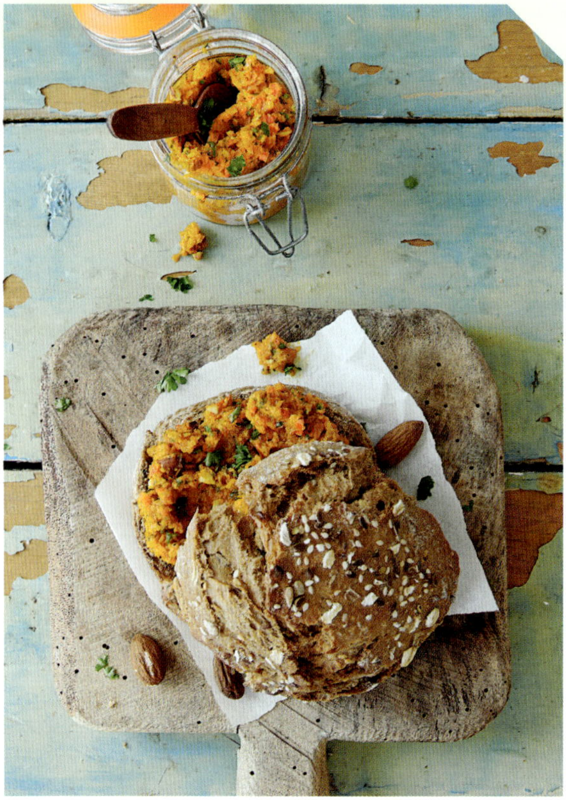

Zutaten für 2 Personen

- 200 g Möhren
- 1 Paprikaschote
- 1 Schalotte
- 1 Knoblauchzehe
- 1 EL Olivenöl
- 2 EL Gemüsebrühe
- Salz
- Chiliflocken
- ½ EL Kurkumapulver
- ½ –1 EL Currypulver
- 1 EL gehackte Petersilie
- 20 g gehackte Mandeln
- 2 Vollkorn-Baguettebrötchen

ZUBEREITUNG

1. Die Möhren schälen und in kleine Stücke schneiden. Die Paprikaschote putzen, waschen und in kleine Stücke schneiden. Die Schalotte und den Knoblauch schälen, fein hacken und im heißen Öl andünsten. Das Gemüse dazugeben, würzen und andünsten. Die Brühe dazugeben und das Gemüse etwa 10 Minuten dünsten.

2. Das Gemüse pürieren und kräftig mit Salz, Chili, Kurkuma und Curry abschmecken. Die Petersilie und die Mandeln untermischen. Auskühlen lassen. Die Brötchen damit dick bestreichen

Pro Person 390 kcal · 12 g Eiweiß · 52 g Kohlenhydrate · 12 g Fett

Meal-Prep-Tipp Der Aufstrich bleibt in einer gut verschließbaren Dose auf jeden Fall 3 Tage im Kühlschrank frisch. Übrigens, der Gemüseaufstrich ist auch ideal für einen Brunch.

Snacks (ideal vor dem Training)

▸ vegane Ernährung

Müsli mit getrockneten Datteln und Erdnüssen

REZEPT 58

Zutaten für 2 Personen

- 40 g getrocknete Datteln
- 40 g getrocknete Aprikosen
- 60 g Dinkelvollkornflocken
- 300 g Sojajoghurt Vanillegeschmack
- 20 g Eiweißpulver
- 20 g Erdnüsse

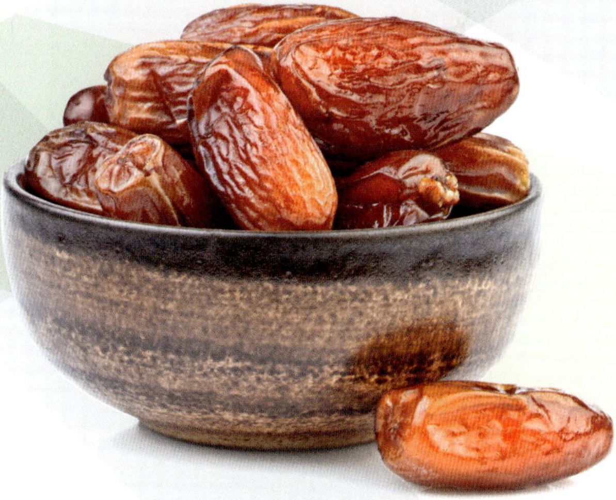

Kapitel 3

ZUBEREITUNG

Die Datteln und die Aprikosen klein schneiden. Die Dinkelflocken dazugeben. Sojajoghurt und Eiweißpulver verrühren und über das Müsli geben. Mit den Erdnüssen bestreuen.

Pro Person 400 kcal · 23 g Eiweiß · 48 g Kohlenhydrate · 20 g Fett

Meal-Prep-Tipp Die Müslimischung aus Trockenfrüchten und Dinkelflocken kann für mehrere Tage zubereitet und in einem verschließbaren Glas aufbewahrt werden. Dann jeweils nur noch die restlichen Zutaten kurz vor dem Verzehr untermischen.

Kokospudding mit Mango

REZEPT 59

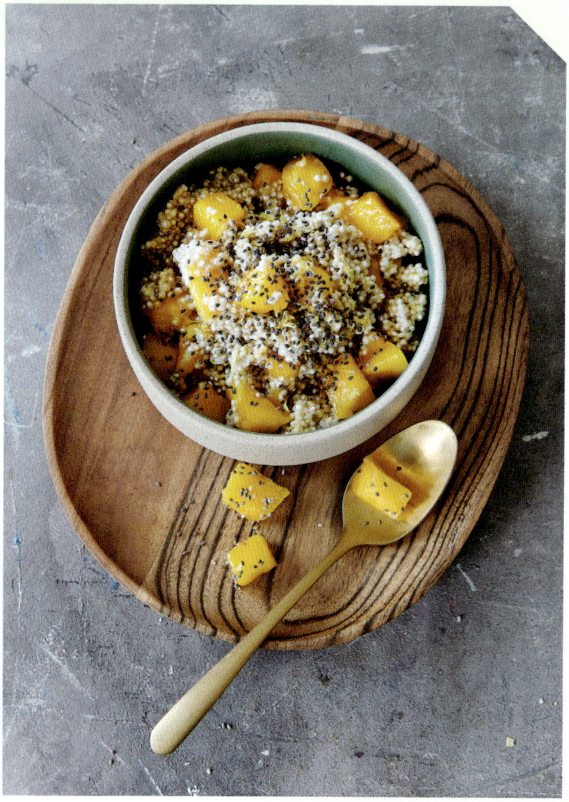

Zutaten für 2 Personen

- ▷ 200 ml ungesüßte Kokosmilch
- ▷ 75 g Quinoa
- ▷ 1 Prise Salz
- ▷ 1 Mango
- ▷ 1 EL Agavendicksaft
- ▷ 1 EL abgeriebene Bio-Zitronenschale
- ▷ 10 g Chiasamen

ZUBEREITUNG

1. Die Kokosmilch erhitzen, die Quinoa und Salz dazugeben und bei geringer Hitze etwa 15 Minuten quellen lassen.

2. Die Mango aufrecht stellen und das Fruchtfleisch rechts und links vom Kern abschneiden. Schälen und in kleine Würfel schneiden. Die Mango unter die Quinoa mischen. Mit Agavendicksaft und Zitronenschale abschmecken. Mit den Chiasamen bestreuen.

Pro Person 470 kcal · 8 g Eiweiß · 51 g Kohlenhydrate · 24 g Fett

Vanille-Erdbeer-Shake

REZEPT 60

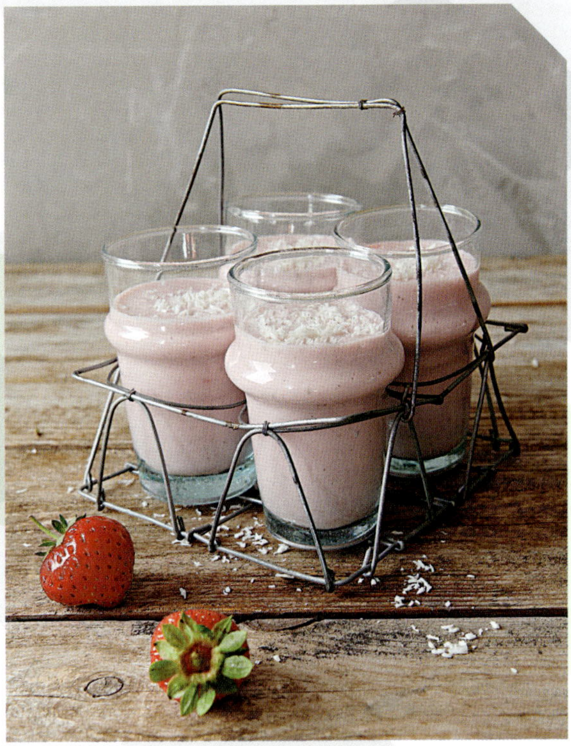

Zutaten für 2 Personen

- 250 g Erdbeeren
- 250 g Sojajoghurt natur
- ¼ l Kokosmilch
- 20 g Eiweißpulver
- 20 g Kokosraspel
- 1–2 EL Vanillepulver
- etwas Zitronensaft
- nach Wunsch etwas flüssiges Stevia

ZUBEREITUNG

Die Erdbeeren waschen, putzen, in Stücke schneiden und in einen Rührbecher hineingeben. Den Joghurt und die Kokosmilch dazugeben und fein pürieren. Das Eiweißpulver und die Kokosraspel unterrühren. Mit Vanillepulver, Zitronensaft und eventuell Stevia abschmecken.

Pro Person 430 kcal · 16 g Eiweiß · 14 g Kohlenhydrate · 33 g Fett

Wraps mit Schinken und Blattsalat

REZEPT 61

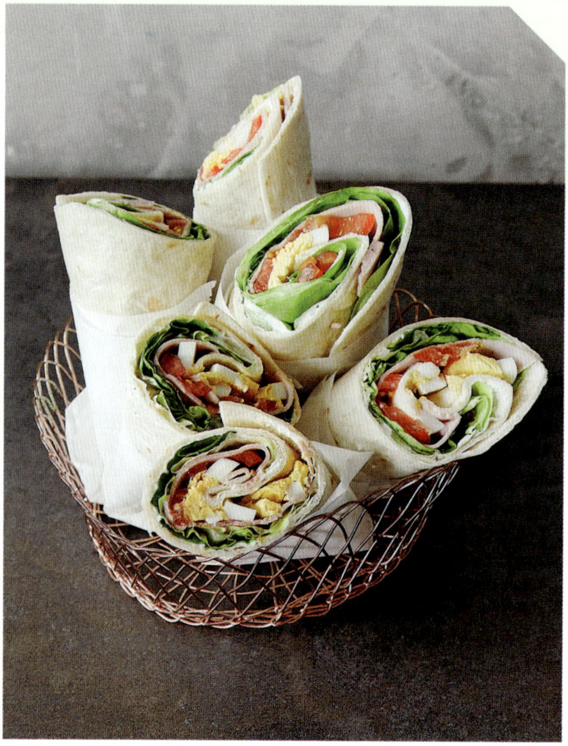

Zutaten für 2 Personen

- 1 Ei
- 2 Blätter Kopfsalat
- 1 Tomate
- 2 Protein-Tortilla-Wraps (à 70 g)
- 40 g Ziegenfrischkäse
- 4 Scheiben gekochter Schinken (à 25 g)
- Salz
- Pfeffer

ZUBEREITUNG

1. Das Ei hart kochen. Pellen und in Scheiben schneiden. Die Salatblätter waschen und trocken tupfen. Die Tomate waschen und in Scheiben schneiden, dabei den Stielansatz entfernen.

2. Die Wraps mit dem Ziegenkäse bestreichen. Mit Salat, Schinken, Tomate und Ei belegen, mit etwas Salz und Pfeffer würzen. Die Wraps aufrollen und in Stücke schneiden.

Pro Person 390 kcal · 32 g Eiweiß · 24 g Kohlenhydrate · 17 g Fett

Tipp Wer keine Protein-Tortilla-Wraps bekommt, kann auch Wraps aus Weizenmehl verwenden. Dann sinkt der Eiweißgehalt und es erhöht sich die Kohlenhydratmenge.

Meal-Prep-Tipp Einfach alle Zutaten portionieren und verpacken. Wer mag, kann die Wraps 3 bis 4 Tage hintereinander essen – solange der gekochte Schinken gut ist. Die Salatblätter in verschließbare Gefrierbeutel geben und im Gemüsefach lagern.

Eiersalat mit Krabben und Sprossen

REZEPT 62

Zutaten für 2 Personen

- 4 Eier
- 1 Stange Porree
- 100 g Staudensellerie
- 100 g Mungobohnensprossen
- 150 g Nordseekrabbenfleisch
- 200 g Sojajoghurt natur
- 1 EL vegane Salatcreme
- Salz
- Pfeffer
- Currypulver
- 1 EL Schnittlauchröllchen
- 2 Scheiben Mehrkornknäckebrot

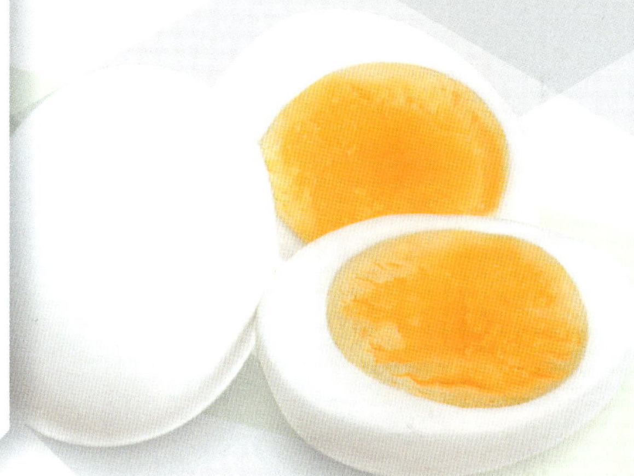

ZUBEREITUNG

1. Die Eier hart kochen. Pellen und in grobe Würfel schneiden. Den Porree und den Staudensellerie putzen, waschen und in sehr feine Scheiben schneiden. Die Sprossen waschen und gut abtropfen lassen.

2. Das Gemüse mischen. Das Krabbenfleisch dazugeben. Sojajoghurt, Salatcreme, Salz, Pfeffer und Curry verrühren. Abschmecken. Über den Salat geben und gut vermischen. Die Eier unterheben und den Salat mit Schnittlauch bestreuen. Das Brot dazu essen.

Pro Person 390 kcal · 35 g Eiweiß · 20 g Kohlenhydrate · 17 g Fett

Lachssalat mit Gurke und Sesam

REZEPT 63

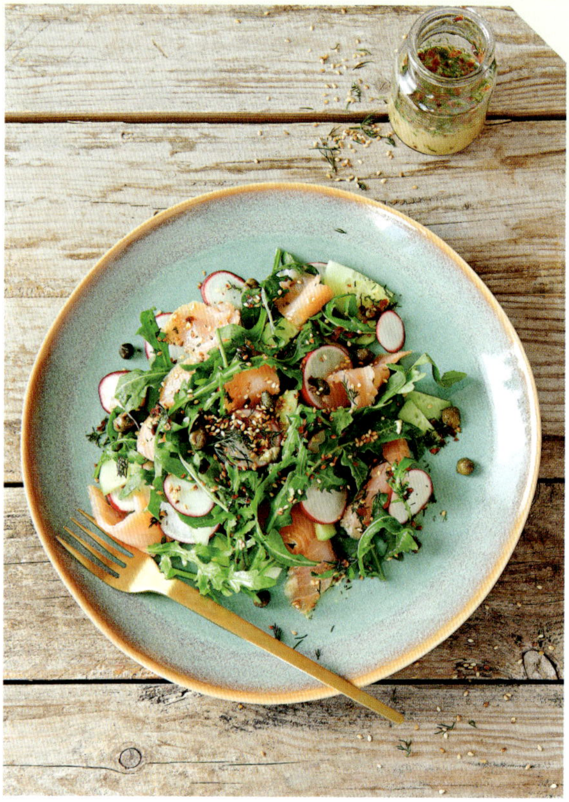

Zutaten für 2 Personen

- 200 g Räucherlachs in Scheiben
- 75 g Rucola
- 200 g Salatgurke
- 1 Bund Radieschen
- 1 EL Kapern
- 2 EL Weißweinessig
- 1 EL Brühe
- Salz
- Chiliflocken
- 1 EL mittelscharfer Senf
- 1 EL gehackter Dill
- 1 EL Rapsöl
- 20 g Sesam

ZUBEREITUNG

1. Den Lachs in Streifen schneiden. Den Rucola verlesen, waschen und trocken tupfen. Die Gurke schälen, längs halbieren und in Scheiben schneiden. Die Radieschen putzen, waschen und in Scheiben schneiden.

2. Die vorbereiteten Zutaten mischen. Die Kapern dazugeben. Essig, Brühe, Salz, Chili, Senf, Dill und Öl verrühren. Über den Salat geben. Abschmecken. Den Sesam in einer beschichteten Pfanne ohne Fett rösten und über den Salat streuen.

Pro Person 330 kcal · 25 g Eiweiß · 4 g Kohlenhydrate · 22 g Fett

Meal-Prep-Tipp Der Salat hält sich 2 Tage im Kühlschrank. Nach Möglichkeit den Rucola frisch untermischen.

Walnuss-Proteinshake

REZEPT 64

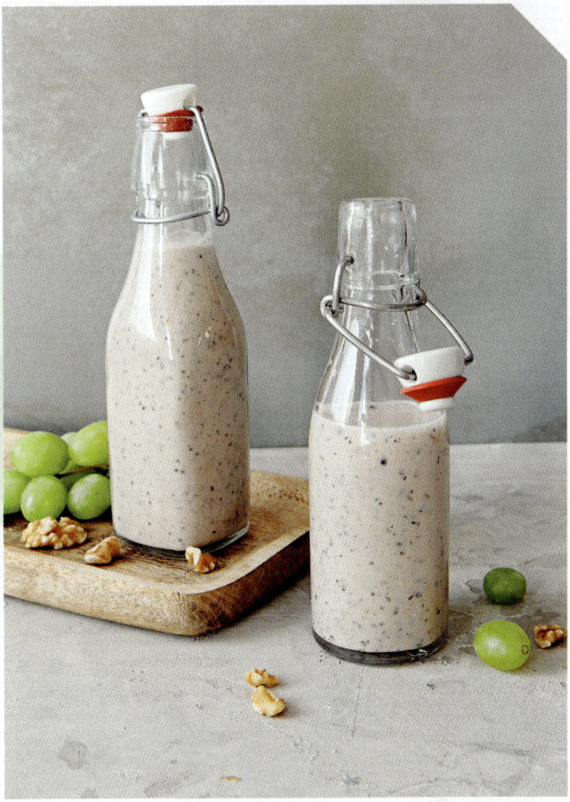

Zutaten für 2 Personen

- 250 g kernlose Weintrauben
- ½ l Sojamilch
- 20 g Hanfsamen
- 30 g Walnusskerne
- 40 g Eiweißpulver
- Chiliflocken
- 1 EL Zitronensaft

ZUBEREITUNG

Die Weintrauben waschen, halbieren und in den Mixer geben. Die restlichen Zutaten dazugeben und alles fein pürieren. Abschmecken. Nach Wunsch noch mit etwas Wasser auffüllen.

Pro Person 430 kcal · 30 g Eiweiß · 30 g Kohlenhydrate · 20 g Fett

Meal-Prep-Tipp Der Shake kann morgens zubereitet werden. Kalt stellen. Kurz vor dem Verzehr noch einmal durchmixen.

Paprika mit Hackfleisch-Pilz-Füllung

REZEPT 65

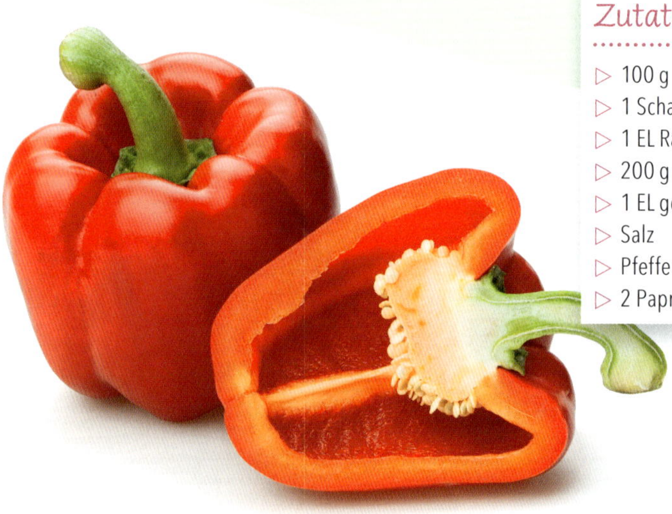

Zutaten für 2 Personen

- 100 g Champignons
- 1 Schalotte
- 1 EL Rapsöl
- 200 g Thüringer Mett
- 1 EL gehackte Petersilie
- Salz
- Pfeffer
- 2 Paprikaschoten

ZUBEREITUNG

1. Die Champignons putzen und fein würfeln. Die Schalotte schälen und hacken. Beides im heißen Öl 2 Minuten braten. Das Mett und die Petersilie dazugeben. Mit Salz und Pfeffer abschmecken. Abkühlen lassen.

2. Von den Paprikaschoten einen Deckel abschneiden, die Kerne herauslösen und waschen. Das Mett hineinfüllen. Oder die Paprikaschoten halbieren, putzen, waschen und das Mett auf die Hälften verteilen.

Pro Person 340 kcal · 22 g Eiweiß · 5 g Kohlenhydrate · 25 g Fett

Avocado-Spinat-Smoothie

REZEPT 66

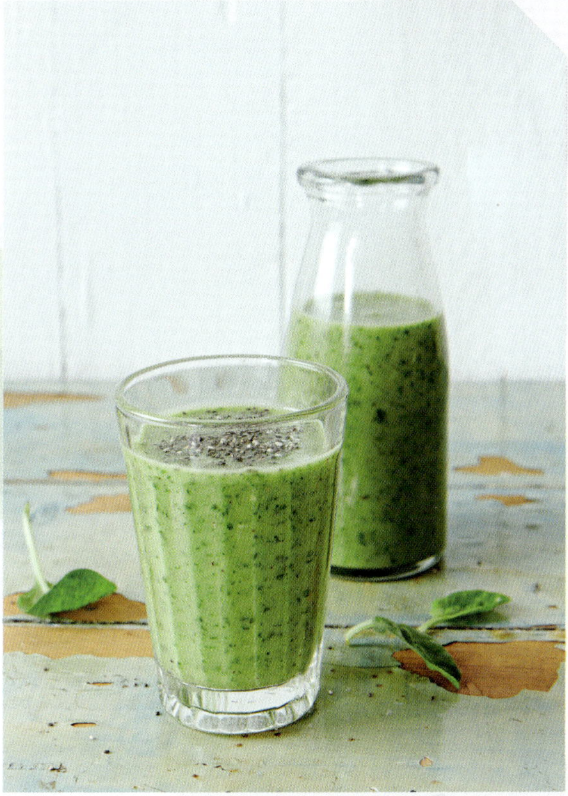

Zutaten für 2 Personen

- 1 Avocado
- 1 EL Limettensaft
- 2 Kiwis
- 100 g Babyspinat
- ca. ¼ l kaltes Wasser (nach Wunsch Mineralwasser)
- 200 ml Orangensaft
- 30 g Eiweißpulver
- 20 g Chiasamen

ZUBEREITUNG

1. Die Avocado halbieren, den Kern entfernen, die Hälften schälen und in dünne Spalten schneiden. Mit dem Limettensaft beträufeln. Die Kiwis schälen und in Stücke schneiden. Den Spinat verlesen, waschen und hacken.

2. Alle vorbereiteten Zutaten in einen Mixer geben und fein pürieren. Wasser, Orangensaft und Eiweißpulver unterrühren. Sollte der Smoothie zu dick sein, einfach mit etwas Wasser auffüllen. Nach Wunsch Eiswürfel in Gläser geben und den Smoothie daraufgießen. Mit den Chiasamen bestreuen.

Pro Person 270 kcal · 17 g Eiweiß · 18 g Kohlenhydrate · 11 g Fett

Himbeer-Kokos-Shake mit Leinsamen

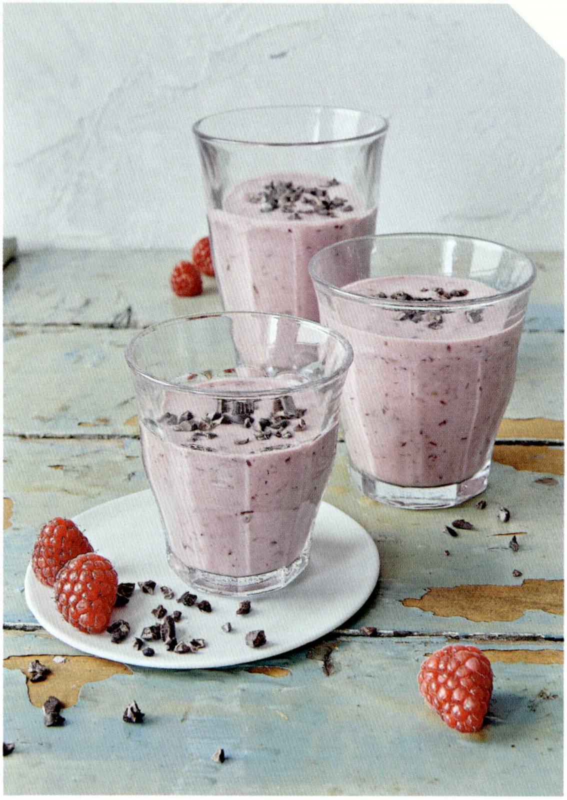

REZEPT 67

Zutaten für 2 Personen

- 250 g Himbeeren
- ¼ l ungesüßte Kokosmilch
- ¼ l Mandeldrink
- 20 g geschroteter Leinsamen
- 10 g Kokosraspel
- 30 g Eiweißpulver
- 1 EL Limettensaft
- 10 g Kakaonibs

ZUBEREITUNG

Die Himbeeren verlesen und in einen Mixer geben. Kokosmilch, Mandeldrink, Leinsamen, Kokosraspel und Eiweißpulver dazugeben und pürieren. Mit dem Limettensaft abschmecken. Auf Gläser verteilen und mit den Kakaonibs bestreuen.

Pro Person 470 kcal · 18 g Eiweiß · 16 g Kohlenhydrate · 34 g Fett

Meal-Prep-Tipp Den Shake möglichst frisch zubereiten und erst direkt vor dem Verzehr mit den Kakaonibs bestreuen.

Gemüsetörtchen

REZEPT 68

Zutaten für 2 Personen

- 100 g Mais (aus der Dose)
- 1 Möhre
- 200 g Champignons
- 1 Knoblauchzehe
- 1 EL Rapsöl
- Salz
- Pfeffer
- 1 EL gehackter Majoran
- 4 Eier
- 4 EL Wasser
- 30 g geriebener Manchego

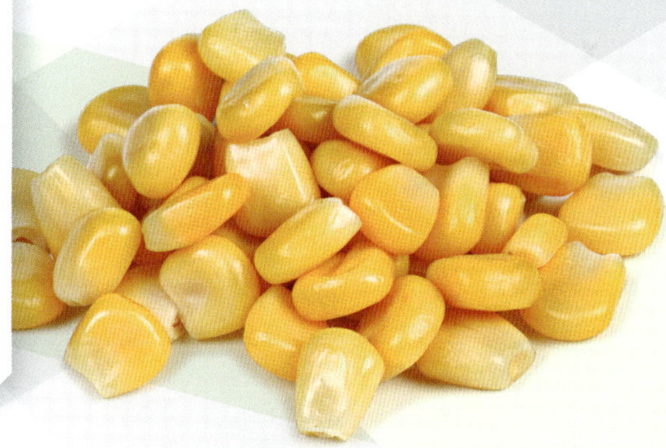

ZUBEREITUNG

1. Den Backofen auf 200 °C vorheizen. Den Mais abtropfen lassen. Die Möhre schälen und in kleine Würfel schneiden. Die Champignons putzen und in Würfel schneiden. Die Knoblauchzehe schälen und fein hacken. Das Öl in einer beschichteten Pfanne erhitzen und die vorbereiteten Zutaten darin etwa 2 Minuten braten. Mit Salz, Pfeffer und Majoran würzen. Herausnehmen.

2. Eier, Wasser, Manchego, Salz und Pfeffer verrühren. Die Gemüsemischung unterrühren. Alles in 4 gefettete Portionsförmchen (à 200 ml Inhalt) füllen und im Ofen etwa 18 Minuten backen.

3. Die Förmchen herausnehmen, kurz abkühlen lassen und auf Teller stürzen.

Pro Person 340 kcal · 22 g Eiweiß · 13 g Kohlenhydrate · 21 g Fett

Tipp Wer mag, isst dazu noch ein Vollkornbrötchen.

Meal-Prep-Tipp Die Törtchen können Sie auch für 3 Tage zubereiten. Dann abgedeckt oder in kleinen verschließbaren Dosen im Kühlschrank aufbewahren.

Pfirsich-Vanille-Smoothie

REZEPT 69

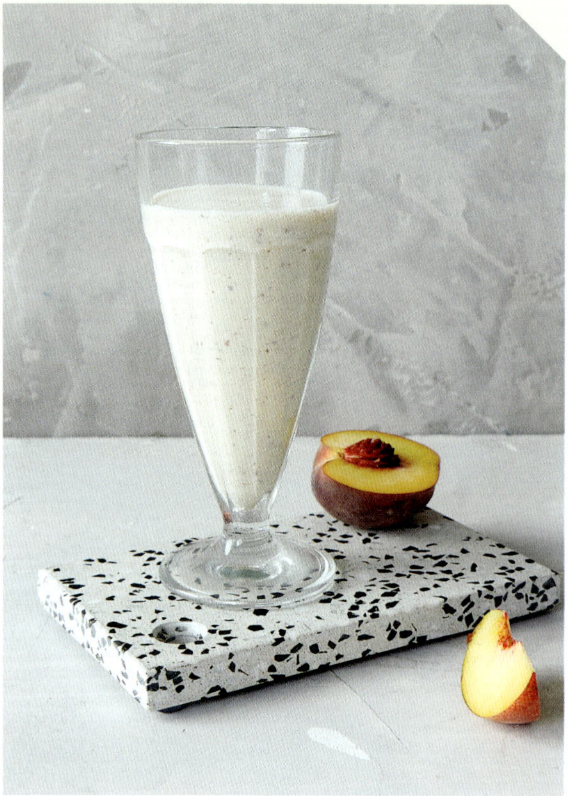

Zutaten für 2 Personen

- 2 Pfirsiche
- 200 g Soja-Quarkalternative
- 250 g Sojadrink
- 2 EL Orangensaft
- 1 EL Vanillepulver
- 20 g gehackte Haselnüsse
- 30 g Eiweißpulver

ZUBEREITUNG

Die Pfirsiche waschen, halbieren, den Stein entfernen und das Fruchtfleisch in Stücke schneiden. In einen Rührbecher geben. Die restlichen Zutaten dazugeben und mit dem Stabmixer fein pürieren. Nach Wunsch noch mit etwas Mineralwasser auffüllen.

Pro Person 280 kcal · 25 g Eiweiß · 17 g Kohlenhydrate · 11 g Fett

Tipp Die Pfirsiche kann man auch durch Melone (zum Beispiel Galia oder Ogen) ersetzen.

Bananen-Mandel-Shake

REZEPT 70

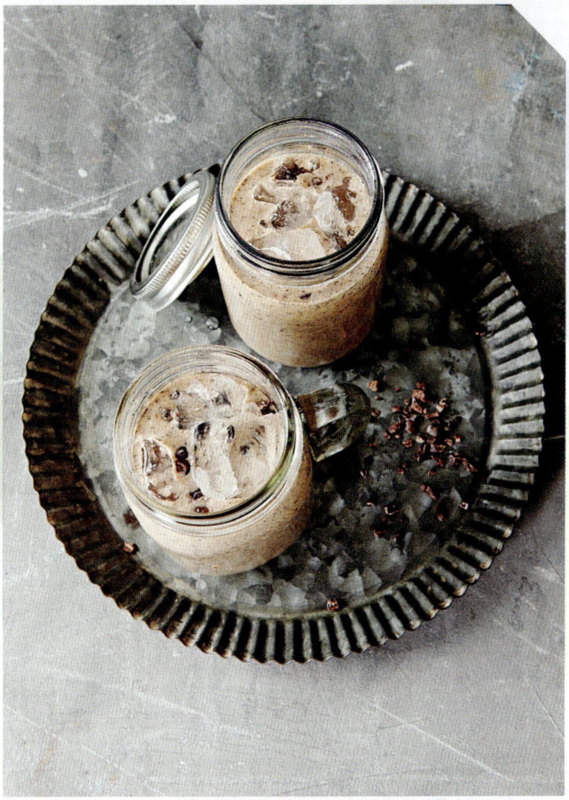

Zutaten für 2 Personen

- 2 Bananen
- 30 g Kakaonibs
- ½ l Mandelmilch
- 30 g Eiweißpulver
- 20 g gemahlene Mandeln
- 2 EL Ahornsirup
- 1 EL Zimtpulver

ZUBEREITUNG

Die Bananen schälen, in Stücke schneiden und in einen Mixer geben. Kakaonibs, Mandelmilch, Eiweißpulver und Mandeln zu den Bananen geben und fein pürieren. Mit Ahornsirup und Zimt abschmecken. Sollte der Shake zu dickflüssig sein, einfach noch etwas Mineralwasser unterrühren. Nach Wunsch auf Eiswürfeln servieren.

Pro Person 400 kcal · 18 g Eiweiß · 42 g Kohlenhydrate · 16 g Fett

Tipp Dekorativ sieht der Shake aus, wenn Sie vor dem Servieren noch etwas Kakaopulver darüberstreuen.

Traubensalat mit Nussquark

REZEPT 71

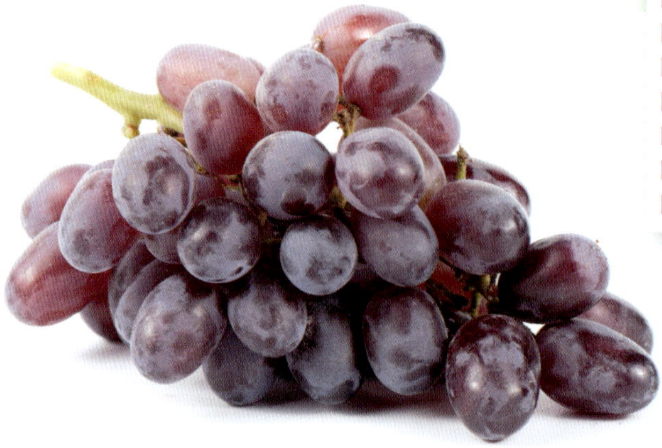

Zutaten für 2 Personen

- 200 g kernlose Weintrauben
- 2 Nektarinen
- 200 g Soja-Quarkalternative
- 200 g Sojajoghurt natur
- 1 EL Orangensaft
- 40 g Walnusskerne
- 20 g Chiasamen

ZUBEREITUNG

1. Die Weintrauben waschen und halbieren. Die Nektarinen waschen, halbieren, den Stein entfernen und das Fruchtfleisch in kleine Würfel schneiden.

2. Quark, Joghurt und Orangensaft verrühren. Die Walnüsse grob hacken. Obst, Walnüsse und Chiasamen unter die Quarkspeise mischen.

Pro Person 470 kcal · 18 g Eiweiß · 39 g Kohlenhydrate · 24 g Fett

Tipp Wer es lieber etwas süßer mag, rührt noch etwas Agavendicksaft unter den Quark.

Meal-Prep-Tipp Dieser Snack eignet sich sehr gut zum Vorbereiten. Morgens schnippeln und rühren, in eine gut verschließbare Dose füllen, kalt stellen und abends genießen. Oder den Quark für 2 Tage vorbereiten und das Obst vor dem Essen frisch untermischen.

Salat von zweierlei Bohnen mit Seitan

REZEPT 72

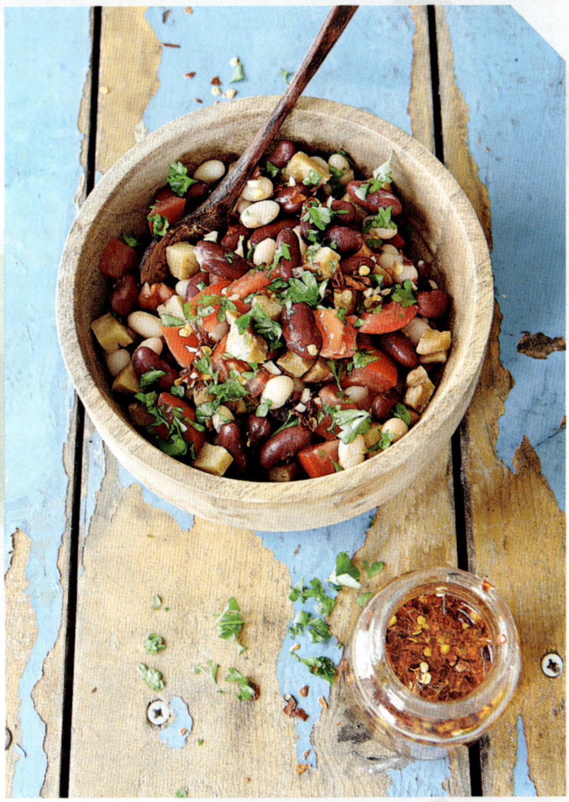

Zutaten für 2 Personen

- 1 kleine Dose Kidneybohnen (240 g Abtropfgewicht)
- 1 kleine Dose weiße Bohnen (240 g Abtropfgewicht)
- 2 Tomaten
- 150 g Seitan
- 2 EL Olivenöl
- 2 EL Weißweinessig
- Salz
- Chiliflocken
- 1 Knoblauchzehe
- 1 EL gehackte Petersilie

ZUBEREITUNG

1. Die Bohnen in ein Sieb abgießen, mit kaltem Wasser abspülen und gut abtropfen lassen. Die Tomaten waschen und würfeln, dabei die Stielansätze entfernen. Den Seitan in kleine Würfel schneiden und in 1 Esslöffel heißem Olivenöl kräftig anbraten. Alle Zutaten mischen.

2. Essig, Salz, Chili und restliches Olivenöl verrühren. Den Knoblauch schälen und dazudrücken. Die Marinade über den Salat geben und untermischen. Abschmecken. Die Petersilie darüberstreuen.

Pro Person 370 kcal · 29 g Eiweiß · 31 g Kohlenhydrate · 12 g Fett

Meal-Prep-Tipp Dieser Salat schmeckt am 3. Tag noch sehr gut. Er ist dann schön durchgezogen.

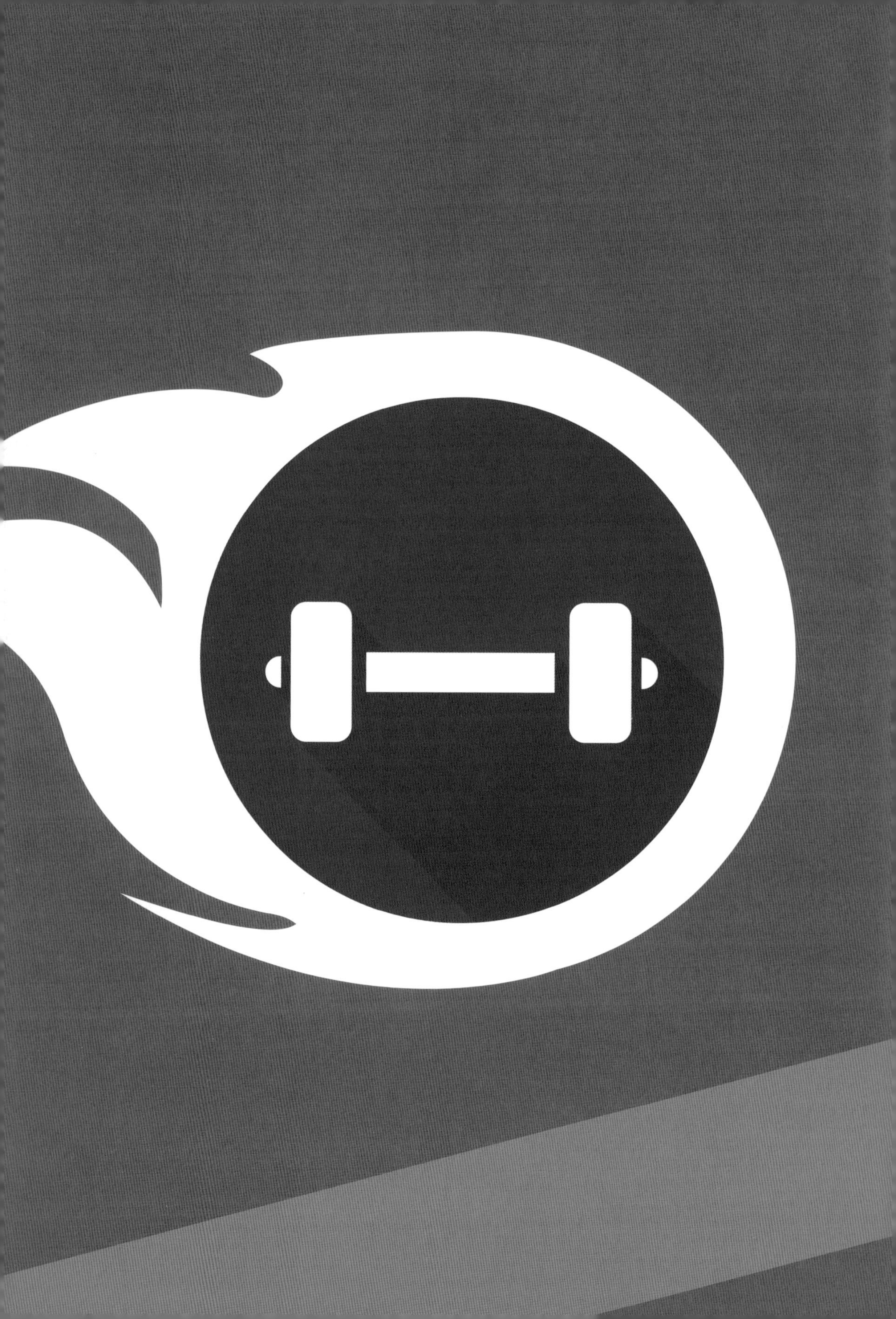

Kapitel 4

Die WOMEN'S HEALTH Diät Teil 2 – Training und Bewegung

Der zweite wichtige Part der WOMEN'S HEALTH Diät neben dem Intervallfasten besteht aus Bewegung und gezieltem Training. Regelmäßige Bewegung allein ist ja für sich genommen schon essenziell für eine gesunde Lebensweise. Das wussten Sie nicht? Dann schauen Sie sich gerne mal die folgenden Seiten an. Im Anschluss erfahren Sie dann alles über die speziell für die WOMEN'S HEALTH Diät ausgearbeiteten Trainingseinheiten.

Bewegung im Alltag ist ein waschechtes Lebenselixier!

Auch wenn sich das aus der Sofa-Perspektive manchmal anders anfühlt: Der menschliche Körper ist für Bewegung gemacht! Für viel Bewegung. Auch Ihrer: Der erwartet von Ihnen eigentlich, dass er ein paar Dutzend Kilometer gehen oder laufen darf. Und zwar jeden Tag! Das ist eine durchschnittliche Alltagsanforderung an den Körper eines Menschen, der vor einigen Zehntausend Jahren gelebt hat. Plus immer wiederkehrende Sprintleistungen und dynamisch-schnellkräftige Bewegungen – für die steinzeitliche Jagd oder Flucht. Genetisch und anatomisch hat sich seit dieser Zeit nicht viel getan – Sie stecken also auch heute noch in einem Steinzeitkörper.

Prof. Geisler: Bewegung ist die Bestimmung Ihres Körpers. Bewegung ist sein Naturell, Bewegung ist lebensnotwendig. Wäre dem nicht so, könnten wir Menschen auch als körperloser intelligenter Klumpen Gehirn existieren. Und diese Bestimmung hat essenziellen Einfluss auf genau Ihr Abnehmziel: ohne Bewegung kein gesunder Körper und kein athletischer Körper. Jedes Körpersystem, ja jede Zelle Ihres Körpers wird durch Bewegung aktiviert: Muskulatur, Blutgefäße, Atmung, Hormonsystem, Nervenbahnen, Gehirn … die Liste ließe sich beliebig erweitern. Nehmen Sie zum Beispiel den Stoffwechsel, der ja einen entscheidenden Anteil daran hat, ob Sie eher dick oder eher schlank sind. Wenn Sie ein inaktives Dasein fristen, wird sich Ihr Stoffwechsel dafür entscheiden, mit überschüssiger Energie Fettspeicher zu füllen. Wenn Sie dagegen in Bewegung kommen, wird die Energie für andere Dinge eingesetzt, zur Leistungserbringung und auch zum Aufbau von neuem Muskelgewebe (wenn Sie das passende Krafttraining absolvieren). Letzteres kann Ihnen kein Fasten dieser Welt geben.

FASTEN WIRKT DOCH SCHON LEBENSVERLÄNGERND, WARUM SOLL ICH MICH DANN AUCH NOCH BEWEGEN?

Bringen Sie also Bewegung in Ihren Alltag – dies ist ein Plädoyer dafür, möglichst jeden Tag aktiv zu sein! Die Grafik gegenüber soll Ihnen dabei unter die Arme greifen. Orientieren Sie sich an deren Aufbau: Kommen Sie täglich in Bewegung – die breite Pyramidenbasis. Schränken Sie das Sitzen am Tag so weit wie möglich ein – die Spitze der Pyramide. Warum nicht mal im Stehen telefonieren? In der Mitte der Pyramide stehen sportliche Betätigungen, die Sie so oft wie möglich machen dürfen. Wenn Sie in diesem Bereich bislang noch gar nichts vorzuweisen haben und keinem Sport nachgehen, dann halten Sie sich einfach an das Training der WOMEN'S HEALTH Diät, das auf den folgenden Seiten erläutert wird.

Training als Teil der WOMEN'S HEALTH Diät

Sie erinnern sich sicher an die Erfolgsformel aus der Einleitung:

1 (Fasten) + 1 (Training) = 3 (potenzierter Erfolg)

Um Ihnen diesen verstärkten Erfolg zu ermöglichen, sind die Trainingseinheiten der WOMEN'S HEALTH Diät gezielt gestaltet und platziert: Nach bestimmten Spielregeln sind sie auf geschickte Weise mit dem Intervallfasten verknüpft und ermöglichen so den Boost-Effekt der Formel!

SITZENBLEIBER LEBEN GEFÄHRLICH

Sitzen ist das neue Rauchen – diesen Warnspruch haben Sie bestimmt schon mal gehört. Wie steht's mit Ihnen? Sitzen Sie auch tagtäglich rund um die Uhr, beim Frühstück, im Auto, auf der Arbeit, im Auto auf dem Heimweg, beim Abendessen, im Kino, im Theater oder beim Fernsehabend auf dem Sofa? Dann leben Sie gefährlich: Jeder sechste Todesfall in Deutschland betrifft Erkrankungen, die von Bewegungsmangel, Fehlernährung und Übergewicht verursacht sind – Todesursache Nummer eins in Deutschland! Der grassierende Bewegungsmangel ist also nicht nur ein Hauptgrund, warum Menschen immer dicker werden. Sondern auch, warum sie sterben. Sind Sie auch so lebensmüde? Oder wollen Sie mit dem Hintern hochkommen? Statistisch gesehen gewinnen Sie mit nur einer Viertelstunde Bewegung am Tag bereits drei Jahre Lebenszeit! Das lohnt sich, oder?

DIE AKTIVITÄTENPYRAMIDE

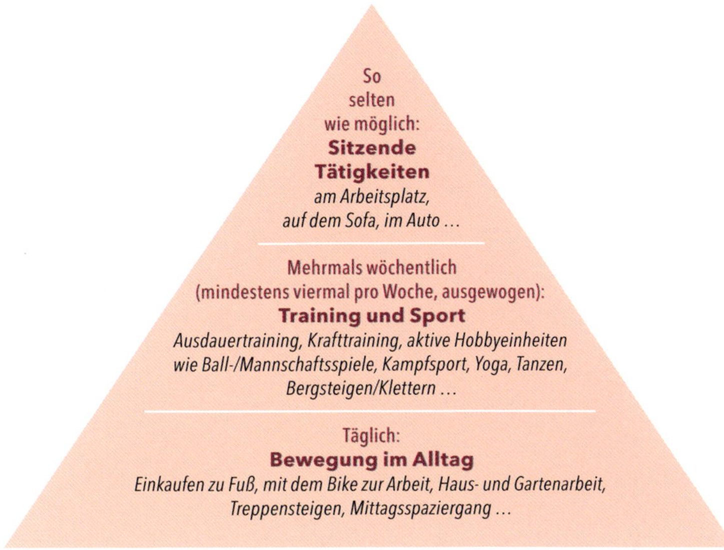

Bei der Bestimmung passender Trainingseinheiten stand eingangs die Frage, welche Auswirkungen bestimmte Formen von Training jeweils auf den Organismus haben, um den gesunden Abnehmprozess zu unterstützen. Herausgekommen sind zwei Gruppen mit jeweils zwei verschiedenen Typen an Trainingseinheiten, die Elemente des Krafttrainings und des Ausdauertrainings beinhalten und die bei der WOMEN'S HEALTH Diät zum Tragen kommen:

- moderates Ausdauertraining versus intensives Ausdauertraining,
- moderates Krafttraining versus intensives Krafttraining.

Diese vier verschiedenen Einheiten haben alle eine jeweils eigene Ausprägung und damit auch unterschiedliche Auswirkungen auf Ihren Körper – und sind dabei auch zu jeweils anderen Zeiten durchzuführen. Denn sind die Einheiten optimal platziert, können sie ihre volle Wirkung entfalten und im Sinne der oben genannten Erfolgsformel ebendiesen Erfolg bringen.

Keine Sorge, das ist alles viel einfacher, als Sie jetzt vielleicht befürchten. Denn zum einen bringen Sie für das komplette Training der WOMEN'S HEALTH Diät das perfekte Trainingsgerät bereits mit: Ihren Körper! Und auch wenn Schwitzen und Anstrengen schon ein wenig dazugehört, gilt zum anderen: Jede Einheit, wirklich jede, ist so angelegt, dass Sie auch wirklich jede davon schaffen können. Erfahren Sie auf den folgenden Seiten, was, wie viel, wie oft, wie lange, mit welcher Intensität … Sie trainieren, um Ihre Pölsterchen loszuwerden.

Das Herz-Kreislauf-System: Trainings-Buddy gegen die Pfunde

Ein wichtiges Element im Energiehaushalt des Körpers ist das Herz-Kreislauf-System, das aus dem Herzen, dem Blutkreislauf inklusive aller Blutgefäße sowie dem Blut selbst besteht. Dieses System, das wirklich in alle Winkel Ihres Körpers gelangt, ist die grundlegende Infrastruktur für die Versorgung des Körpers mit lebenswichtigen Stoffen wie Sauerstoff, aber auch mit energietragenden Dingen wie Kohlenhydraten und Fetten. In die andere Richtung transportiert es ebenso nicht mehr benötigte Dinge wieder ab (die Sie dann beispielsweise ausatmen). Mit dieser Versorgungsfunktion ist das Herz-Kreislauf-System auch elementar wichtig für sportliche Betätigungen: Nur wenn ein Muskel gut versorgt ist, kann er gut arbeiten und Sie laufen oder eine Übung ausführen lassen. Die Qualität der Versorgung, also die Effektivität des Herz-Kreislauf-Systems, ist eine Frage von Training. Beides nimmt zu, wenn Sie trainieren. Den Trainingseffekt spüren Sie sofort: Puls und Blutdruck reagieren bei Belastung sofort, da der Körper dann schneller immer mehr Energie benötigt. Regelmäßiges Training stärkt das System: Ein Mensch in Bewegung lebt grundsätzlich eher mit idealen Blutwerten, einem ausgeglichenen Blutdruck und auch einem niedrigeren Ruhepuls. Leider passt sich das System auch umgekehrt an: Wer unbewegt lebt (und übergewichtig ist), hat mit hohen Blutfett- und Blutzuckerwerten, einem hohen Blutdruck und auch einem höheren (Ruhe-)Puls zu tun.

Prof. Michalsen: Schwindel ist so eine typische Beschwerde von Fasteneinsteigern, der gerade in den ersten Tagen zwischen der 12. und 16. Stunde eintreten kann. Hier beginnt der Körper diesen metabolischen Switch hin zu Ketonbildung und Fettabbau. Das muss der Körper erst einmal trainieren, aber nach ein paar Tagen sollten diese Gefühle aufhören. Schwindelgefühle sind nichts Dramatisches – Sie sollten nur Ihren Kreislauf im Blick behalten und ein bisschen darauf achten, sich nicht zu schnell zu bewegen, wenn Sie aus der Badewanne steigen oder in der Sauna sind.

WAS TUN BEI SCHWINDELGEFÜHLEN ODER ANDEREN SCHWÄCHEERSCHEINUNGEN?

Vor dem Hintergrund dieser Anpassungsmechanismen ist das Herz-Kreislauf-System ein wichtiger Hebel, um durch Bewegung und Training Gesundungsprozesse im Körper anzustoßen und Ihr Abnehmprojekt massiv zu unterstützen. Im Fokus der Trainingsanstrengungen steht dabei das Ausdauertraining.

Ausdauertraining: Turbo für Stoffwechsel und Fettverbrennung

Ausdauertraining ist ein verlässlicher Partner für Ihr Abnehmprojekt. Sie bringen damit Ihren Körper anhaltend auf Touren, verbrennen ordentlich Energie und bewegen so auch einen effektiven Hebel, der die Fettverbrennungsfähigkeit Ihres Stoffwechsels optimieren hilft. Die entscheidenden Vorteile von Ausdauertraining im Überblick:

▷ Schulung des Stoffwechsels mit Optimierung der Fettverbrennung

Sie haben bei den Ausführungen zum Intervallfasten ja aufgepasst: Ein Effekt dabei ist, dass mit jeder Fastenphase die Kohlenhydratspeicher leer gefahren werden und der Körper gezwungen wird, auf Fettverbrennung auszuweichen (Stichwort: Ketone, siehe Seite 15). Wer regelmäßig intervallfastet, schult diesen Prozess seines Körpers. Der Clou kommt nu': Ausdauertraining beschleunigt diese Fettverbrennungsoptimierung, denn im Vergleich zu anderen Belastungen schöpft der Körper beim Ausdauersport in moderaten Belastungsbereichen verhältnismäßig viel Energie aus Fetten. Das bedeutet: Ihr Körper wird doppelt überzeugt davon, die Verbrennung von Fetten (und dazu gehört auch der Abbau von körpereigenem Fett aus den Speckröllchen) zu verfeinern. Was nun „moderate Belastungsbereiche" sind, erfahren Sie auf der folgenden Seite.

▷ Mehr Leistung durch mehr Zellkraftwerke und Blutgefäße

Regelmäßiges Ausdauertraining verbessert die Energiebereitstellung im Körper. Dazu baut Ihr Körper zum Beispiel das Gefäßsystem aus, neue Blutgefäße entstehen. Er schafft vor allem aber auch neue Zellkraftwerke in den Muskelzellen, die sogenannten Mitochondrien. In diesen findet die Energiegewinnung der Zelle statt. Wenn Sie mehr davon haben, kann Ihr Körper mehr Energie verfeuern und wird so leistungsfähiger. Das ist auch gut, um Fett loszuwerden. Übrigens: Ausdauerathleten haben bis zu doppelt so viele Mitochondrien im Vergleich zu Untrainierten!

▷ Hoher Energieverbrauch mit Nachbrenneffekt

Ausdauertraining ist ein Stoffwechsel-Booster: Auch im Anschluss an eine Trainingseinheit ist dieser noch über Stunden deutlich aktiver. Dieser Nachbrenneffekt fördert alle gesundheitsfördernden und schlank machenden Effekte (das funktioniert übrigens auch mit Krafttraining).

Auch ganz praktisch: Selbst bei moderaten Ausdauerbelastungen kommen einige Hundert Kalorien pro Stunde zusammen – verbrauchte Energie, die die positiven Effekte der Fastenintervalle verstärkt und beschleunigt.

IST AUSDAUERSPORT NICHT SCHÄDLICH, WENN ICH AUCH KRAFTTRAINING ZUM MUSKELAUFBAU MACHE?

Prof. Geisler: Nein, keine Sorge – solange Sie beides sauber voneinander trennen und nicht in eine krasse Unterversorgung geraten, ist alles gut. Ausdauertraining bringt viele gesundheitliche Vorteile mit sich, die auch zum Abnehmen ideal sind. Und die Ihnen übrigens auch beim Krafttraining zugutekommen: Der Konditionsfaktor Ausdauer erhöht insbesondere in seiner Ausgestaltung als Kraftausdauer, die Sie bei der WOMEN'S HEALTH Diät vor allem in den Kraft-1-Einheiten trainieren, Ihre Leistungsfähigkeit auch beim Muskelaufbau-Training. Und umgekehrt übrigens auch. Das liegt daran, dass Ausdauersport unter anderem Ihre Durchblutung verbessert und den Stoffwechsel aktiviert, bis hin zur Bildung neuer Zellkraftwerke, was alle Organe und Zellen des Körpers besser versorgen hilft. Ihr Puls und auch Ihr Blutdruck sinken langfristig, Ihre Lungenfunktion verbessert sich und auch Ihr Immunsystem erfreut sich allerbester Gesundheit.

Kapitel 4

▷ Auch Intervallfasten verbessert die Ausdauerleistung!

So ein glücklicher Zufall: Es sind nicht nur regelmäßige Ausdauerbelastungen, die die Wirkung von Intervallfasten unterstützen. Auch umgekehrt gilt: Intervallfasten verbessert die Ausdauer-Leistungsfähigkeit! Dies hat eine Untersuchung des Sportwissenschaftlers Prof. Dr. Kuno Hottenrott von der

Martin-Luther-Universität Halle-Wittenberg ergeben. In einer Studie mit über 80 Hobbysportlern führten alle Teilnehmer über zwölf Wochen ein intensives Trainingsprogramm durch. Eine Gruppe Probanden ernährte sich mit Intervallfasten (nach der 5/2-Methode), die andere Gruppe „normal" ohne Fasten. Das Ergebnis: In allen Belangen hatte die Gruppe der fastenden Probanden größere Fortschritte gemacht. So war etwa der Ruhepuls niedriger und die Steigerung der maximalen Laufgeschwindigkeit größer. Ein weiterer Effekt: Die fastende Gruppe hat auch deutlich mehr Gewicht verloren!

Die Ausdauereinheiten der WOMEN'S HEALTH Diät

Die Ausdauereinheiten der WOMEN'S HEALTH Diät verfolgen zwei Ziele: Sie sollen zum einen die Effekte des Intervallfastens maximal unterstützen und damit Ihrem Abnehmprojekt zugutekommen. Zum anderen sollen sie Ihnen ein möglichst ganzheitliches, alle Gesundheitseffekte einschließendes Training ermöglichen. Für beide Ziele sind zwei verschiedene Ausprägungen von Ausdauertraining geeignet:

Moderates Ausdauertraining (Ausdauer 1)

Diese Einheiten beinhalten das „klassische" Ausdauertraining in Form von mehr oder weniger längeren, moderaten Ausdauereinheiten. Diese zahlen vor allem auf den Fettstoffwechsel ein und pushen so die Effekte des Intervallfastens. Die **Ausdauer-1**-Einheiten dürfen Sie in Ihrer präferierten Sportart ausführen: Laufen, Radfahren, Schwimmen – Hauptsache, Sie trainieren über den angegebenen Zeitraum im richtigen Pulsbereich: Dieser sollte moderat ausfallen (zur Einschätzung siehe unten und rechts), damit sich die Wirkung auf den Fettstoffwechsel entfalten kann. Konkrete **Ausdauer-1**-Einheiten finden Sie auf Seite 203.

Prof. Geisler: Da jeder Puls individuell verschieden ist, kann eigentlich nur ein aufwendiger Belastungstest unter medizinisch-wissenschaftlicher Beobachtung genau sagen, wo Ihr optimaler Pulsbereich liegt. Und dann brauchen Sie fürs Training eine Pulsuhr. Es geht aber auch sehr viel einfacher – und meiner Meinung nach ist das mit der Zielsetzung, abnehmen zu wollen (und nicht etwa den deutschen Rekord über 10.000 Meter brechen zu wollen), vollkommen ausreichend: Der einfachste Gradmesser ist Ihre Atmung. Sie dürfen während des Trainings leicht außer Atem kommen, sollten sich aber grundsätzlich noch mit einem Trainingspartner unterhalten können. Wenn Sie ganze Sätze (auch keuchend) am Stück aussprechen können, ist die Belastung okay. Wenn Sie nur stoßweise einzelne Worte unterbrochen von tiefen Atemzügen rausbekommen, sind Sie zu intensiv unterwegs.

Intensives Ausdauertraining (Ausdauer 2)

Jetzt wird es schweißtreibender, dafür sind diese **Ausdauer-2**-Einheiten aber auch schneller wieder vorbei: Die kurzen, knackigen Trainingseinheiten nach dem HIIT- beziehungsweise Tabata-Prinzip treiben den Puls gezielt nach oben. Nichts mit moderat und betont langsam: Hier geht es um maximale Power. Der gesamte Bewegungsapparat kommt komplett in Wallung, der Puls ist hoch: So wird exzessiv Energie verbrannt, die

WOHER WEISS ICH, DASS ICH IN EINEM OPTIMALEN BELASTUNGSBEREICH MODERATE AUSDAUER TRAINIERE?

BELASTUNGSBEREICHE: WENN SIE ES GENAUER WISSEN WOLLEN

Neben der Atmung lässt sich der optimale Belastungsbereich genauer über den Puls ermitteln. Das ist allerdings aufwendiger, insbesondere wenn Sie eine professionelle

Leistungsdiagnostik durchführen wollen. Etwas einfacher geht das Ganze mit einem Pulsmesser wie einer Pulsuhr – dazu sollten Sie allerdings wissen, wie hoch Ihr Maximalpuls ist. Um diesen grob zu bestimmen, dient diese simple Formel für Frauen:

- Maximalpuls (HFmax) = 226 – Lebensalter

Für eine 35-jährige Frau beispielsweise kommen Sie so auf einen Wert von 226 – 35 = 191 Schläge pro Minute (ein ungefährer Wert, der durchaus ein Dutzend Schläge und mehr daneben liegen kann – die Formel ist wie gesagt nur grob aussagekräftig). Von diesem Maximalwert absteigend ergeben sich bestimmte Belastungsbereiche: Ideal für die Ausdauer-1-Einheiten der WOMEN'S HEALTH Diät ist ein Belastungsbereich irgendwo zwischen 65 und 75 Prozent der maximalen Herzfrequenz (HFmax). Im obigen Beispiel wäre das ein Belastungsbereich zwischen 124 und 143 Schlägen pro Minute.

Leistungszentren des Herz-Kreislauf-Systems gefördert und es kommt zu einem schön langen Nachbrenneffekt. Regelmäßig durchgeführt, sind diese Einheiten stark konditionsverbessernd. Geben Sie also Vollgas. Die Einheiten sind auch nicht lang, versprochen – aber sehen Sie selbst.

Kurz und intensiv: HIIT- und Tabata-Training

Keine Zeit kann keine Ausrede sein: Die Einheiten der **Ausdauer-2**-Einheiten sind nach maximal 25 Minuten vorbei.

Dabei deutet es der Name Hochintensitäts-Intervalltraining (kurz: HIIT) an: Diese Einheiten, von denen das Tabata-Training eine spezielle Ausprägung ist, lassen Ihr Herz wahrlich höherschlagen. Das erklärte Ziel: Sie geben Vollgas – und sind im Anschluss (ach was, schon während des Trainings) nicht mehr in der Lage, das Wort „Hochintensitäts-Intervalltraining" in einem Atemzug aussprechen zu können. Klingt krass, macht aber Spaß. Damit Sie sich eine solche Einheit besser vorstellen können, finden Sie an dieser Stelle ein paar Beispiel-HIIT-Abläufe – konkrete Workouts gibt es dann ab Seite 203:

- Tabata-Training: klassischerweise vier verschiedene Übungen mit je 8 Sätzen à 20 Sekunden voller Belastung, dazwischen immer 10 Sekunden Pause (rund 16 Minuten Trainingszeit);
- 2:1-Intervalle: beispielsweise vier verschiedene Übungen mit je 3 Sätzen à 60 Sekunden Belastung, dazwischen immer die halbe Zeit der Belastungsphase als Pause (hier also: 30 Sekunden Pause – insgesamt rund 17,5 Minuten Trainingszeit);
- Stufen-Sets: beispielsweise vier verschiedene Bodyweight-Übungen nacheinander ohne Pause; in Runde 1 je 60 Sekunden, in Runde 2 je 50 Sekunden, dann je 40 Sekunden, je 30 Sekunden und in Runde 5 je 20 Sekunden; zwischen den Runden 20 Sekunden Pause (rund 15 Minuten Trainingszeit).

SO KURZ UND HEFTIG – DAS SOLL AUSDAUERTRAINING SEIN?

Prof. Geisler: Jawohl, das ist Ausdauertraining! In den vergangenen Jahrzehnten wurde immer deutlicher, dass es neben klassischen Ausdauerbelastungen vor allem hochintensive kurze Intervalleinheiten sind, die einen teilweise noch größeren kardiovaskulären und damit die Ausdauer steigernden Effekt haben. Diese Trainingsform wird übergeordnet als HIIT (ein englisches Akronym für High-Intensity-Intervall-Training) bezeichnet. Ein bekannter Vertreter der HIIT-Bewegung ist der japanische Sportwissenschaftler Izumi Tabata, der vor über 20 Jahren Forschungsergebnisse zu diesem Thema vorgelegt hat und einer der bekanntesten HIIT-Varianten ihren Namen gibt: dem Tabata-Training. Insbesondere dazu liegen viele wissenschaftliche Studien vor, die die enorme Wirksamkeit des Trainings verdeutlichen und zeigen, dass der Effekt auf die Ausdauerleistungsfähigkeit unter bestimmten Bedingungen größer sein kann als durch klassisches Ausdauertraining der alten Schule. Kurzum: Ausdauertraining ist recht vielschichtig und weit mehr als „einfaches" Laufen oder Radfahren. Es ist gut, dass in der WOMEN'S HEALTH Diät verschiedene Formen der Ausdauerbelastung vorkommen.

Für die Umsetzung von HIIT- und Tabata-Workouts bieten sich – wie in der WOMEN'S HEALTH Diät – Bodyweight-Übungen ohne Zusatzgewichte an: der Sicherheit zuliebe und auch, damit die schnellen Wechsel vollzogen werden können. Für eine maximale Wirkung sind darüber hinaus Übungen ideal, die viele Muskeln gleichzeitig ansprechen und den Körper maximal bewegen: etwa von der kompletten Horizontalen in die Vertikale und zurück wie bei den Burpees (siehe Seite 164). Aber auch Hampelmann- oder sonstige Sprünge, Kniebeugen oder Liegestütze sind ideal.

Krafttraining: Pflege der Muskulatur als Langfrist-Invest für ein gesundes Schlanksein

Es gibt immer noch Frauen, die dem Thema Krafttraining ablehnend gegenüberstehen. Gehören Sie dazu? Dann ist es jetzt an der Zeit, dieses Ressentiment abzulegen.

KRAFTTRAINING ZUM MUSKELAUFBAU? BEKOMME ICH DA NICHT DICKE ARME UND SCHENKEL UND EIN BREITES KREUZ?

Prof. Geisler: Nein, da müssen Sie sich wirklich keine Sorgen machen. Frauen reagieren auf normale Reize zum Muskelaufbau grundsätzlich anders als Männer und gehen nicht „in die Breite". Das hat verschiedene Gründe und liegt zum Beispiel an der Hormonverteilung. Natürlich gibt es auch für Frauen die Möglichkeit, exzessiv Kraft zu trainieren und so in den Bodybuilding-Bereich vorzustoßen. Davon sind Sie mit dem Krafttraining, um das es in der WOMEN'S HEALTH Diät geht und das Sie im Übrigen sowieso unbedingt immer praktizieren sollten, aber wirklich meilenweit entfernt. Weder die hier vorgestellten Übungen noch die Trainingseinheiten sind darauf ausgerichtet, Ihnen dicke Muskeln wachsen zu lassen. Was sich aber mit der Zeit durch dieses moderate Muskelaufbau-Training optisch bemerkbar machen wird – und das sollte Ihnen recht sein: Es schärft die Konturen Ihres Körpers, macht diesen athletisch.

Denn egal, ob Sie abnehmen wollen oder nicht: Krafttraining ist essenziell wichtig – für Sie und jeden anderen Menschen auf diesem Planeten! Ein Hauptgrund dafür ist, dass Ihr Körper schon ab einem zarten Alter von 25 Lebensjahren damit beginnt, Muskulatur abzubauen. Bis zu drei Kilo Muskelmasse pro Lebensjahrzehnt können dabei flöten gehen. Wenn Sie in die Kategorie 30+ fallen, sollte dies allein schon Grund genug sein, die eine oder andere Trainingseinheit zu absolvieren. Denn was das für dramatische Folgen hat, wenn Sie nichts dagegen tun (für Ihre Figur und für Ihre Gesundheit!), können Sie aus den folgenden Ausführungen über die Bedeutung von Muskelgewebe für Ihren Körper entnehmen.

▷ Muskeln sind der weltbeste Fatburner.

Der wichtigste Grund für Abnehmwillige, um sich um Muskelmasse zu bemühen: Das Gewebe verbrennt massig Energie! Dies liegt daran, dass es rund um die Uhr aktiv ist. Egal, ob ein Muskel etwas zu tun hat oder nicht: Er verbraucht permanent Energie, um den Grundtonus, also die dauerhafte Spannung in der Muskulatur, aufrechtzuerhalten. So ist er stets in Bereitschaft für den Moment, wenn er gefordert wird. Dabei gilt die einfache Gleichung: Je mehr Muskelmasse Sie besitzen, desto mehr Energie (Kilokalorien) verbraucht Ihr Körper. Und desto höher ist die Wahrscheinlichkeit, dass Sie schlank werden beziehungsweise bleiben. Muskeln schützen also vor dem Zunehmen: Es gibt Studien, die Abnehmprojekte (herkömmlicher Diäten) begleiten und zeigen, dass nur mit Krafttraining ein Abbau der Muskulatur verhindert werden kann. Und damit ein gefürchteter Jo-Jo-Effekt, denn mit dem Verlust des Energie fressenden Gewebes geht auch immer eine Verringerung des Energieumsatzes des Körpers einher.

MUSKELGEWEBE IST SCHWER – WARUM SOLLTE ICH DAVON MEHR HABEN, UM ABZUNEHMEN?

Prof. Geisler: Die Schwere des Gewebes zeugt von Qualität! Die sich auch in Ihrem Spiegelbild bemerkbar macht, wenn Sie Muskeln haben. Wen interessieren da noch Zahlen auf der Waage? Aber im Ernst: Muskelgewebe ist aktives Gewebe. Alle Muskeln Ihres Körpers verbrauchen im Schnitt rund ein Viertel aller Energie, die Ihr Körper insgesamt umsetzt! Das ist weit mehr, als Sie durch ambitioniertes Training zusätzlich verbrauchen können. Aus diesem Grund lohnt es sich sehr für Sie, das energiehungrige Muskelgewebe zu hegen und zu pflegen. Mit jedem zusätzlichen Kilo Muskelmasse verbraucht Ihr Körper gut 50 Kilokalorien pro Tag mehr. Wenn Sie das aufs Jahr hochrechnen, kommen Sie auf knapp 20.000 Kilokalorien Mehrbedarf – diese Energiemenge entspricht beinahe drei Kilogramm Fettgewebe. Ein Kilo Muskeln, drei Kilo Fett – Sie verstehen? Mehr Muskelmasse bedeutet zusammengefasst dreierlei: Sie nehmen schneller ab, halten leichter Ihr Gewicht und können mehr essen, ohne zuzunehmen.

▷ Muskeln wärmen.

Eine gute Nachricht für das Frostbeulengeschlecht Frau: Muskelgewebe fungiert als Wärmekraftwerk! Es ist aktives Gewebe, in dem eine permanente Spannung aufrechterhalten wird. Somit verbraucht es rund um die Uhr Energie, und dabei fällt auch Wärme ab. Diese Wärme ist kein Energieverlust, sondern von der Natur so gewollt: Denn sie hält Sie auch bei Kälte warm und am Leben.

Nur die Muskulatur macht es möglich, dass Ihr Körper immer mit seiner Wohlfühltemperatur von rund 36 Grad Celsius versorgt ist. Wie sehr die Muskelspannung für den Temperaturhaushalt im Körper verantwortlich ist, spüren Sie zum einen, wenn Sie trainieren: Das Schwitzen bei Anstrengung (und damit erhöhter Muskelspannung) ist der spürbare Anstieg der Körpertemperatur. Zum anderen machen sich Ihre Muskeln als „Thermostat“ bemerkbar, wenn Sie frieren, Ihre lebenswichtige Körpertemperatur also abzusinken droht. Dann beginnen Sie zu bibbern und zu zittern – und spüren so das arbeitende Muskelgewebe: Es führt schnelle Kontraktionen durch, um Wärme zu erzeugen.

▷ Muskeln sehen gut aus.

Das Muskelkleid ist das attraktivste, das Sie anlegen können. Keine Angst, Sie mutieren nicht zur Schlamm-Catcherin, nur weil Sie regelmäßig auch Ihre Muskeln trainieren. Muskeln geben Ihrem Körper dieses gewisse „Shape“ – fest und ansehnlich und die natürlichen weiblichen Rundungen unterstützend.

▷ Muskeln schützen Ihren Körper.

Muskeln sorgen nicht nur für Bewegung, sie schützen zudem auch Knochen, Gelenke und Organe. Die Bauchmuskulatur etwa ist ein muskulärer Schutzpanzer vor den inneren Organen, wo im Bauchraum die Rippenbögen als knöchernes Korsett enden. Gelenkstabilisierende Muskulatur wiederum ist (besonders wenn sie trainiert ist) immer in Bereitschaft, Gelenke wie das Knie- oder Sprunggelenk zu schützen – zum Beispiel wenn Sie sich mal vertreten oder mit dem Fuß umknicken. Und manche Gelenke wie das Schulterhauptgelenk beispielsweise verdanken ihre große Beweglichkeit dem Umstand, dass sie fast ohne knöcherne Gelenkführung auskommen und nur durch die Kraft der umgebenden Muskulatur Halt haben.

▷ Muskeln verbessern die Körperhaltung.

Ausgewogenes Training schult die Muskeln am ganzen Körper und sorgt für eine grundsätzliche Körperspannung, die zu einer sauberen, aufrechten Körperhaltung führt. Eine angenehme Folge sind entlastete Gelenke inklusive eines entlasteten Rückens – eine gute Präventionsarbeit gegen Gelenk- und Rückenbeschwerden. Zudem gehen Sie auch optisch aufrechter durchs Leben, was Sie „stolzer" und schlanker erscheinen lässt.

MUSS ICH KEINE ANGST HABEN, DASS ICH MUSKELMASSE VERLIERE, WENN ICH INTERVALLFASTEN DURCHFÜHRE?

Prof. Michalsen: Nein. Das macht das Intervallfasten ja so viel besser als herkömmliche Reduktionsdiäten – bei denen Sie über einen längeren Zeitraum den Körper dann zum Angriff auf Muskeleiweiße zwingen. Ein solcher Effekt tritt nur bei intensivem Heilfasten über mehrere Tage oder Wochen auf. Nicht aber beim Intervallfasten! Hier sind die 16 Stunden ohne Nährstoffe einfach zu kurz, um den Körper dazu zu bringen, die eigene Muskulatur kannibalisierend zu verzehren.

Krafttraining mit Bodyweight-Übungen – immer und überall umsetzbar

Das Krafttraining der WOMEN'S HEALTH Diät ist gezielt einfach gehalten und soll von wirklich jeder Frau ohne Einschränkungen immer und überall durchzuführen sein. Deshalb kommen auch keine Gewichte oder sonstige Trainingsgerätschaften zum Einsatz (zu legitimen Hilfsmitteln aus der Umgebung siehe Seite 156), sondern ausschließlich reine Bodyweight-Übungen. Ihr Vorteil ist, dass sie nicht nur für Einsteiger geeignet, sondern zudem auch hochgradig alltagstauglich sind: Sie schulen natürliche Bewegungsabläufe des Körpers – und können dabei sogar effektiver sein als Übungen an geführten Geräten mit Gewicht. Der Grund: Um den Körper sicher frei im Raum bewegen zu können, sind zusätzliche Muskelfasern und auch viele weitere kleine Muskeln gefordert. Das Zusammenspiel einzelner Muskeln wird so gefördert. Selbstverständlich dürfen Sie aber zu Gewichten greifen – wenn Sie welche zu Hause haben, schon Mitglied in einem Fitnessstudio sind oder werden wollen.

Dass Sie zum Muskelaufbau nicht zwingend schwere Zusatzgewichte benötigen, sondern dass auch Eigengewichtsübungen ausreichend sein können, unterstreicht eine recht neue Studie der McMaster University aus Hamilton, Kanada: In dieser wurden Probanden verglichen, die klassisches Krafttraining mit höherem Gewicht bei weniger Wiederholungen durchführten, mit anderen Probanden, die viele Wiederholungen bei weniger Gewicht absolvierten. Das überraschende Ergebnis: Beide Gruppen hatten fast identische Muskelwachstumsergebnisse. Sie können also auch mit Eigengewichtstraining Muskelmasse aufbauen – wenn Sie entsprechend viele Wiederholungen machen. Der Muskelaufbau-Effekt ist am Ende davon abhängig, wie erschöpfend Sie einen Muskel trainieren.

Große Muskeln stehen im Fokus

Das Krafttraining der WOMEN'S HEALTH Diät berücksichtigt alle Muskelgruppen des Körpers. Denn nur ein ganzheitliches Training sorgt für ein attraktiv-athletisches Erscheinungsbild und verhindert, dass sich irgendwo Schwachstellen oder Disbalancen bilden. Im Fokus stehen dabei vor allem große Muskeln wie die Oberschenkel, das Gesäß, der Rücken und die Brustmuskulatur, die zusammengenommen den Löwenanteil der Körpermuskulatur ausmachen.

Wieso dieser Schwerpunkt? Große Muskeln bieten das größte Wachstumspotenzial und sind damit perfekt geeignet, um die Muskelmasse Ihres Körpers zu vermehren. Zudem verbrauchen große Muskeln auch deutlich mehr Energie als kleinere: Wer sie trainiert, erzielt also eine überproportional größere Wirkung auf die Energiebilanz – und einen Vorteil im Kampf gegen die Pfunde. Und vergessen Sie nicht: Die beschriebenen großen Muskeln wie Oberschenkel und Gesäß sind maßgeblich figurgebend: In trainiertem Zustand schenken sie Ihnen einen wunderschönen athletischen Body.

Raumgreifende Bewegungen für große Muskelketten

Auch das bringt Effektivität ins Training: Die WOMEN'S HEALTH Diät nutzt Übungen, die den Körper über biomechanisch große Hebel bewegt und dabei möglichst lange Muskelketten zur Arbeit zwingt. Beispiele für solche Übungen sind etwa das einarmige Reißen (siehe Seite 173), die Ausfallwechselschritte (Seite 165) oder die gesprungenen Kniebeugen (Seite 161). Derartige Übungen verbrauchen nicht nur sehr viel Energie, sondern fordern auch maximal viel Muskelmasse auf einmal – das erhöht die Effektivität des Trainings und sorgt für eine maximale Wirkung auf Ihr Abnehmziel. Doch auch aus funktionellen Gesichtspunkten sind Bewegungsabläufe über lange Muskelketten sinnvoll: Denn ein Muskel funktioniert immer nur im Einklang mit anderen Muskeln. Alles hängt mit allem zusammen, Sie erinnern sich an das Vorwort von Prof. Geisler. Die Bewegungsintelligenz Ihres Körpers wird geschult, was der Gesundheit Ihres Bewegungsapparats zugutekommt und eine gute Verletzungs- und Beschwerdeprävention darstellt.

Die Krafttrainingseinheiten der WOMEN'S HEALTH Diät

Den Ausführungen bis hierhin können Sie entnehmen, was das primäre Ziel des Krafttrainings im Rahmen der WOMEN'S HEALTH Diät ist: Es geht darum, Ihre Muskelmasse zu erhalten und auszubauen! Zudem soll auch ein wenig der große Verbrennungsmotor namens Muskelgewebe angeschmissen werden, um das Herz-Kreislauf-System und den Stoffwechsel zu fordern und damit die Verbrennung von Körperfett anzukurbeln. Diesen Zielen dienen die folgenden Workout-Einheiten.

Moderates Krafttraining (Kraft 1)

Die moderaten Krafttrainingseinheiten, fortan Kraft-1-Einheiten genannt, sollen die Muskulatur vorrangig aktivieren, ohne diese vollends zu erschöpfen. Das oberste Ziel dieser Einheiten ist, mit dem muskulären Verbrennungsmotor Gas zu geben, um auf diese Weise einen entsprechenden Impuls auf den Stoffwechsel zu geben. Gleichzeitig helfen diese Einheiten dabei, Ihre Muskulatur zu erhalten und dabei alle konditionellen Fähigkeiten inklusive der Grundlagen-Kraftausdauer zu verbessern. Letztere stellt ihrerseits eine wichtige Basis dar für die intensiven Kraft-Muskelaufbau-Einheiten (Kraft-2-Einheiten).

Zum Einsatz kommen Zirkel- und Sequenztraining

Um die genannten Ziele zu erreichen, bieten sich zwei Trainingsformen an: das Zirkeltraining sowie das Sequenztraining. Beim Zirkeltraining absolvieren Sie die in einem Workout zusammengestellten Übungen alle nacheinander. Nach einer kleinen Pause folgen dann ein oder mehrere weitere Durchgänge.

Das Sequenztraining ist etwas komplexer aufgebaut – dabei aber eine wunderbar vielseitige Möglichkeit, die Muskulatur zu aktivieren und an der Kraftausdauer zu arbeiten. Es vereint Elemente des Krafttrainings (hier in Form von Bodyweight-Übungen) und des Ausdauertrainings (hier in Form von wiederkehrenden Lauf-Intervallen). Dieses Mischtraining durchbricht Trainingsroutinen und macht nicht nur Spaß, sondern fordert den Körper auch schön ganzheitlich. Selbst solche Dinge wie Beweglichkeit oder Koordinationsvermögen werden geschult. Ein Beispiel-Schema für ein Sequenztraining:

- ▷ 10 Minuten einlaufen
- ▷ 1 Satz oder mehrere Sätze von 3 Übungen (zum Beispiel Kniebeugen, Liegestütze, Crunches)
- ▷ 10 Minuten laufen
- ▷ dieselbe Einheit mit den 3 vorherigen (oder anderen) Übungen
- ▷ 10 Minuten laufen
- ▷ dieselbe Einheit mit den 3 vorherigen (oder anderen) Übungen

Sie können das Sequenztraining auch mit Radfahren oder Schwimmen ausführen, allerdings sind die Wechsel zwischen den Bodyweight-Übungseinheiten und diesen Sportarten nicht ganz so geschmeidig umzusetzen wie mit einfachem Laufen.

Sowohl Zirkeltraining als auch Sequenztraining sollten wie gehabt Übungen umfassen, die große Muskeln im Fokus haben und bewusst den gesamten Körper einschließen. Konkrete Workouts für diese Kraft-1-Einheiten finden Sie auf den Seiten 207 und 208.

Intensives Krafttraining (Kraft 2)

Jetzt aber – geht es ganz gezielt darum, Ihre Muskulatur zum Wachstum anzuregen. Denn Sie wissen ja: Ein Mehr an Muskeln führt zu einem Weniger an Körperfett! Im Zentrum dieser intensiven Krafttrainingseinheiten, fortan Kraft-2-Einheiten genannt, stehen wieder große Muskelgruppen, denn schließlich ist bei ihnen das Wachstumspotenzial ja besonders groß. Zusätzlich berücksichtigen die Übungen aber auch, dass kleinere Muskeln als Hilfsmuskeln aktiviert werden. Denn auch sie sollen natürlich geschult werden und Wachstumsimpulse erhalten. Beispiele für solche Hilfsmuskeln sind der Armbeuger (Bizeps) beim umgekehrten Rudern (siehe Seite 200) oder der Armstrecker (Trizeps) bei den Liegestützen (siehe Seite 187). Zur Workout-Gestaltung des intensiven Krafttrainings bietet sich klassisches Stationstraining an: Sie absolvieren erst mehrere Sätze einer Übung, bevor Sie zur nächsten Übung wechseln.

KANN ICH MEIN KRAFTTRAINING NICHT IRGENDWIE INTENSIVER MACHEN, WENN ICH SCHON KEINE GEWICHTE NUTZE?

Prof. Geisler: Oh ja – zu dem Thema lassen sich Regalreihen an Büchern füllen. Doch fürs Erste sollen zwei Dinge genügen, die beim Krafttraining der WOMEN'S HEALTH Diät gezielt berücksichtigt werden: erstens die Zeit, die ein Muskel arbeiten muss (die sogenannte „time under tension", also „Zeit unter Spannung"). Sie haben sicher eben von der Studie der Kollegen an der McMaster University gelesen (siehe Seite 146) – erschöpfend trainieren können Sie Ihren Muskel auch über die Zeit, nicht nur über hohe Gewichtsimpulse: Versuchen Sie mal, 5 Minuten lang Wandsitzen durchzuhalten (wer's schafft, der geb ich einen aus!). Zweitens gibt es ganz gezielte Intensivierungsmöglichkeiten. Zu solchen kleinen Tricks gehören die Supersätze und vor allem das Ausbrennen – beides findet im Krafttraining der WOMEN'S HEALTH Diät Anwendung, siehe die Ausführungen dazu gleich hier.

Zusätzliche Intensivierungstechniken

Jedes Workout sollte das Maximum aus Ihren Muskeln herausholen, damit diese auch schön zum Wachsen animiert werden. Die WOMEN'S HEALTH Diät bedient sich hier ein paar zusätzlicher kleiner Tricks. Effektiv ist die sogenannte Vorermüdung, bei der zum Beispiel ein größerer Muskel zunächst gezielt und isoliert gefordert wird, bevor er gemeinsam mit kleineren schwächeren Muskeln eine andere Bewegung ausführt. Die Hilfsmuskeln kommen ihm bei der zweiten Bewegung zu Hilfe, sodass der große Muskel wirklich bis zur Erschöpfung trainiert werden kann. Hier reicht also schon allein die planvolle Abfolge von Übungen.

Auch das Koppeln von Übungen wirkt intensivierend – wie bei den sogenannten Supersätzen, bei denen immer zwei Übungen ohne Pause direkt nacheinander ausgeführt werden. Schließlich gibt es noch eine weitere Methode auf dem Weg zur finalen Erschöpfung eines Muskels: das sogenannte Ausbrennen. Hinter dem martialischen Namen verbirgt sich am Ende nichts weiter als die Maßgabe, so viele mögliche Wiederholungen einer Übung zu absolvieren wie nur irgend möglich – abschließend im letzten Satz beziehungsweise in der letzten Runde eines Workouts. All diese Intensivierungstechniken finden Sie in ausgewählten Workouts der Kraft-2-Einheiten – die allesamt für Sie ab Seite 209 zusammengestellt sind.

Die perfekte Kombination aus Training & Fasten

Willkommen zu einem entscheidenden Moment in der WOMEN'S HEALTH Diät: Hier erfahren Sie, wie Sie die beschriebenen Trainingseinheiten optimal in Ihren Essens- und Fastenrhythmus einbauen! Jede der vier beschriebenen Trainingsformen hat einen idealen Zeitpunkt im Verhältnis zur Essensphase – wann der genau ist, zeigen die Erklärungen und Charts auf den folgenden Seiten.

Natürlich kann Ihre Tages- und Lebensplanung manchmal ganz anders aussehen, sodass vollkommen starre Trainingszeiten nicht wirklich realisierbar sind. Damit Sie trotzdem trainieren können, finden Sie zusätzliche alternative Zeiten für die jeweilige Trainingsart angegeben. Versuchen Sie, möglichst immer innerhalb dieser Zeiten zu bleiben. Über alle Trainingsformen hinweg gelten zudem die folgenden drei Grundregeln bei der Planung Ihres Trainings:

▷ Eine Stunde vor und nach einer Mahlzeit sollten Sie nicht trainieren.

▷ Beginnt Ihr geplantes Training zwei Stunden oder weniger vor einer Mahlzeit, nehmen Sie den trainingsbegleitenden Snack immer vor dem Training ein. Beginnt Ihr geplantes Training bis zwei Stunden nach einer Mahlzeit, nehmen Sie den trainingsbegleitenden Snack immer nach dem Training ein.

▷ Zwischen einem Snack, der der Energieversorgung vor einem intensiven Training dient, und dem Training selbst sollten nicht mehr als 30 Minuten liegen.

DARF ICH NICHT AUCH WÄHREND DER FASTENPHASE INTENSIVER TRAINIEREN?

Prof. Geisler: Meine Empfehlung: Lassen Sie's. Es gibt mehrere Gründe dafür, warum bei der WOMEN'S HEALTH Diät abgesehen von wirklich moderaten (Ausdauer-1-)Einheiten kaum dazu geraten wird, außerhalb der Essensphase zu trainieren. Ein Grund ist: Nach einem intensiven Muskelaufbau-Training zum Beispiel benötigen Körper und Muskulatur ZEITNAH nach der Belastung Nährstoffe, um die Wachstumsprozesse zu ermöglichen. Da wäre es blöd, wenn Sie nach dem intensivsten Muskeltraining Ihres Lebens 15 Stunden fasten, bevor die erste Kalorie wieder durch Ihren Mund schlüpft. Wenn Sie das nicht gerade immer so machen, wäre das zwar nicht schädlich fürs (kurzfristige) Abnehmen, aber nicht zielführend für den (für ein nachhaltiges Abnehmen wichtigen) Muskelaufbau. Ein anderer Grund: Auch zeitnah VOR intensiven Belastungen ist ausreichend und schnell verfügbare Energie hilfreich, um wirklich Ihr Bestes im Training geben (und so das bestmögliche Resultat erreichen) zu können. Auch hier wäre es bei den hochintensiven Ausdauer-2-Einheiten beispielsweise suboptimal, wenn Ihre Glykogenspeicher alle leer gelutscht sind.
Am Ende ist die WOMEN'S HEALTH Diät darauf ausgelegt, dass Sie langsam, aber stetig Körperfett verlieren und nicht in starke Unterversorgungszustände kommen wie bei herkömmlichen Diäten – was bei häufigem intensiven Training ohne Nährstoffversorgung passieren kann. Wenn Training in der Fastenphase, dann am ehesten kurz vor der Essensphase – so können auch Frühmorgen-Schwimmer weiter ihre Bahnen ziehen, wenn sie alsbald ein Frühstück hinterherschieben.

Die vier verschiedenen Trainingsformen haben aufgrund ihrer unterschiedlichen Ausprägungen und Wirkweisen jeweils unterschiedliche Zeiten (im Verhältnis zur Essensphase), an denen sie optimal wirken.

Die optimale Platzierung der Ausdauer-1-Einheiten

Das moderate Ausdauertraining (Ausdauer 1) führen Sie am besten etwa zwei Stunden vor dem ersten Essen Ihrer Essensphase auf nüchternen Magen durch. Auf diese Weise sorgen Sie gegen Ende der Fastenphase für den perfekten Push aller Zellreinigungs- und Fettabbauprozesse. Zu diesem Zeitpunkt sind die Glykogenspeicher eh schon (fast) leer und Ihr Körper ist gerade dabei, auf den für Ihre Abnehmambitionen wertvollen Fasten-/ Fettstoffwechsel umzuschalten und Ketone zu bilden. Die plötzliche Belastung beschleunigt diese Umstellung inklusive der Selbstreinigungsprozesse Ihrer Zellen enorm und intensiviert die Bemühungen des Körpers, Körperfettreserven abzubauen. Für das Ausdauer-1-Training im optimalen „Fettverbrennungspuls" achten Sie darauf, wirklich moderat zu trainieren und im lockeren Belastungsmodus zu bleiben.

Alternative Zeiten

Neben dem genannten optimalen Slot können Ausdauer-1-Einheiten praktisch rund um die Uhr durchgeführt werden. Eher ungünstig könnte ein Training direkt nach der Essensphase sein: Die Fastenprozesse werden auch so beschleunigt, allerdings werden Sie am nächsten Morgen möglicherweise von stärkerem Hunger geplagt als sonst – probieren Sie es bei Bedarf einfach aus.

VOR DER ESSENSPHASE GAS GEBEN UND SO DEN HUNGER AUSBREMSEN

Ein großer Vorteil von einer moderaten Ausdauereinheit (Ausdauer 1) vor Beginn der Essensphase: Die Sporteinheit bremst den im Laufe der Fastenphase und nach dem Aufwachen nochmals wachsenden Hunger wieder aus, sodass Sie den Rest der Zeit bis zur Essensphase leichter durchstehen! Alternativ können Sie da auch eine kurze intensive Ausdauereinheit (Ausdauer 2) durchführen.

IDEALE UND ALTERNATIVE ZEITEN FÜR DIE AUSDAUER-1-EINHEITEN

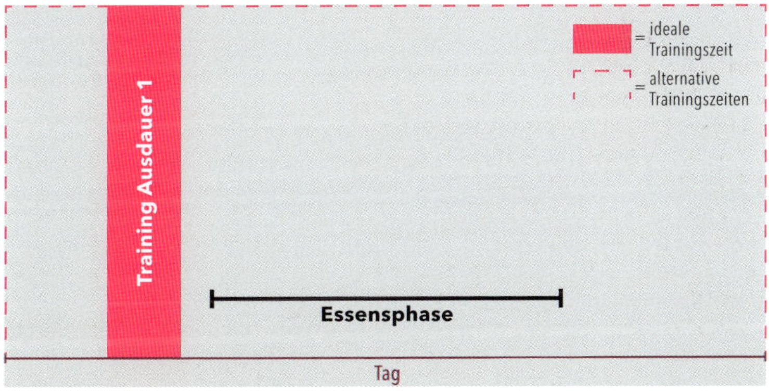

Die optimale Platzierung der Ausdauer-2-Einheiten

Was die Platzierung des intensiven Ausdauertrainings (Ausdauer 2) angeht, so gibt es zwei gute Zeitpunkte, die Sie für sich nutzen können: Entweder platzieren Sie die Ausdauer-2-Einheit mitten in der Essensphase, gern mit einem Snack vorweg: Auf diese Weise ist die Nährstoffversorgung für maximale Trainingspower garantiert. Diese können Sie gut brauchen, um die pulstreibenden, kardiovaskulär stark fordernden Ausdauereinheiten, die den Körper maximal in Schwung bringen, maximal viele Kalorien

Kapitel 4

verbrennen und einen langen Nachbrenneffekt erzeugen, bewältigen zu können. Auch wenn das Training nur kurz ist.

Alternativ können Sie die Ausdauer-2-Einheit auch wie das Ausdauer-1-Training vor Beginn der Essensphase durchführen – und zwar maximal spät, sodass das Training eine Stunde vor Beginn der ersten Nahrungsaufnahme endet. Diese Variante dient dem maximalen Push der Fastenprozesse – wird aber nicht maximal leistungsverbessernd wirken, weil Sie ohne Nährstoffe im Magen einfach keine Bestleistungen absolvieren können. Achten Sie also darauf, dass Sie wenigstens jedes zweite Mal die- Ausdauer-2-Einheiten wie eingangs beschrieben innerhalb der Essensphase absolvieren.

Weitere alternative Zeiten: Die Ausdauer-2-Einheiten können Sie innerhalb der Essensphase alternativ zu jedem Zeitpunkt durchführen. Einzige Regel (siehe auch Seite 150): Eine Stunde nach der ersten Mahlzeit und eine Stunde vor der abschließenden Mahlzeit sollte nicht trainiert werden – das Training also erst dann anfangen beziehungsweise rechtzeitig beenden.

IDEALE UND ALTERNATIVE ZEITEN FÜR DIE AUSDAUER-2-EINHEITEN

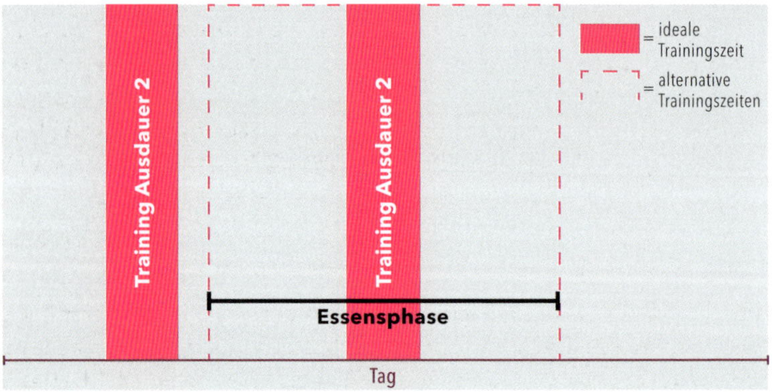

Die optimale Platzierung der Kraft-1-Einheiten

Das moderate Krafttraining gehört in die Essensphase – ein idealer Slot ist dabei etwa eine Stunde nach der ersten Mahlzeit, wenn der Körper wieder mit Energie geflutet ist. Die Einheit aktiviert die Muskulatur im ganzen Körper und regt vor Ort sämtliche Stoffwechselprozesse an: Dankbar nimmt das Gewebe Nährstoffe auf, und der Nachbrenneffekt des Trainings hält den Stoffwechsel aktiv über den nachfolgenden Tag – was Sie grundsätzlich auch ein wenig wacher machen sollte.

Alternative Zeiten

Die Kraft-1-Einheiten dürfen auch zu anderen Zeiten innerhalb der Essensphase stattfinden – beachten Sie aber die jeweils eine Stunde vor und nach einer Mahlzeit, in denen kein Training stattfinden sollte.

IDEALE UND ALTERNATIVE ZEITEN FÜR DIE KRAFT-1-EINHEITEN

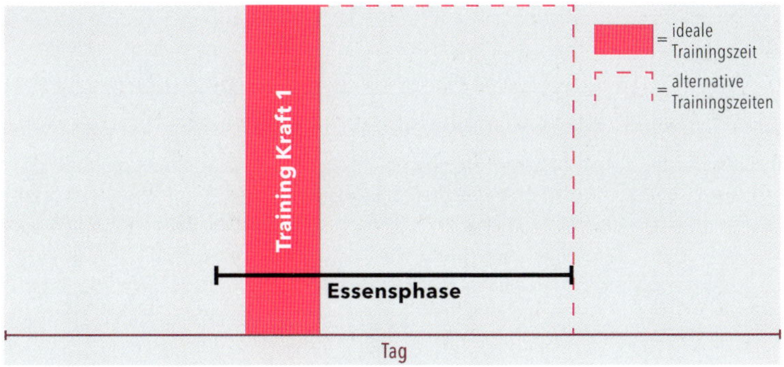

Die optimale Platzierung der Kraft-2-Einheiten

Diese intensiven Einheiten zum Muskelaufbau benötigen in jedem Fall eine rundum perfekte Nährstoffversorgung vorher wie nachher: Ideal ist der Zeitpunkt vor der abschließenden großen Mahlzeit der Essensphase. Nehmen Sie zudem etwa 20 Minuten vor dem Training einen energiereichen Snack zu sich. Die nachfolgende Mahlzeit hat dann idealerweise einen relativ hohen Eiweißanteil. Mit der Platzierung des intensiven Trainings im letzten Drittel der Essensphase profitieren Sie von einer optimalen Versorgungslage, und Sie profitieren zudem von einem Nachbrenneffekt weit über das Ende Ihrer Essensphase hinaus.

Alternative Zeiten

Für die Kraft-2-Einheiten gilt ebenso wie bei den Kraft-1-Einheiten: Sie gehören unbedingt in die Essensphase! Das Training kann also vor dem eben beschriebenen optimalen Zeitpunkt durchgeführt werden – frühester Beginn des Workouts ist eine Stunde nach der ersten Mahlzeit.

IDEALE UND ALTERNATIVE ZEITEN FÜR DIE KRAFT-2-EINHEITEN

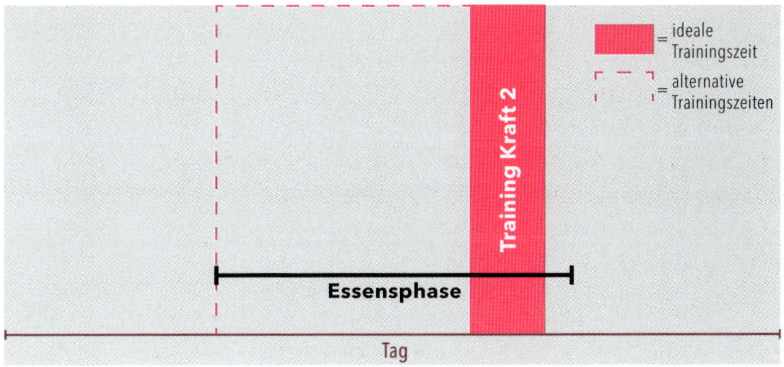

Kapitel 4

Trainingszeiten für verschiedene Fastenplanungen

Nachdem Sie die idealen Trainingszeiten der einzelnen Einheiten kennengelernt haben, bekommen Sie abschließend noch einen Extra-Service auf den Weg: Ein Überblick über die Platzierung aller Trainingseinheiten, abhängig von Ihrer gewählten Fastenplanung. Wie sieht Ihre Wunsch-Fastenphase aus, die Sie für sich umsetzen möchten?

TRAININGSPLANUNG FÜR DIE 14/10-FASTENMETHODE MIT DREI MAHLZEITEN

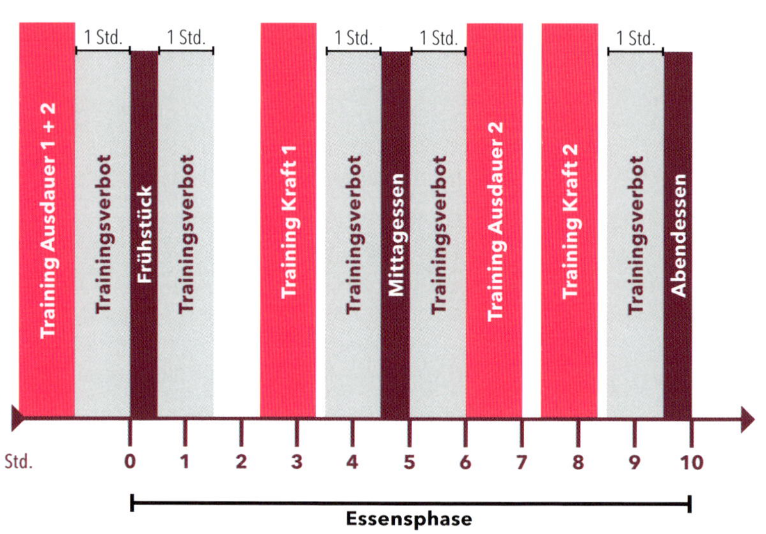

DIE 14/10-FASTENMETHODE MIT DREI MAHLZEITEN

Dies ist der „smoothe" Einstieg ins Intervallfasten, der am wenigsten Veränderungen in Ihrem Leben bringt (siehe dazu ausführlich Kapitel 1 ab Seite 22). Die vier Trainingseinheiten, die im Laufe einer Woche alle wenigstens einmal absolviert werden sollten, sind mehr oder weniger klar um die Mahlzeiten herum gruppiert.

TRAININGSPLANUNG FÜR DIE 14/10-FASTENMETHODE MIT ZWEI MAHLZEITEN

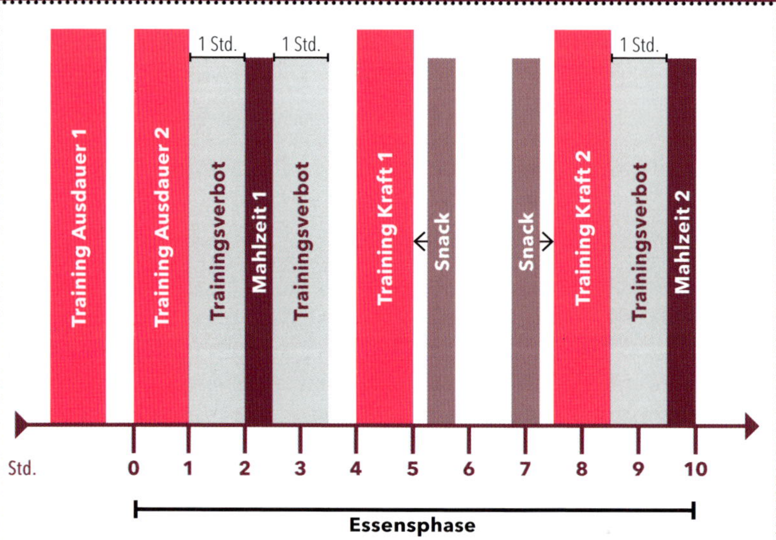

DIE 14/10-FASTENMETHODE MIT ZWEI MAHLZEITEN

Sie können sich auch bei der 14/10-Methode freiwillig dafür entscheiden, nur zwei Hauptmahlzeiten einzunehmen. In dem hier abgebildeten Beispiel fällt das Frühstück aus, zu Beginn der Essensphase nehmen Sie dann zum Beispiel nur einen Cappuccino zu sich. An Trainingstagen gehört zu den Einheiten in der Essensphase zwingend ein Snack dazu.

DIE 16/8-FASTEN-METHODE (MIT ZWEI ODER DREI MAHLZEITEN)

Die „echte", intensive Intervallfasten-Form kommt in der Regel mit zwei Hauptmahlzeiten aus. Sie können aber den Snack in der Mitte der abgebildeten Essensphase auch zu einer Mittagsmahlzeit machen (zu den Kompromiss-Typen siehe Seite 26).

TRAININGSPLANUNG FÜR DIE 16/8-FASTENMETHODE (MIT ZWEI ODER DREI MAHLZEITEN)

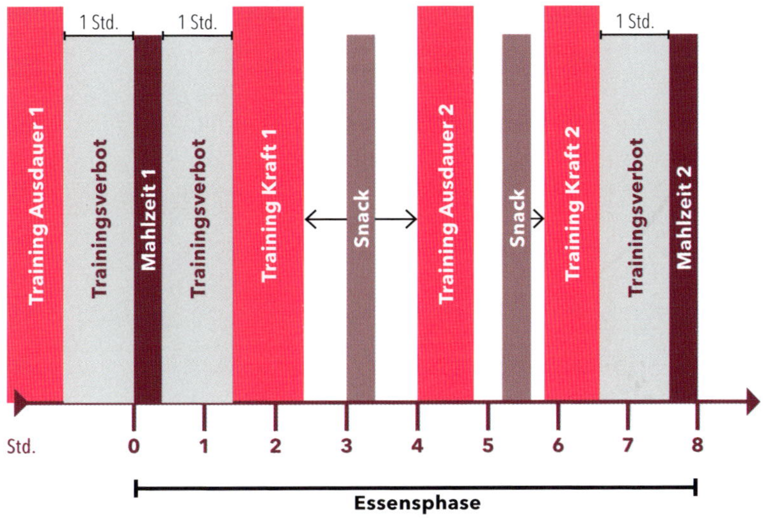

Übungen und Workouts zur WOMEN'S HEALTH Diät

Nachdem Ihnen die vorhergehenden Ausführungen alle grundsätzlichen Infos zum Training als den zweiten wichtigen Aspekt der WOMEN'S HEALTH Diät vermittelt haben, wird es jetzt eine Spur konkreter: Zum einen finden Sie hier 44 vielfältige und zielführende Bodyweight-Übungen, zum anderen komplette Workouts für die Ausgestaltung Ihrer Ausdauer- und Krafteinheiten. Los geht's mit den Übungen!

Die Übungen zur WOMEN'S HEALTH Diät

Von ganz leicht bis wirklich fordernd: Für jeden ist was dabei

Die WOMEN'S HEALTH Diät ist darauf ausgerichtet, sowohl völlige Einsteigerinnen als auch trainingserfahrene Frauen abzuholen und wirklich jede ans Ziel zu führen. Dabei ist dieses Buch natürlich kein Ratgeber für neue Höchstleistungen von Spitzensportlern – alles, was Sie bis hierhin und in der Folge in Sachen Training präsentiert bekommen, ist darauf ausgelegt, Ihr Abnehmvorhaben zu unterstützen und ganz nebenbei gesunde Bewegung in Ihren Alltag integrieren zu helfen.

Um eine grobe Orientierung zu geben, sind die folgenden Übungen in zwei Kategorien unterteilt: Übungen für Einsteiger und Übungen für

Fortgeschrittene. Diese Einteilung berücksichtigt einerseits die Frage, wie komplex eine Übung auszuführen ist. Andererseits geht es darum, wie sehr Ihre Gelenke bei der Ausführung belastet sein könnten. Das ist dann ein wichtiges Kriterium, wenn Sie (deutlich) mehr als 20 Kilogramm zu viel mit sich herumschleppen: Dann nämlich sorgt Ihr Körpergewicht für eine sehr hohe Belastung bei gleichzeitig noch nicht ausgebildeter Stabilität. Nachvollziehbar ist also, dass manche Übungen für wirklich Schwergewichtige oder Menschen, die ohnehin Gelenkprobleme haben, erst einmal nicht die erste Wahl sind – dementsprechend fallen diese deswegen auch unter die „Fortgeschrittenen"-Übungen. Sie dürfen diese Übungen aber gerne nach und nach in Ihr Training einbauen, wenn Sie sich sicherer fühlen. Denn tödlich sind sie natürlich auch für Schwergewichtige nicht – achten Sie nur bitte immer auf eine saubere Ausführung.

Bei den Übungsbeschreibungen sind Einsteigerübungen mit einer Hantel, die Fortgeschrittenenübungen mit zwei Hanteln gekennzeichnet.

ÜBUNGEN FÜR EINSTEIGER	ÜBUNGEN FÜR FORTGESCHRITTENE
▶ einfachere, leicht verständliche Bewegungsabläufe	▶ teils etwas komplexere Bewegungsabläufe, die möglicherweise etwas Trainingserfahrung bedürfen
▶ Übungen, die die Gelenke weniger belasten, deshalb für jede Gewichtsklasse geeignet	▶ Übungen, die potenziell etwas stärker die Gelenke belasten können, deshalb für stark Übergewichtige (> 20 Kilo zu viel) zunächst nicht die erste Wahl

Zu schwer oder zu leicht? Erlaubt ist (fast) alles!

Es kann natürlich vorkommen, dass Sie zu Beginn der WOMEN'S HEALTH Diät eine Übung oder einen Trainingssatz davon nicht schaffen oder durchhalten. Dann versuchen Sie einfach den Teil umzusetzen, der noch geht: Bei einer Übung kann das zum Beispiel bedeuten, eine Position einfach zu halten, anstatt die Bewegung weiter auszuführen. Wenn auch das nicht geht, pausieren Sie einfach für ein paar Sekunden. Einige Übungen bieten zudem Hinweise zur Erleichterung (vorzugsweise bei Fortgeschrittenenübungen) – greifen Sie bei Bedarf gerne darauf zurück.

Sie haben Trainingserfahrung und Ihnen sind die Übungen oder Programme nicht fordernd genug? Gut – bei einigen Übungen (vorzugsweise bei Einsteigerübungen) finden Sie Hinweise zur Intensivierung, die Sie gerne nutzen dürfen. Natürlich können Sie auch Ihre Trainingserfahrung einbringen und eigene Lieblingsübungen einbauen, eigene Workouts zusammenstellen oder Trainingsgerätschaften wie Zusatzgewichte verwenden. Auch Ihr ganz persönlicher Sport kann als Training dienen – ein knackiger Zumba-Kurs kann zum Beispiel gut als intensivere (Kraft-)Ausdauereinheit herhalten.

NUTZEN SIE ALLTAGSGEGENSTÄNDE UND IHRE UMGEBUNG ZU TRAININGSZWECKEN

Beim Blick auf die Übungen wird Ihnen auffallen, dass der eine oder andere Gegenstand Bestandteil von Übungen ist: Wasserflaschen, Handtuch, Stuhl, Stange beziehungsweise Tischkante … Nutzen Sie die Vorzüge solcher Dinge, die grundsätzlich immer und überall verfügbar sein sollten – denn Sie erreichen so mit einfachsten Mitteln, dass Übungen intensiver wirken.

ICH HABE KEINE TRAININGSERFAHRUNG. WORAUF MUSS ICH ACHTEN?

Prof. Geisler: Es gibt ein paar allgemeine Grundsätze, die für ein gesundes und zielführendes Training unerlässlich sind.

▷ Die erste Regel lautet: Nicht ohne ärztlichen Segen loslegen.
Führen Sie einen Gesundheits-Check beim Arzt durch – vor allem dann, wenn Sie gesundheitlich vorbelastet sind, extremes Übergewicht haben oder noch gänzlich ohne Trainingserfahrung sind. Sicher ist sicher.

▷ Die zweite Regel lautet: Ohne Schweiß kein Preis.
Training ist so gedacht, dass Sie zumindest etwas aus Ihrer Komfortzone kommen und Ihren Körper vor ungewohnte Belastungen stellen. Wir Wissenschaftler sprechen hier vom Trainingsreiz. Dies ist umso wichtiger, wenn Sie an der Infrastruktur Ihres Körpers arbeiten wollen, also nicht nur Kalorien verbrennen, sondern etwa Muskelgewebe aufbauen wollen. Das funktioniert nur, wenn der Körper wirklich zu Wachstum und Leistungsverbesserung gedrängt wird. Dann greift das sogenannte Superkompensationsprinzip: Der Körper wird mit steigenden Anforderungen leistungsfähiger. Wenn Sie schwitzen und/oder außer Atem kommen: Voilà, das ist Ausdruck des Trainingsreizes, dann machen Sie alles richtig.

▷ Die dritte Regel: Halten Sie Pausen ein.
Ihr Körper braucht Zeit zur Regeneration, bevor er wieder gefordert werden sollte. Je intensiver ein Workout, desto länger sollte diese Regenerationszeit sein – sonst funktioniert das mit der Superkompensation nicht. In der Regel sind 24 bis 48 Stunden optimal, bevor Sie ein und dieselbe Muskelgruppe wieder fordern oder ein und dasselbe Training wieder ausführen. Wenn Sie sich an die Pläne der WOMEN'S HEALTH Diät halten, sind Sie auf der sicheren Seite.

▷ Die vierte Regel: Einmal ist keinmal.
Natürlich zählt jeder Schritt. Aber Ihr Körper wird sich nur dann wunschgemäß verändern, wenn er merkt, dass Sie es ernst meinen und Ihre Trainingseinheit nicht ein versehentlicher Ausrutscher war. Regelmäßiges Training führt zum Erfolg – was für Leistungssportler gilt, gilt auch für Gewichtsreduktion. Wer mindestens drei-, besser vier- oder fünfmal pro Woche trainiert und sich im Laufe der Zeit steigert, sodass das Training immer ein bisschen fordernd bleibt, wird sehr schöne Erfolge feiern.

▷ Die fünfte Regel: Hören Sie auf Ihren Körper.
Sie wollen alles geben? Sehr gut! Aber bitte alles außer Ihrer Gesundheit und den Spaß an Training und Leben! Wenn Sie eines Tages mal angeschlagen sind, weil Sie schlecht geschlafen, am Vorabend gefeiert oder sich eine Erkältung eingefangen haben, dann treten Sie kürzer. Ideal ist, wenn Sie Ihr Training nicht (ganz) ausfallen lassen – und zur Not einfach nur spazieren gehen.

▷ Die sechste Regel: Bewegungsqualität geht vor Quantität.
Insbesondere wenn Ihnen eine Bewegung noch nicht vertraut ist, sollten Sie immer auf eine saubere Ausführung achten. Ihr Körper ist lernfähig, und wenn Sie eine Übung häufiger konzentriert und richtig durchführen, merkt er sich dieses Bewegungsmuster. Schwung ist übrigens auch ein schlechter Ratgeber, insbesondere für Einsteiger: Selbst wenn Sie auf Zeit eine maximale Anzahl an Wiederholungen schaffen wollen – Qualität geht immer vor!

▷ Die siebte und letzte Regel beschreibt das Erste, was vor jedem Training ansteht: ein Warm-up!
Vor jedes Training gehört ein Aufwärmprogramm! Warum? Es ist der Schutz schlechthin vor Verletzungen. Bei hohem Körpergewicht sind Sie anfälliger für Verletzungen, etwa an Gelenken. Aufwärmen macht Sie zudem leistungsfähiger. Und wer intensiver trainieren kann, nimmt schneller ab. Das Warm-up sollte wenigstens 5, besser 10 Minuten dauern und möglichst den ganzen Körper mit allen Gelenken aktivieren.

KNIEHEBELAUF

Pusht Kondition und Stoffwechsel.

ÜBUNG 1

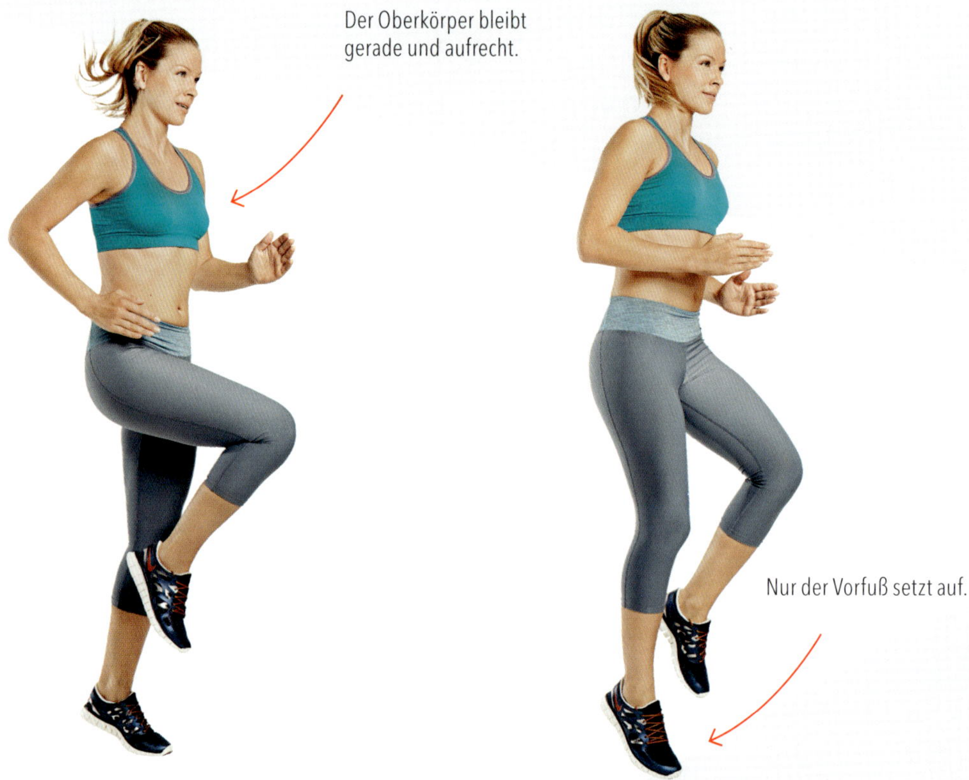

AUSFÜHRUNG

A • Hüftbreiter Stand. Die Arme neben dem Körper anwinkeln, die Finger strecken. Das rechte Knie so hoch wie möglich anheben und den rechten Ellbogen nach hinten ziehen. Den linken Arm dabei nach vorn führen.

B • Das rechte Bein sofort absetzen und das linke Knie hochziehen. Die Arme gegengleich mitführen: Der rechte Arm geht nach vorn, der linke nach hinten. Die Übung so schnell wie möglich wiederholen.

Zum Kennenlernen Heben Sie die Knie nur leicht an.

Zur Steigerung Führen Sie die Knie bis auf Brusthöhe und bewegen Sie sich auf diese Weise durch den Raum.

Kleine Hilfsmittel für größere Effekte Im Sand ausgeführt, trainiert diese Übung die Waden noch intensiver. Zudem werden die Fußmuskeln mehr involviert.

SEILSPRINGEN

Pusht Kondition und Stoffwechsel.

ÜBUNG 2

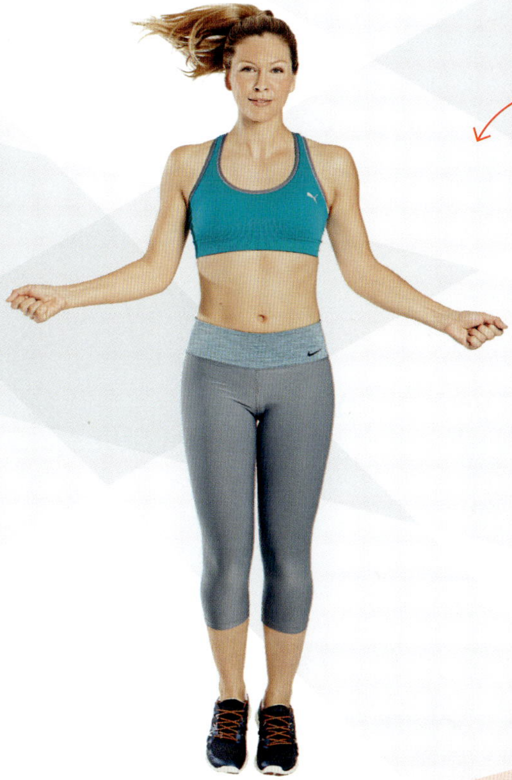

Die Schultern bleiben tief.

AUSFÜHRUNG

A • Enger Stand. Die Unterarme neben dem Körper seitlich anwinkeln, als ob Sie ein Springseil in den Händen hielten. Die Hände zur Faust ballen. Kleine, schnelle Sprungbewegungen auf der Stelle ausführen. Die Unterarme dabei dynamisch nach vorn drehen.

Zum Kennenlernen Heben Sie die Füße nacheinander leicht an, als ob Sie über ein Seil gehen wollten. Beginnen Sie mit dem rechten Fuß, im nächsten Durchgang startet der linke Fuß.

Zur Steigerung Ziehen Sie die Knie bei jedem Sprung in Richtung des unteren Bauchs.

Kleine Hilfsmittel für größere Effekte Verwenden Sie ein Stück Wäscheleine oder ein anderes schweres Band. Die Länge bestimmen Sie so: Stellen Sie sich mit beiden Füßen auf das Band und greifen Sie die Enden – diese sollten Ihnen bis zu den Achseln reichen.

HAMPELMANN

Pusht Kondition und Stoffwechsel.

ÜBUNG 3

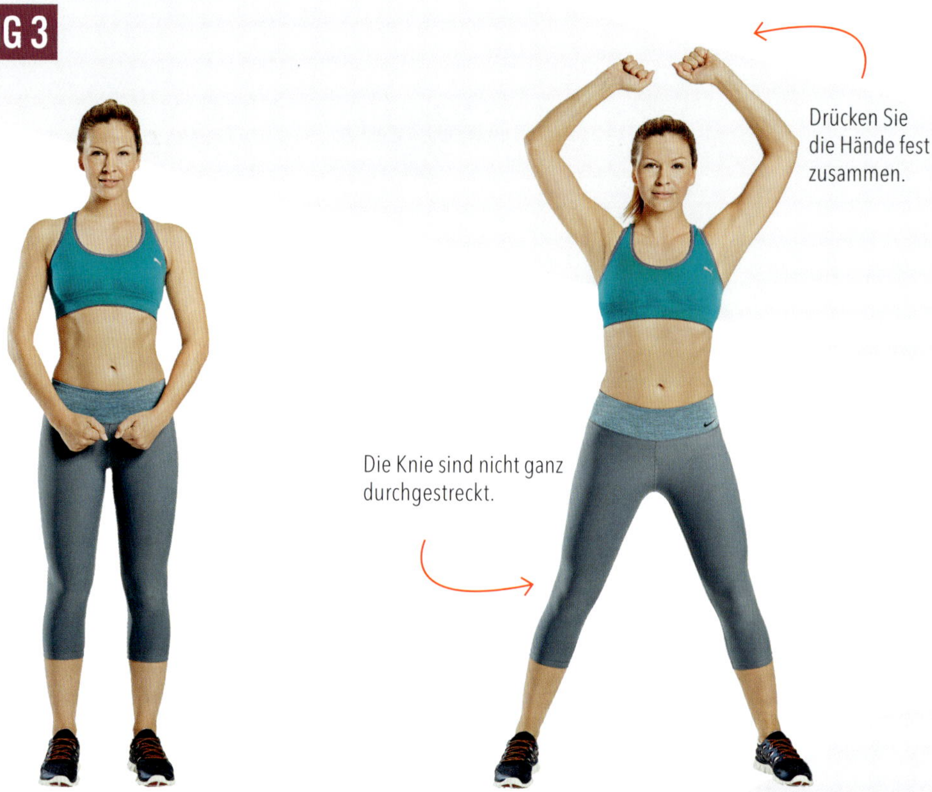

AUSFÜHRUNG

A • Hüftbreiter Stand. Die Hände auf Höhe des Beckens zur Faust ballen. Die Arme anspannen, der Oberkörper ist aufrecht.

B • Den Bauch anspannen und in eine Grätsche springen. Gleichzeitig die Arme über die Seite nach oben reißen, sodass sich die Hände über dem Kopf befinden. Sofort wieder zurückspringen. Den Ablauf so schnell wie möglich wiederholen. Der Oberkörper bleibt die ganze Zeit über aufrecht und gerade.

Zum Kennenlernen Stützen Sie die Hände in die Hüften.

Zur Steigerung Führen Sie die Arme gegengleich nach vorn und hinten, während Sie mit den Beinen weiter zur Seite springen – und umgekehrt. So fordern Sie Ihr Koordinationsvermögen noch mehr heraus.

Kleine Hilfsmittel für größere Effekte Suchen Sie sich zwei Markierungen auf dem Boden (zum Beispiel zwei Dielen), die Sie mit den geöffneten Füßen treffen müssen. Je größer der Abstand, desto intensiver die Übung!

GESPRUNGENE KNIEBEUGEN

Pushen Kondition und Stoffwechsel.

ÜBUNG 4

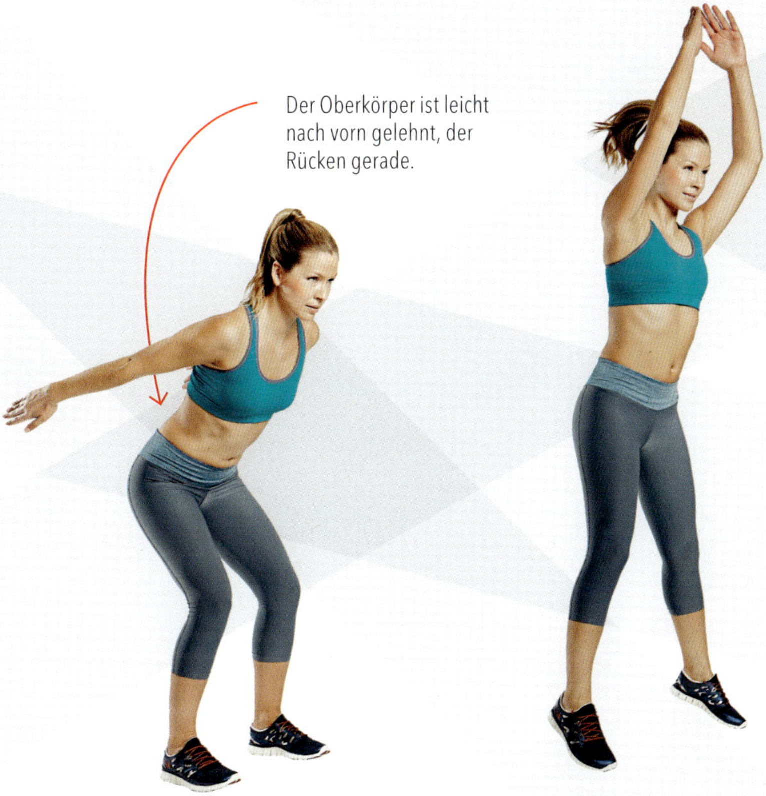

AUSFÜHRUNG

A • Hüftbreiter Stand. Die Beine leicht beugen, den Po nach hinten schieben. Den Bauch anspannen und die Arme gestreckt nach hinten führen. Die Handflächen zeigen zueinander. Achten Sie darauf, die Schultern unten und den Rücken gerade zu halten.

B • Mit beiden Füßen fest vom Boden abdrücken und senkrecht hochspringen. Die Arme zur Unterstützung nach oben mitschwingen.

• Sanft landen, in die Ausgangsstellung gehen und sofort zum nächsten Sprung ansetzen.

Zum Kennenlernen Heben Sie die Hände in der Sprungphase nur bis auf Brusthöhe an.

Zur Steigerung Gehen Sie in Position A tiefer in die Hocke.

Tipp Trainieren Sie barfuß im Sand! Dort verpufft ein Großteil der Energie, deshalb müssen die Muskeln mehr arbeiten. Also auf zum nächsten Spielplatz, (Indoor-)Beachvolleyball-Platz oder Baggersee.

BÄRENGANG

Pusht Kondition und Koordination.

ÜBUNG 5

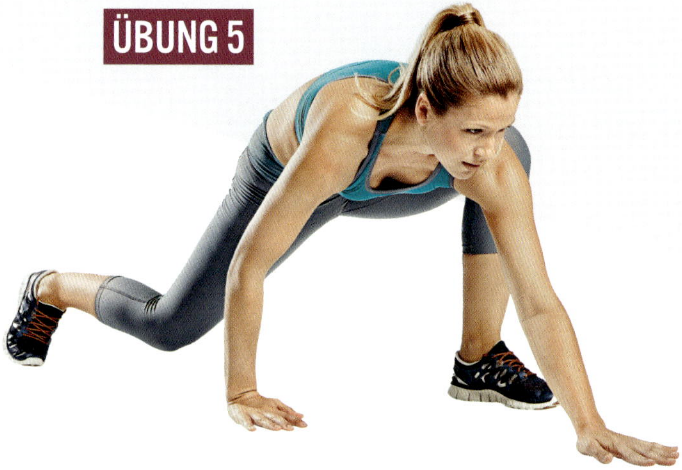

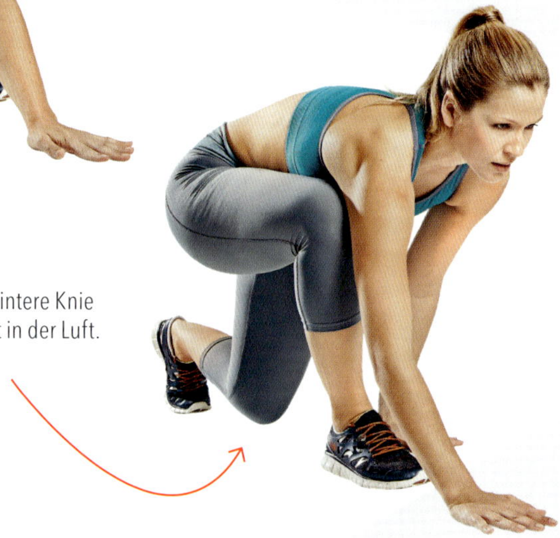

AUSFÜHRUNG

A • Auf die Knie gehen und die Hände unterhalb der Schultern aufstützen. Die Fersen aufstellen. Jetzt die linke Hand und den linken Fuß gleichzeitig einen Schritt nach vorn setzen. Dazu das linke Knie vom Boden lösen.

B • Nun die rechte Hand und den rechten Fuß gleichzeitig nach vorn setzen. Auf diese Weise zehn Schritte pro Seite nach vorn laufen. Dann die Übung rückwärts wiederholen, bis die Ausgangsposition erreicht ist.

Zum Kennenlernen Laufen Sie nur nach vorn.

Zur Steigerung Führen Sie die Übung beim Treppensteigen aus (wenn Sie mutig und Ihre Arme stark genug sind, dann steigen Sie so nicht nur treppauf, sondern auch treppab).

TIEFE SCHRITTSTELLUNG MIT KNIESTOSS

Pusht Kondition und Stoffwechsel.

ÜBUNG 6

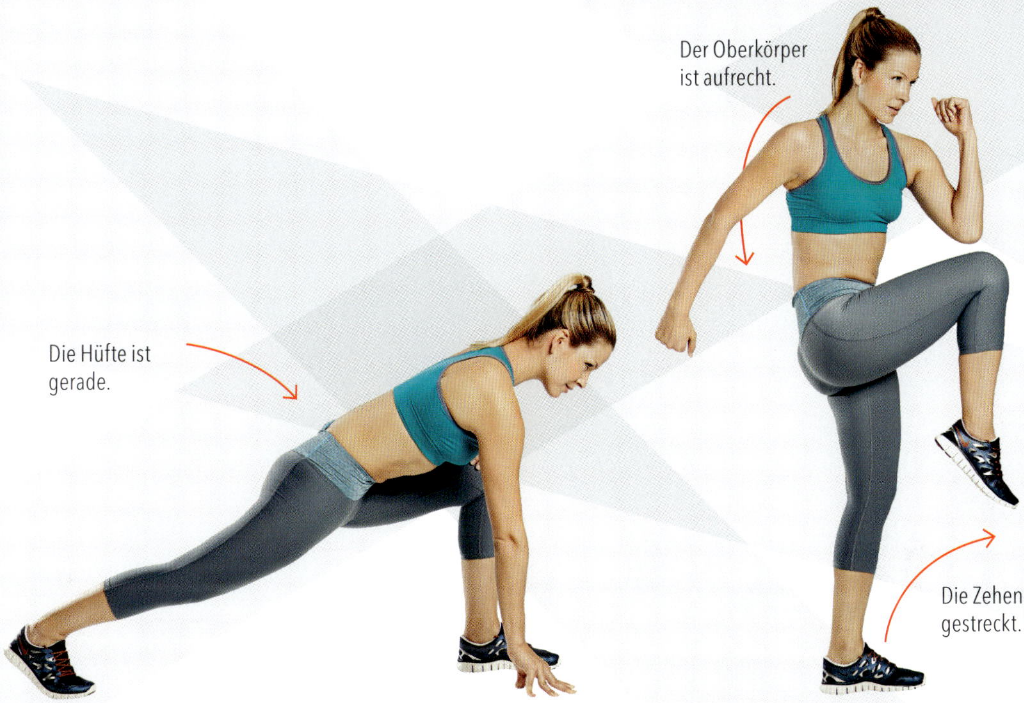

AUSFÜHRUNG

A • Schrittstellung. Der linke Fuß ist vorn. Den rechten Fuß so weit wie möglich nach hinten schieben und den Oberkörper so weit nach vorn beugen, dass die rechte Hand den Boden berührt. Das linke Bein ist gebeugt, der linke Unterarm auf dem Oberschenkel aufgestützt. Der Rücken bleibt gerade, der Blick geht zum Boden.

B • Das Gewicht auf den linken Fuß verlagern und das rechte Knie bis auf Bauchnabelhöhe hochziehen. Dabei den gesamten Körper aufrichten und das linke Bein durchstrecken. Den linken Ellbogen zum rechten Knie führen, dazu den Oberkörper leicht nach rechts drehen und vorbeugen. Der rechte Arm schwingt dynamisch nach hinten. Zurück zu Position A gehen. Nach den vorgegebenen Wiederholungen die Übung auf der anderen Seite noch einmal ausführen.

Zum Kennenlernen Starten Sie in der Schrittstellung, ohne das hintere Bein nach hinten zu schieben und den Oberkörper abzusenken.

Zur Steigerung Absolvieren Sie die Übung gesprungen.

BURPEES

Pushen Kondition und Stoffwechsel.

ÜBUNG 7

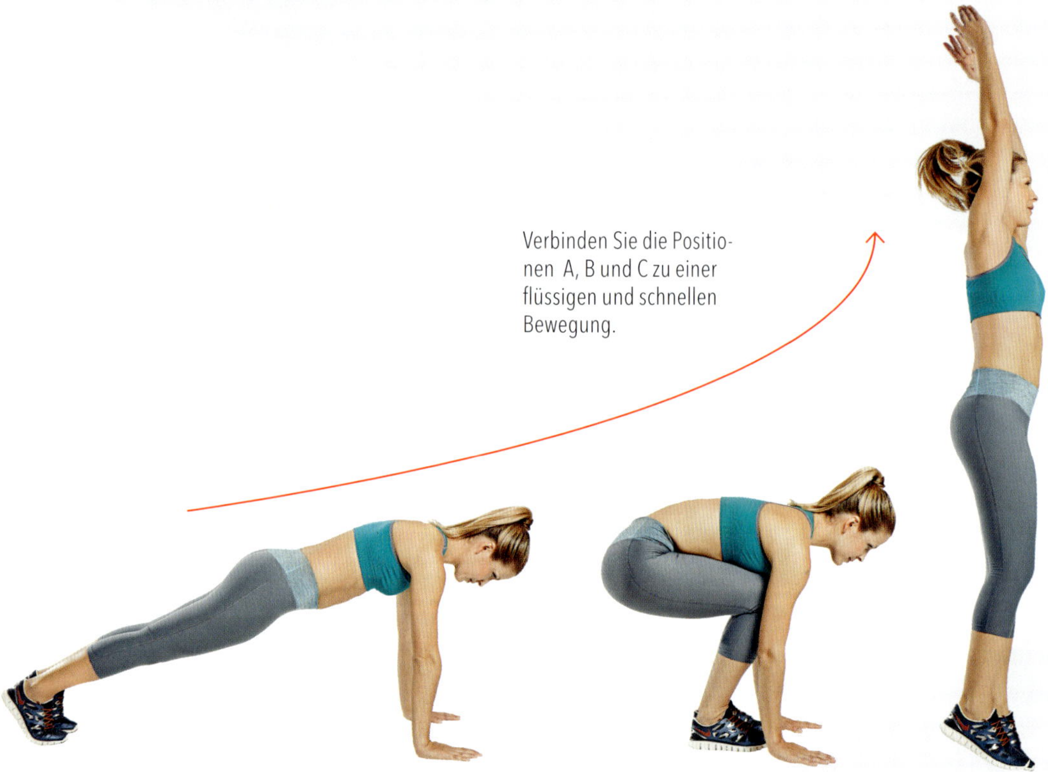

AUSFÜHRUNG

A • Eine Liegestützposition einnehmen: Die Handgelenke sind unter den Schultern, der Bauch ist angespannt. Den Blick zum Boden richten.

B • Mit beiden Füßen vom Boden abdrücken und zwischen die Hände springen.

C • In einer flüssigen Bewegung so hoch wie möglich senkrecht in die Luft springen. Dabei die Arme über die Seite mit nach oben führen. Nach der Landung sofort über Position B zurück in die Position A springen. Das Tempo ist durchgängig so hoch wie möglich.

Zum Kennenlernen Setzen Sie einen Fuß nach dem anderen in die Position B und verzichten Sie auf den Sprung.

Zur Steigerung Bauen Sie nach der Rückkehr zu Position A einen Liegestütz ein.

AUSFALLWECHSELSCHRITTE

Pushen Kondition und Stoffwechsel.

ÜBUNG 8

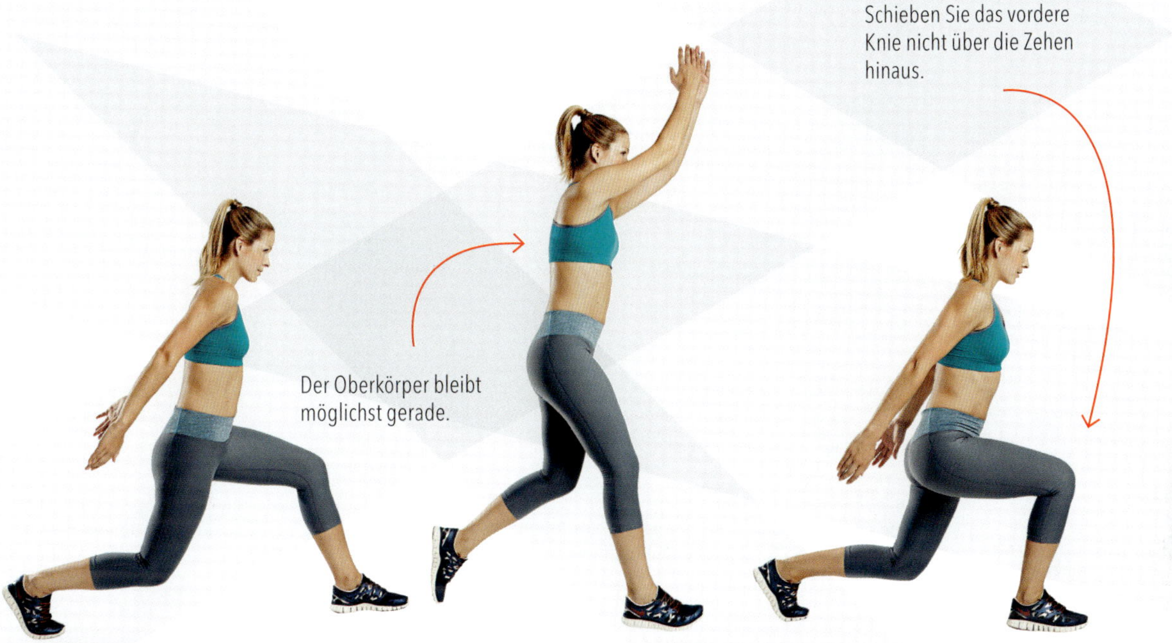

AUSFÜHRUNG

A • Schrittstellung, der linke Fuß ist vorn. Die Beine stark beugen, den Po absenken und den Oberkörper leicht nach vorn lehnen. Die Arme gestreckt nach hinten führen.

B • Fest vom Boden abdrücken und senkrecht in die Luft springen. Arme zur Unterstützung mit nach oben führen. In der Flugphase die Schrittstellung wechseln, der rechte Fuß landet also vorn.

C • Wieder tief in die Knie gehen, den Po absenken und direkt zum nächsten Schrittwechsel ansetzen.

Zum Kennenlernen Beugen Sie die Beine nur leicht.

Zur Steigerung Bauen Sie im Sprung eine Vierteldrehung nach links oder rechts ein. Auf diese Weise ist Ihr Koordinationsvermögen stärker gefordert.

Kleine Hilfsmittel für größere Effekte Je zur Hälfte gefüllte Wasserflaschen in beiden Händen halten und kräftig nach oben beziehungsweise unten führen – so müssen Arme und Schultern zusätzlich gegen die Bewegungsenergie des Wassers arbeiten.

HOHE TRITTE

Pushen Kondition und Stoffwechsel.

ÜBUNG 9

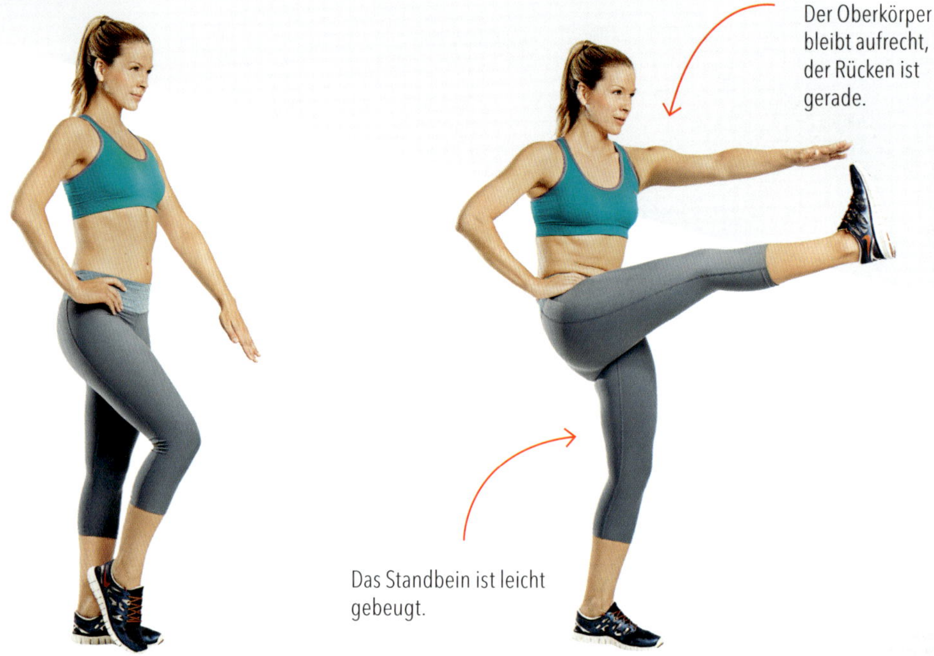

AUSFÜHRUNG

A • Enger Stand. Die rechte Hand ist bequem in die Hüfte gestützt. Die rechte Ferse vom Boden lösen, das Knie anwinkeln. Der linke Arm ist bis zu den Fingern gestreckt und zeigt schräg nach vorn unten.

B • Jetzt das rechte Bein gestreckt auf Hüfthöhe anheben und die Zehen zum Schienbein ziehen. Mit den Fingern der linken Hand die Zehen des rechten Beins zu berühren versuchen. Der Arm ist dabei parallel zum Boden. Das Bein wieder absetzen, die Ferse bleibt jedoch in der Luft. Nach den vorgegebenen Wiederholungen die Übung auf der anderen Seite ausführen.

Zum Kennenlernen Es ist kein Problem, wenn Sie das Bein nicht ganz so weit anheben können. Wichtig ist, dass der Oberkörper aufrecht bleibt.

Zur Steigerung Wechseln Sie direkt zur anderen Seite und erhöhen Sie das Tempo so weit, dass Sie automatisch Sprungbewegungen ausführen.

Kleine Hilfsmittel für größere Effekte Peilen Sie mit dem angehobenen Fuß einen festen Gegenstand wie eine Türklinke an. So erreichen Sie stets die gleiche Höhe.

GERADE STÜTZSPRÜNGE

Pushen Kondition und Stoffwechsel.

ÜBUNG 10

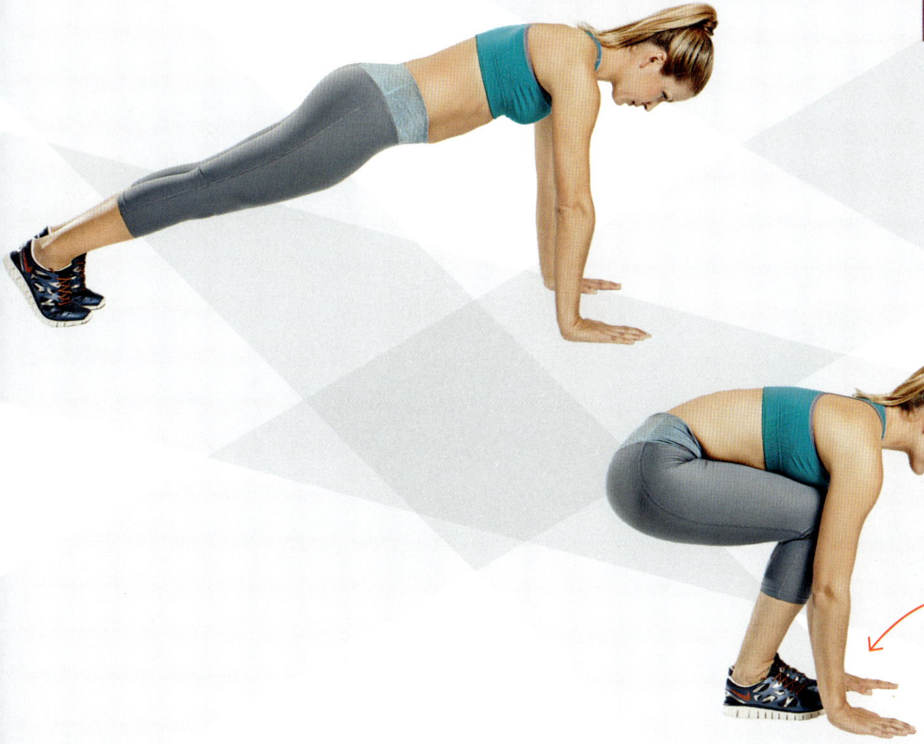

Die Füße landen hinter den Händen.

AUSFÜHRUNG

A • In die Liegestützposition gehen und die Hände mit gestreckten Armen unterhalb der Schultern platzieren. Überprüfen, ob der Körper eine gerade Linie bildet.

B • Mit beiden Füßen explosiv vom Boden abspringen, die Knie anziehen und die Füße direkt hinter den Händen aufsetzen. Sofort wieder abdrücken und zurück in die Ausgangsposition springen.

Zum Kennenlernen Setzen Sie einen Fuß nach dem anderen nach vorn beziehungsweise hinten.

Zur Steigerung Je schneller Sie werden, desto eher landen Sie vorn automatisch auf den Zehen. Das ist in Ordnung. Auch bei verkürzten Wadenmuskeln müssen die Fersen nicht zwingend ganz aufsetzen.

KNIEBEUGEN MIT KICK

Pushen Kondition und Stoffwechsel.

ÜBUNG 11

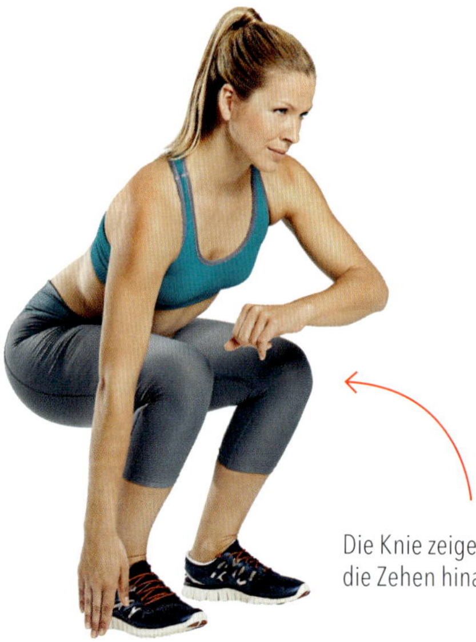

Die Knie zeigen nicht über die Zehen hinaus.

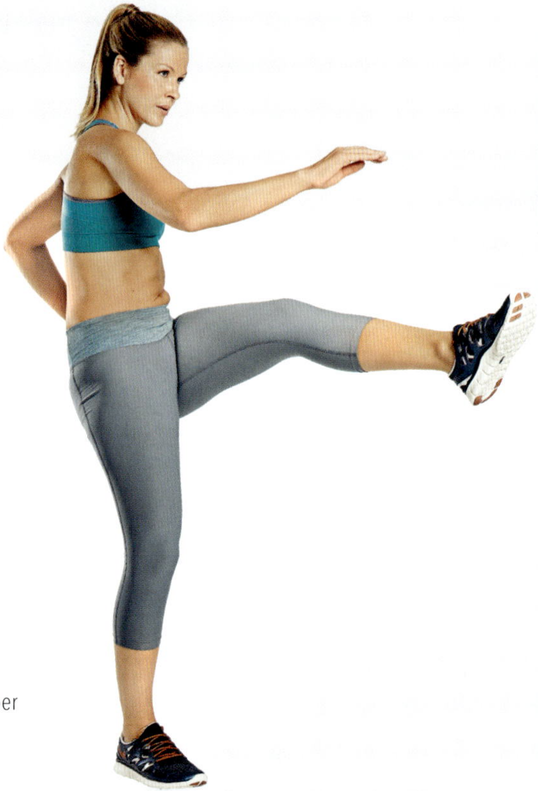

AUSFÜHRUNG

A • Hüftbreiter Stand. Die Beine stark beugen und den Po absenken, bis er sich auf der Höhe der Knie befindet. Der Oberkörper ist vorgebeugt. Mit den Fingern der rechten Hand auf den Boden tippen, den linken Unterarm vor der Brust halten.

B • Die Beine strecken und aufrichten. Mit dem linken Bein einen hohen Tritt nach vorn ausführen, den rechten Arm gegengleich mit nach vorn und den linken nach hinten führen. Wieder in die Ausgangsposition gehen und die Bewegungen zügig wiederholen. Nach den vorgegebenen Wiederholungen die Übung mit dem anderen Bein ausführen.

Zum Kennenlernen Bleiben Sie beim Tritt mit dem Fuß auf Schienbeinhöhe.

Zur Steigerung Führen Sie beim Aufrichten einen Sprungtritt aus.

STANDWAAGE MIT W-HEBEN

Formt den ganzen Körper.

ÜBUNG 12

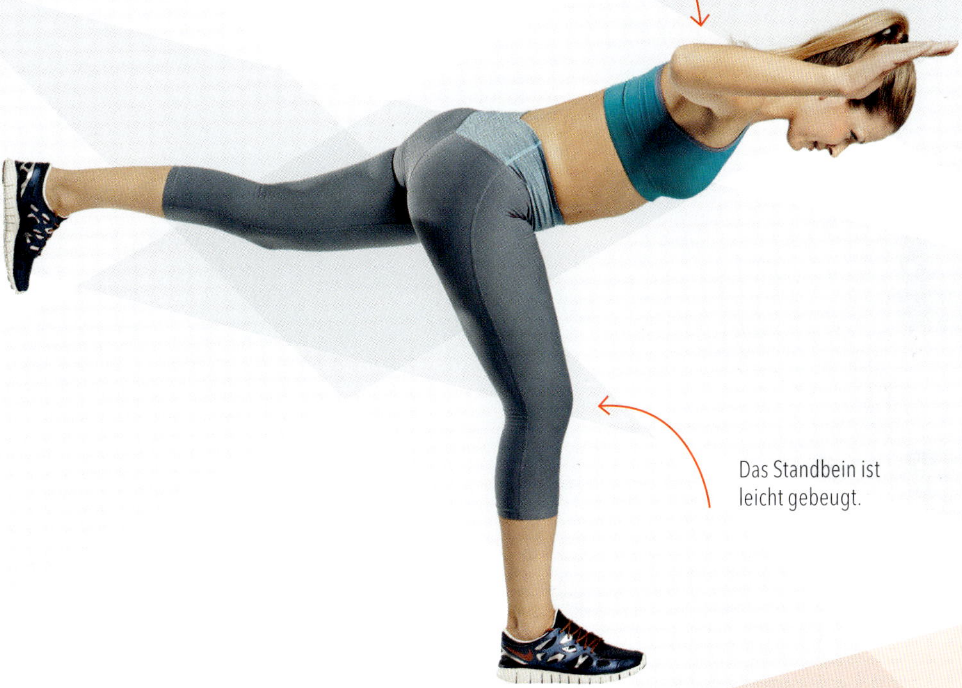

AUSFÜHRUNG

- Das Gewicht auf den rechten Fuß verlagern und das linke Bein so weit anheben, dass Sie eine deutliche Spannung im Po spüren. Gleichzeitig den Bauch anspannen und den Oberkörper nach vorn lehnen. Den Kopf in der Verlängerung der Wirbelsäule halten. Die Arme auf Schulterhöhe zur Seite ausstrecken und die Unterarme in Richtung Kopf anwinkeln, die Finger sind gestreckt. Jetzt die Arme in kleinen Bewegungen nach oben und unten führen. Nach den vorgegebenen Wiederholungen das Standbein wechseln und die Übung erneut ausführen.

Zum Kennenlernen Lassen Sie das zweite Bein ebenfalls auf dem Boden, nur die Zehen sind aufgestellt.

Zur Steigerung Strecken Sie die Arme nach vorn aus und ziehen Sie sie wieder in die Startposition zurück.

HEBE-TRITT-KOMBIS

Formen den ganzen Körper.

ÜBUNG 13

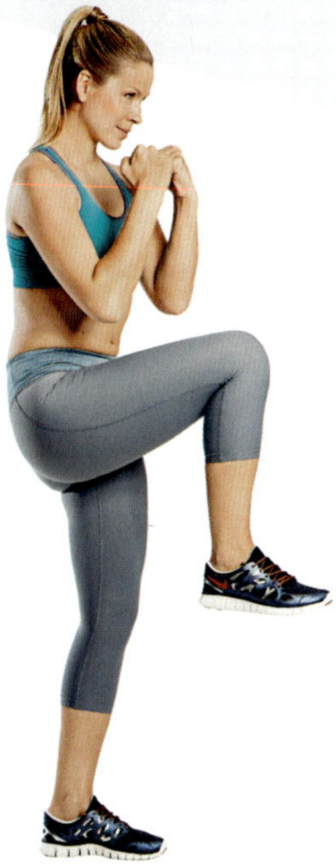

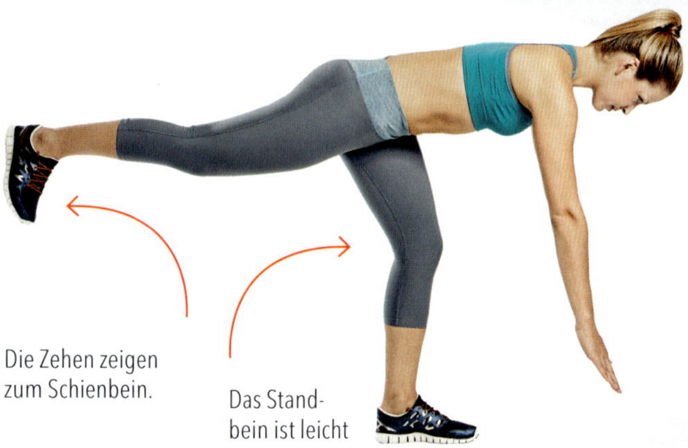

Die Zehen zeigen zum Schienbein.

Das Standbein ist leicht gebeugt.

AUSFÜHRUNG

A • Hüftbreiter Stand. Die Hände zu Fäusten ballen und unterhalb des Kinns halten. Die Ellbogen zeigen zum Boden. Das Gewicht auf das linke Bein verlagern. Das rechte Knie so hoch wie möglich ziehen, dabei auch die Zehen anziehen.

B • Aus dieser Position heraus mit dem rechten Bein weit nach hinten kicken und den Oberkörper nach vorn lehnen. Zur besseren Balance die Arme senkrecht nach unten ausstrecken. Achten Sie darauf, dass sich die Hüfte möglichst nicht nach außen dreht – dazu den Bauch fest anspannen. Sofort zurück in die Ausgangsstellung gehen. Nach den vorgegebenen Wiederholungen die Schrittstellung wechseln und die Übung erneut ausführen.

Zum Kennenlernen Halten Sie sich seitlich an einer Tischkante oder Stuhllehne fest.

Zur Steigerung Wechseln Sie das Standbein in einer Sprungbewegung – rechtes Knie zur Brust ziehen, in einem Wechselsprung das rechte Bein abstellen und das linke Bein nach hinten ausstrecken.

Kleine Hilfsmittel für größere Effekte Platzieren Sie ein Kissen (zum Beispiel auf einem Stuhl) so, dass Sie mit dem hinteren Fuß hineintreten können. Und das sollten Sie dann auch so kräftig wie möglich tun!

AUFGERICHTETE AUSFALLSCHRITTE

Formen den ganzen Körper.

ÜBUNG 14

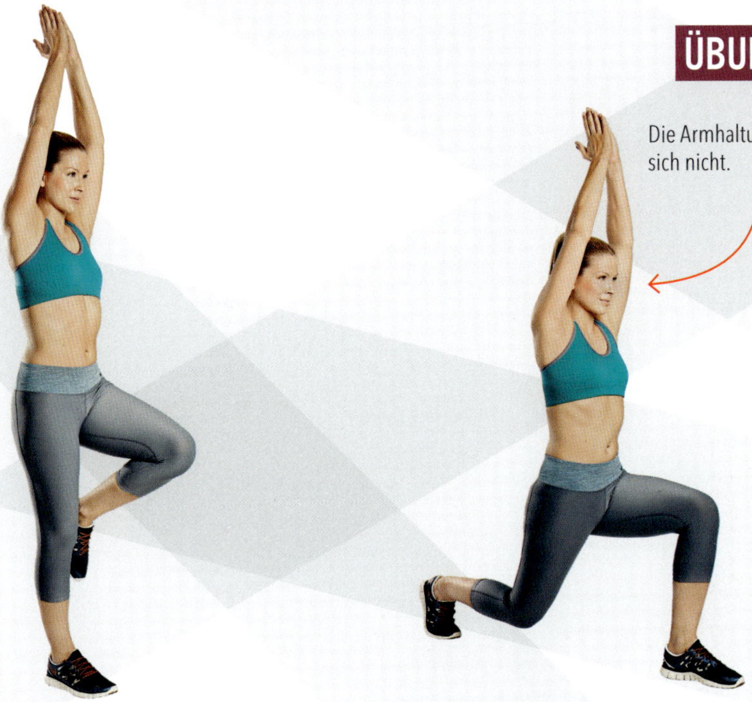

AUSFÜHRUNG

A • Enger Stand. Die Arme neben dem Kopf nach oben führen und die Handflächen zusammenlegen. Die Finger zeigen zur Decke. Nun das linke Knie anheben und die linke Fußinnenkante an die Innenseite des rechten Knies anlehnen.

B • Den linken Fuß in einem großen Schritt nach vorn absetzen. Den Po absenken und die Beine beugen, bis das hintere Schienbein parallel zum Boden ist. Sofort mit dem vorderen Fuß wieder vom Boden abdrücken und zurück in die Ausgangsstellung gehen. Den nächsten Schritt nach hinten setzen. Nach den vorgegebenen Wiederholungen das Standbein wechseln und die Schritte nach vorn und hinten mit dem rechten Fuß ausführen.

Zum Kennenlernen Strecken Sie die Arme auf Schulterhöhe seitlich aus.

Zur Steigerung Bewegen Sie sich „schrittweise" durch den Raum, indem Sie stets das hintere Bein nachziehen und in die angehobene Position bringen.

Tipp Trainierte Oberschenkel und Hüften sehen nicht nur gut aus, sie schützen auch vor Knieverletzungen! Eine Studie der University of Texas at Austin in den USA zeigte, dass Frauen in der zweiten Zyklusphase (also die Zeit nach dem Eisprung) anfälliger für Kniebeschwerden sind als sonst. Die Gründe sind eine veränderte Hormonzusammensetzung und eine erhöhte Nervenaktivität rund um das Knie.

SEITLICHE AUSFALLSCHRITTE MIT BEIDSEITIGEM DRÜCKEN

Formen den ganzen Körper.

ÜBUNG 15

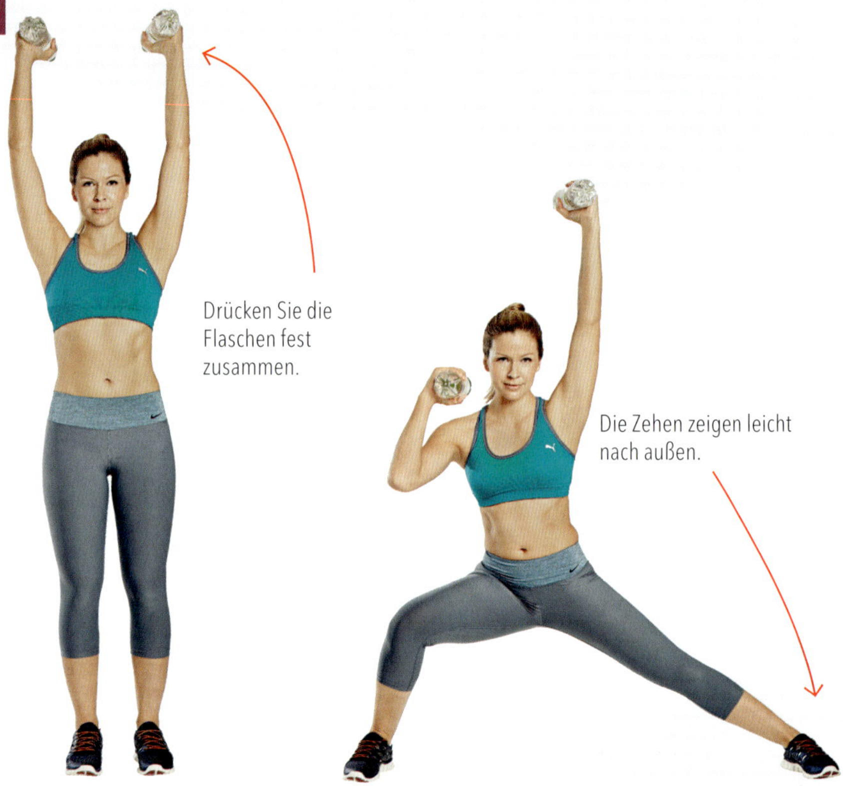

AUSFÜHRUNG

A • Hüftbreiter Stand. In beiden Händen eine kleine Wasserflasche halten. Die Arme senkrecht nach oben strecken und die Flaschen parallel zueinander halten. Den Bauch anspannen.

B • Mit dem rechten Fuß einen großen Schritt nach rechts setzen. Das rechte Bein beugen, das linke Bein bleibt gestreckt und der Po sinkt nach unten. Gleichzeitig den rechten Ellbogen absenken und die Flasche auf Ohrhöhe halten. Zurück zu Position A gehen und die Übung zur anderen Seite wiederholen.

Zum Kennenlernen Arbeiten Sie nur mit der Armspannung (ohne Flaschen). Dazu die Hände zur Faust ballen.

Zur Steigerung Führen Sie zunächst alle Wiederholungen zu einer Seite aus und wechseln Sie dann zur anderen.

EINARMIGES REISSEN

Formt den ganzen Körper.

ÜBUNG 16

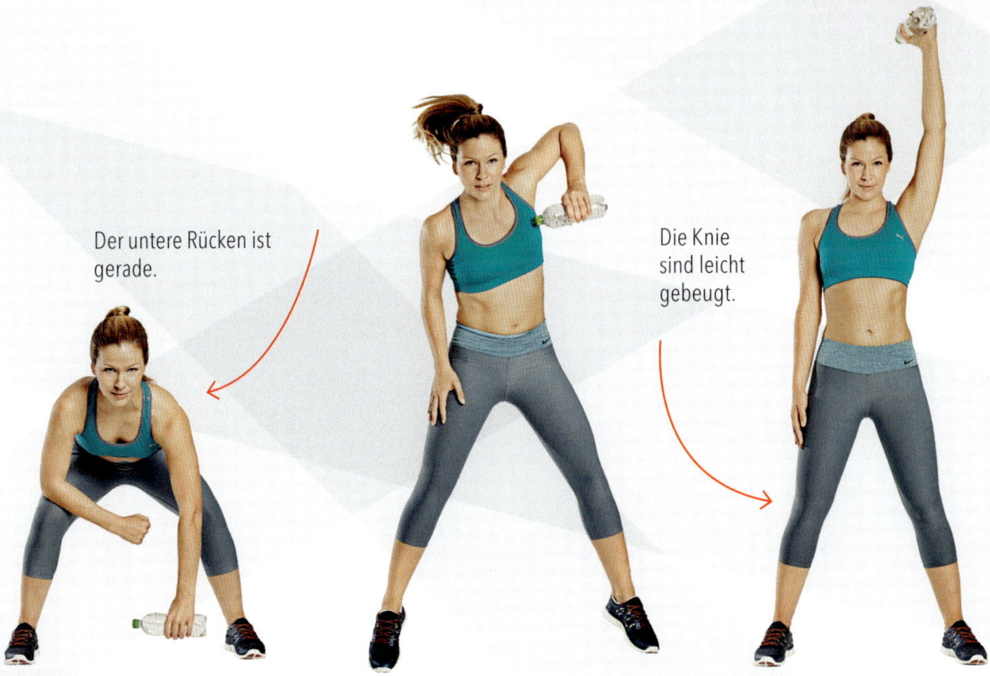

AUSFÜHRUNG

A • Breiter Stand. In der linken Hand eine kleine Flasche halten. Die Knie beugen, den Po absenken und den Oberkörper weit vorlehnen und mit dem rechten Unterarm auf dem rechten Oberschenkel oberhalb des Knies aufstützen. Den linken Arm gestreckt vor dem Körper halten. Die Handfläche zeigt nach hinten, die Flasche ist parallel zum Boden.

B • Explosiv aufrichten, sodass sich die Füße kurz vom Boden lösen. Dabei den linken Ellbogen so hoch wie möglich nach oben ziehen.

C • Im hüftbreiten Stand landen. Den linken Ellbogen absenken und den Arm senkrecht nach oben strecken. Zurück zu Position A gehen. Nach den vorgegebenen Wiederholungen die Übung mit dem rechten Arm wiederholen.

Zum Kennenlernen Heben Sie beim Aufrichten nur die Fersen an.

Zur Steigerung Füllen Sie die Flasche mit (nassem) Sand oder Kieselsteinen.

Die richtige Wahl Der University of Wisconsin (USA) zufolge sind gesprungene Umsetzübungen im Hinblick auf die Schnellkraft um 18 Prozent effektiver als Übungen ohne Sprung.

KNIEBEUGEN MIT ARMSTRECKEN

Formen den ganzen Körper.

ÜBUNG 17

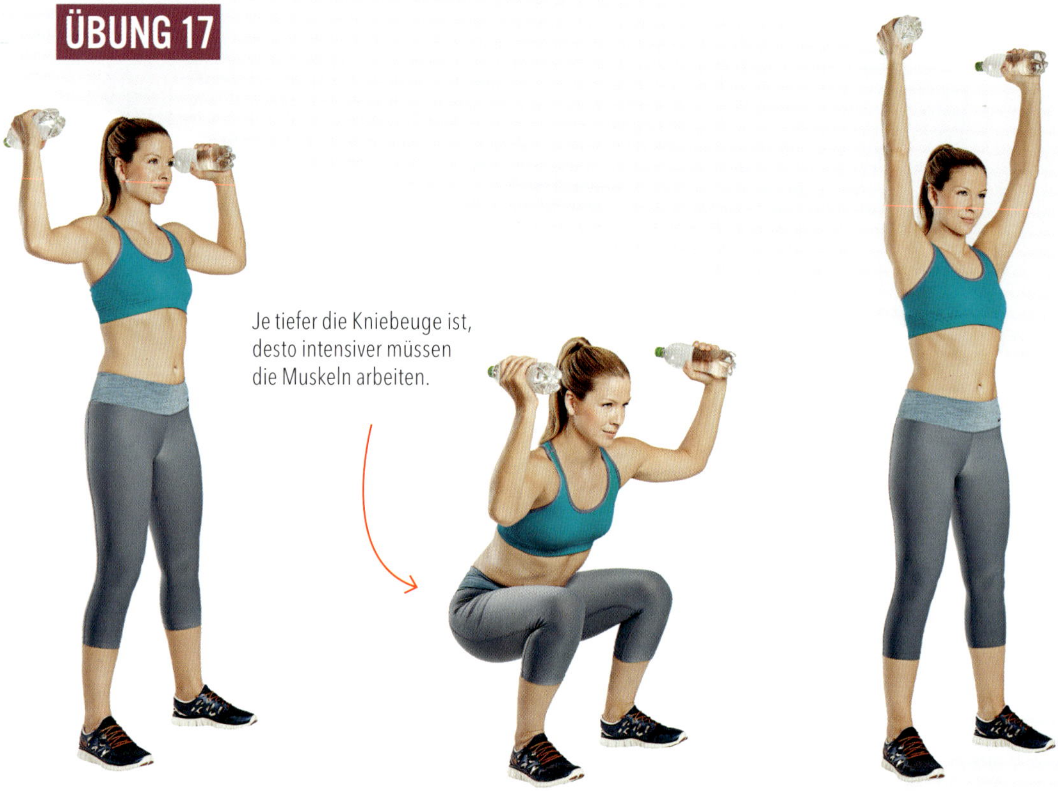

AUSFÜHRUNG

A • Etwas weiter als hüftbreit stehen. In beiden Händen eine kleine Wasserflasche halten. Die Arme auf Schulterhöhe zur Seite ausstrecken und die Unterarme anwinkeln. Die Handrücken zeigen nach außen.

B • Den Bauch anspannen und tief in die Hocke gehen. Den Po dazu weit nach hinten schieben und den Oberkörper leicht nach vorn lehnen. Auf einen geraden Rücken achten. Die Armhaltung ändert sich nicht.

C • Aufrichten, dazu die Beine dynamisch durchstrecken. Gleichzeitig die Wasserflaschen senkrecht nach oben drücken. Die Flaschen wieder absenken, zurück zu Position A.

Zum Kennenlernen Arbeiten Sie ohne Flaschen und ballen Sie die Hände stattdessen fest zur Faust.

Zur Steigerung Springen Sie in Position C hoch.

GANZE SEITENROLLEN

Formen den ganzen Körper.

ÜBUNG 18

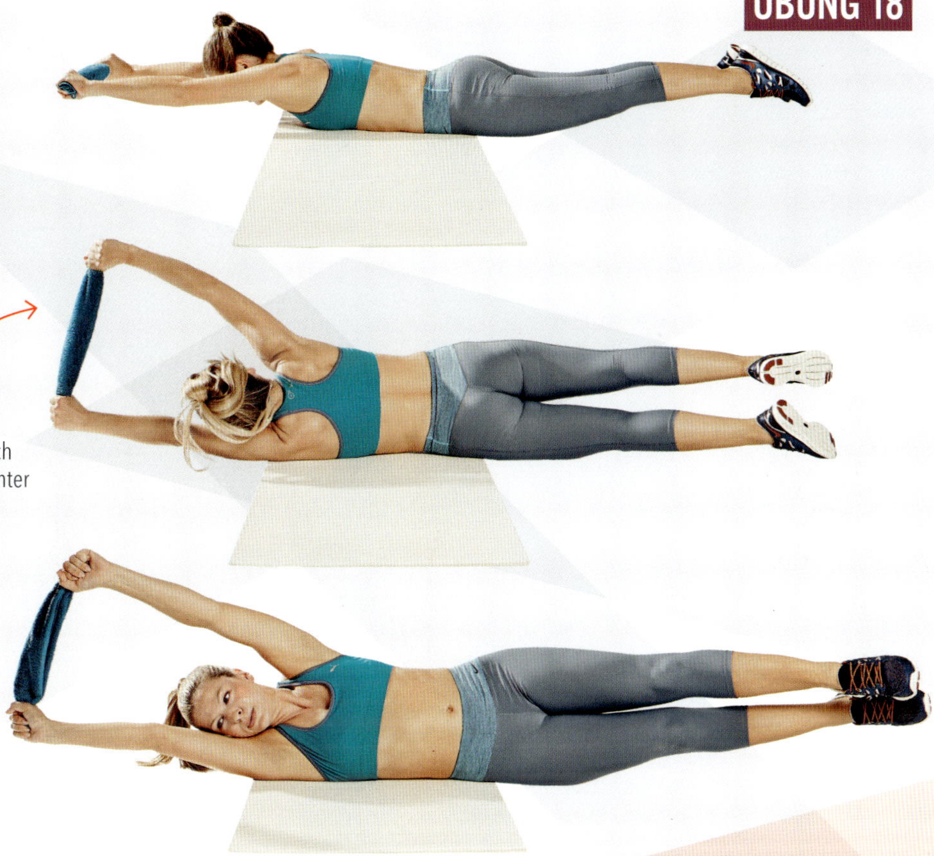

Das Handtuch steht stets unter Spannung.

AUSFÜHRUNG

A • Auf den Bauch legen. Ein Handtuch zur Rolle drehen, beide Handtuchenden umfassen und mit gestreckten Armen einige Zentimeter über dem Boden halten. Gleichzeitig die Beine anheben und ebenfalls in der Luft halten. Den Po fest anspannen.

B • Über die linke Seite in die Rückenlage rollen, ohne mit den Händen oder den Füßen den Boden zu berühren.

C • Nach den vorgegebenen Wiederholungen die Bewegung zur anderen Seite ausführen. Hände und Füße bleiben in der Luft.

Zum Kennenlernen Rollen Sie nach einer Umdrehung direkt zurück und legen Sie dann Arme und Füße kurz ab.

Zur Steigerung Klemmen Sie sich zusätzlich ein Handtuch zwischen die Füße und pressen Sie es fest zusammen.

SCHRITT-SEIT-RAN-KOMBIS

Formen den ganzen Körper.

ÜBUNG 19

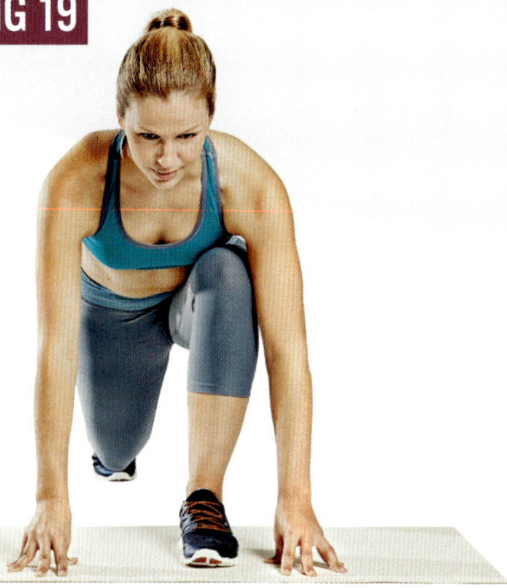

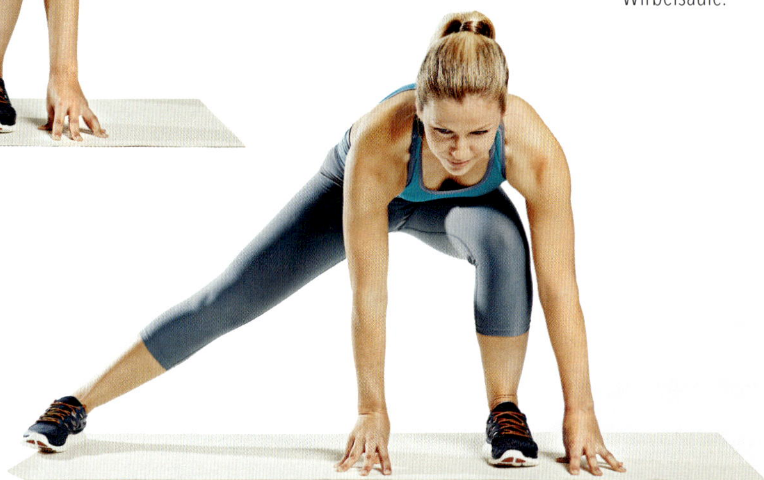

Der Kopf bildet eine Verlängerung der Wirbelsäule.

AUSFÜHRUNG

A • Schrittstellung, der linke Fuß ist vorn. Die rechte Ferse vom Boden lösen. Die Beine beugen, das Gewicht absenken und den Oberkörper nach vorn lehnen, bis die Brust den Oberschenkel berührt und die Hände auf dem Boden sind.

B • Aus dieser Position heraus den rechten Fuß auf die rechte Seite führen, das Bein ist dabei gestreckt. Den Fuß wieder nach hinten setzen, ohne die übrige Körperhaltung zu verändern.

Zum Kennenlernen Stützen Sie die Hände auf dem Oberschenkel auf.

Zur Steigerung Heben Sie den Fuß kurz an, setzen Sie ihn wieder auf und gehen Sie erst dann zur nächsten Bewegung über.

RUMPFDREHEN IM AUSFALLSCHRITT

Formt den ganzen Körper.

ÜBUNG 20

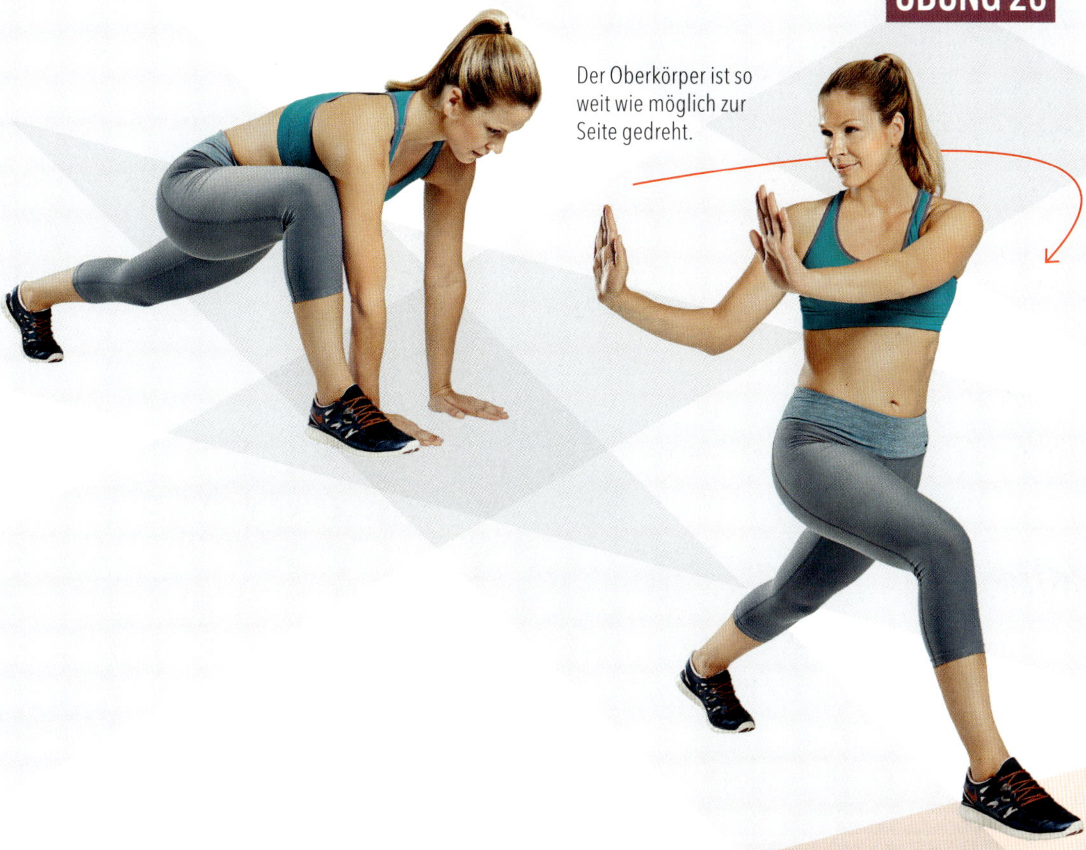

AUSFÜHRUNG

A • Lange Schrittstellung, der rechte Fuß ist vorn. Den Oberkörper vorbeugen und die Hände neben dem rechten Fuß auf den Boden setzen. Den hinteren Fuß so weit wie möglich nach hinten führen. Die Ferse vom Boden lösen.

B • Den Oberkörper aufrichten und so weit es geht zur rechten Seite eindrehen. Die Hände dabei auf Brusthöhe so hochhalten, als ob Sie eine Wand wegschieben wollten – die Arme dementsprechend anspannen. Zurück in die Ausgangsstellung. Nach den vorgegebenen Wiederholungen die Übung mit dem linken Bein vorn zur linken Seite ausführen.

Zum Kennenlernen Starten Sie in der Schrittstellung, ohne die Hände auf den Boden zu stützen.

Zur Steigerung Klatschen Sie mit den Händen einen Gegenstand ab, der seitlich von Ihnen steht, um die Rotation zu verstärken.

SPIDERGIRL

Formt den ganzen Körper.

ÜBUNG 21

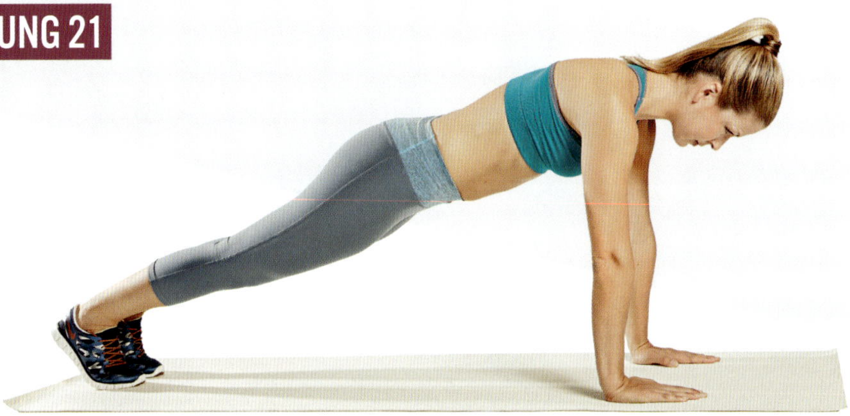

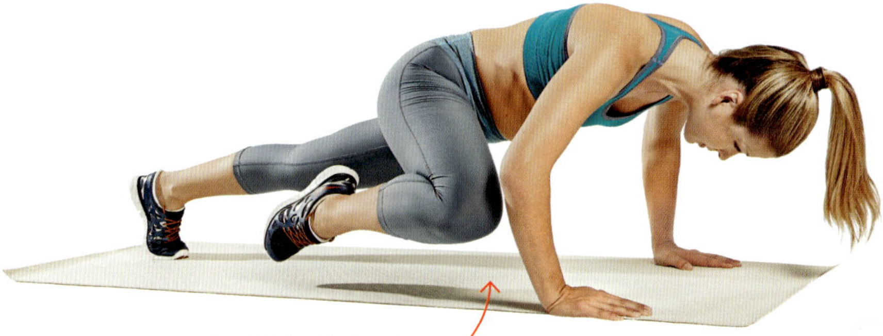

Das Knie berührt fast den Ellbogen.

AUSFÜHRUNG

A • Eine Liegestützposition einnehmen: Die Hände sind unter den Schultern, der Rücken ist gerade und der Bauch ist angespannt.

B • Die Arme beugen und den Körper absenken – wie bei einem normalen Liegestütz. Gleichzeitig das rechte Knie über die Seite zum rechten Ellbogen ziehen. Den Fuß nicht absetzen. Die Arme wieder durchdrücken und den Fuß abstellen. Auf der anderen Seite wiederholen.

Zum Kennenlernen Führen Sie die Übung auf den Unterarmen aus.

Zur Steigerung Wandern Sie nach jeder Wiederholung mit Händen und Füßen einen Schritt nach vorn.

WANDSITZEN

Formt Beine und Gesäß.

ÜBUNG 22

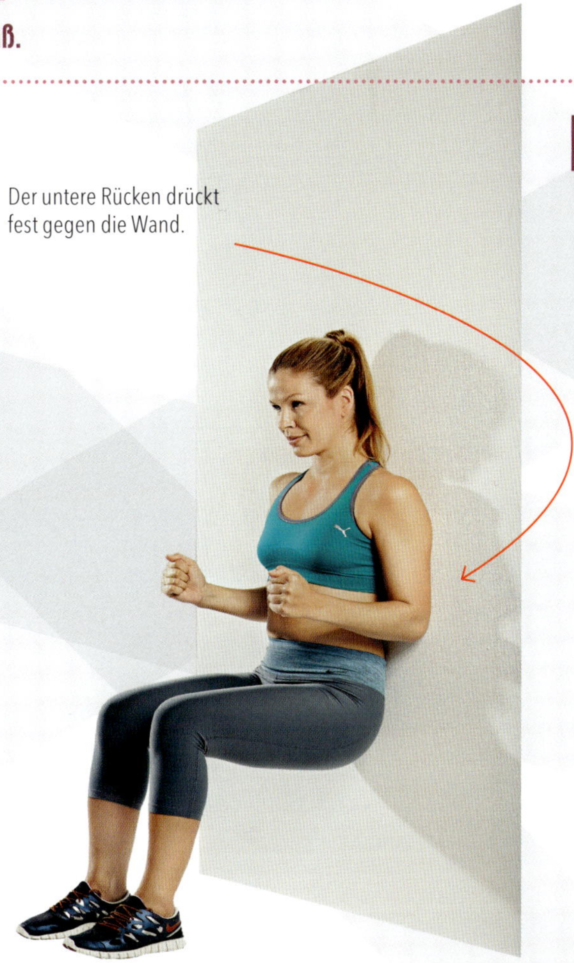

AUSFÜHRUNG

- Den Rücken gegen eine Wand lehnen. Mit beiden Füßen einen Schritt vorgehen und den Po so weit absenken, dass die Oberschenkel parallel zum Boden sind. Beide Hände zur Faust ballen und die Oberarme gegen die Wand drücken. Den rechten Fuß anheben und die Position halten. Nach Ablauf der vorgegebenen Zeit den linken Fuß anheben.

Zum Kennenlernen Lassen Sie beide Füße auf dem Boden.

Zur Steigerung Kicken Sie den angehobenen Unterschenkel nach vorn.

KNIEBEUGEN

Formen Beine und Gesäß.

ÜBUNG 23

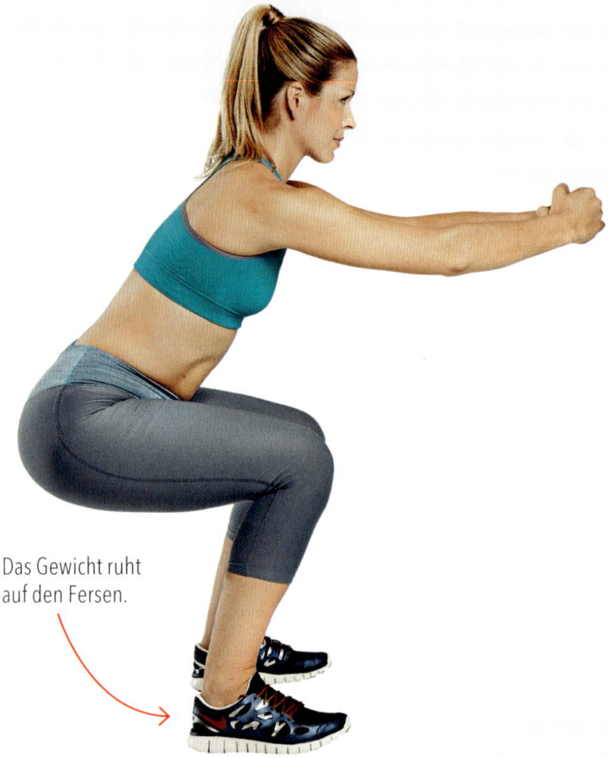

Das Gewicht ruht auf den Fersen.

AUSFÜHRUNG

- Hüftbreiter Stand. Die Beine stark beugen und den Po nach hinten absenken, bis die Oberschenkel parallel zum Boden stehen. Die Arme dabei auf Schulterhöhe nach vorn führen. Der Rücken ist gerade, der Blick geht nach vorn.

Zum Kennenlernen Halten Sie sich an einer Stuhllehne fest.

Zur Steigerung Strecken Sie während der Bewegung die Arme nach oben.

Kleine Hilfsmittel für größere Effekte Nehmen Sie ein Kind huckepack oder schultern Sie einen schweren Rucksack.

KICKBACKS

Formen den Rumpf.

ÜBUNG 24

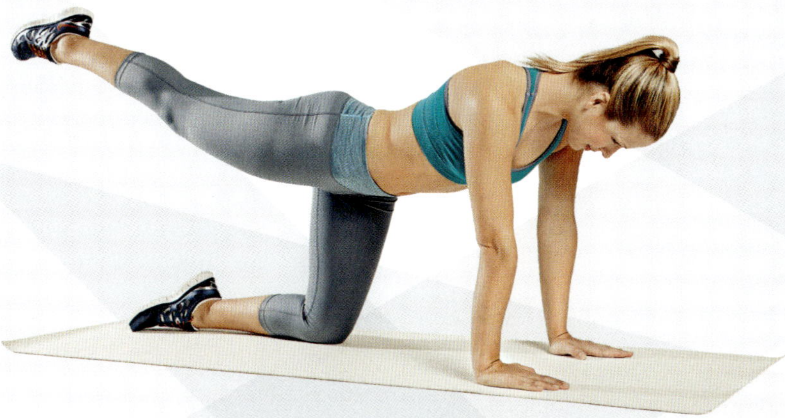

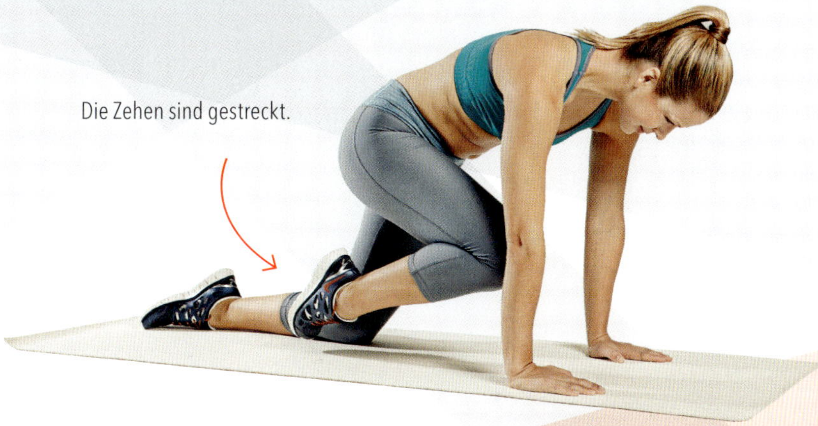

AUSFÜHRUNG

A • In den Vierfüßlerstand gehen: Die Knie befinden sich unter der Hüfte und die Handgelenke sind unter den Schultern. Den Bauch anspannen, der Rücken ist gerade. Das rechte Bein nach hinten über Pohöhe ausstrecken.

B • Das rechte Knie zum rechten Ellbogen ziehen, den Rücken dabei runden. Nach Absolvieren der vorgegebenen Wiederholungen die Übung mit dem anderen Bein ausführen.

Zum Kennenlernen Führen Sie die Übung auf den Unterarmen aus.

Zur Steigerung Heben Sie den zum arbeitenden Bein gegengleichen Arm an und führen Sie den Ellbogen unter dem Bauch in Richtung des angezogenen Knies.

KICKBACKS MIT ANGEHOBENEN KNIEN

Formen den Rumpf.

ÜBUNG 25

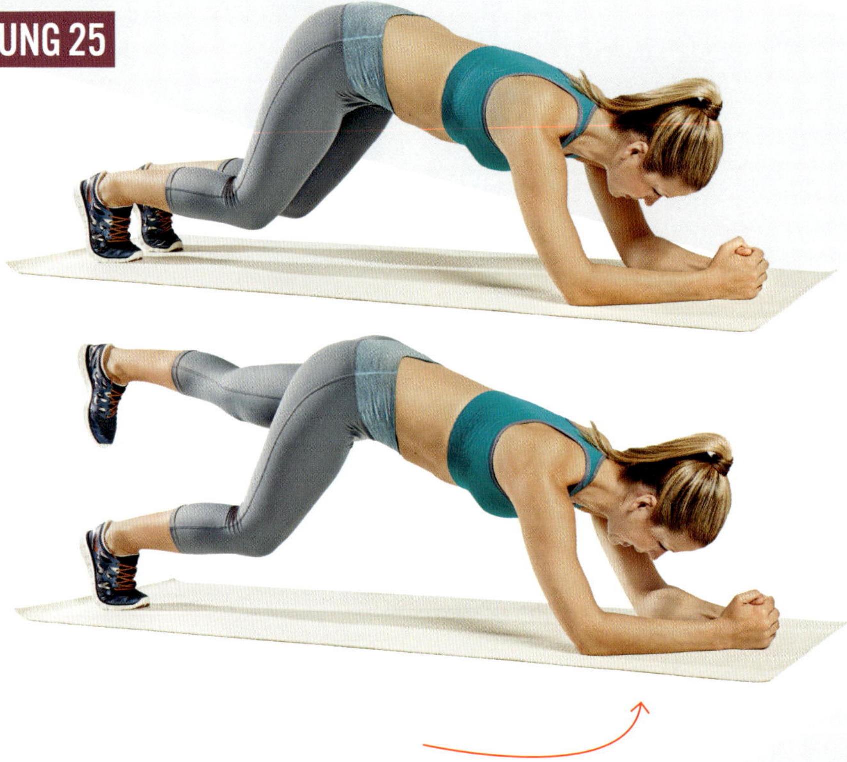

Die Unterarme sind fest aufgestützt.

AUSFÜHRUNG

A • Hinknien, den Oberkörper nach vorn kippen lassen und die Unterarme auf dem Boden aufstützen. Die Zehen aufstellen, die Knie anheben und in der Luft halten. Der Oberkörper fällt leicht nach vorn ab, die Ellbogen stehen vor den Schultern.

B • Jetzt den linken Fuß anheben und das linke Bein nach hinten ausstrecken. Den Fuß wieder angewinkelt absetzen, die Knie bleiben jedoch in der Luft. Nach dem Absolvieren der vorgegebenen Wiederholungen die Übung mit dem anderen Bein ausführen.

Zum Kennenlernen Lassen Sie die Unterschenkel auf dem Boden.

Zur Steigerung Strecken Sie zusätzlich den gegengleichen Arm nach vorn, wenn Sie nach hinten treten.

MILITARY-SEITSTÜTZ

Formt den Rumpf und Oberkörper.

ÜBUNG 26

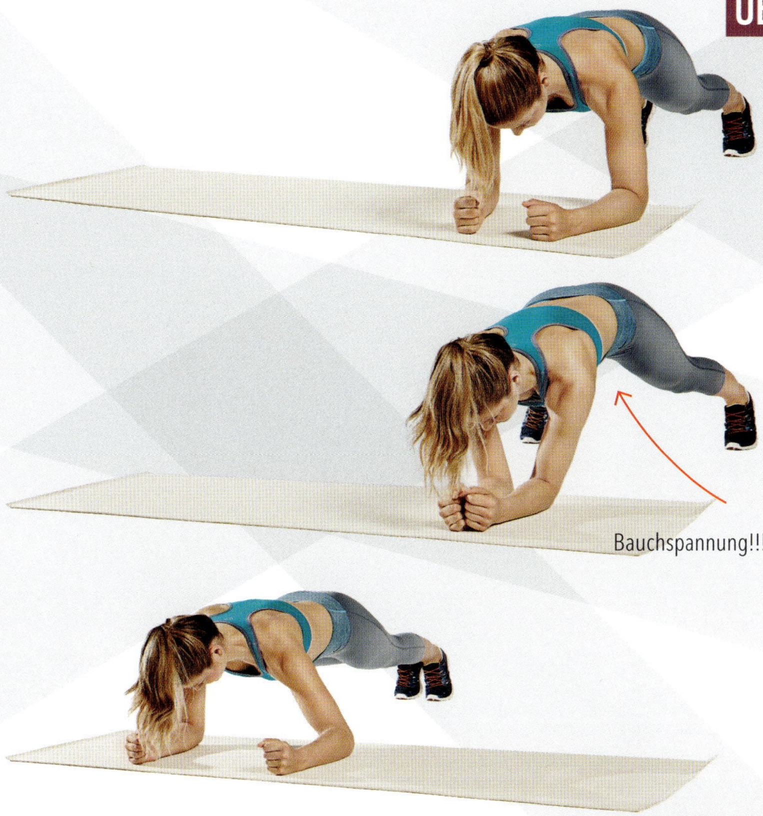

AUSFÜHRUNG

A • In den Unterarmstütz gehen: Die Unterarme liegen auf dem Boden, die Ellbogen stehen unter den Schultern. Die Zehen aufstellen, den Bauch anspannen und den Körper in einer Linie halten.

B • In dieser Haltung so schnell wie möglich zur Seite bewegen. Dazu den rechten Unterarm und den rechten Fuß gleichzeitig nach rechts setzen. Dann den linken Unterarm an den rechten Unterarm heranziehen und den linken Fuß nachsetzen.

C • Nach Ablauf der vorgegebenen Wiederholungen die Übung zur anderen Seite wiederholen: Dazu den linken Unterarm und den linken Fuß gleichzeitig nach links setzen. Dann den rechten Unterarm an den linken Unterarm heranziehen und den rechten Fuß nachsetzen.

Zum Kennenlernen Wechseln Sie immer nach zwei Bewegungsabläufen die Richtung.

Zur Steigerung Erhöhen Sie das Tempo.

Kapitel 4

GEKREUZTES BRETT

Formt den Rumpf.

ÜBUNG 27

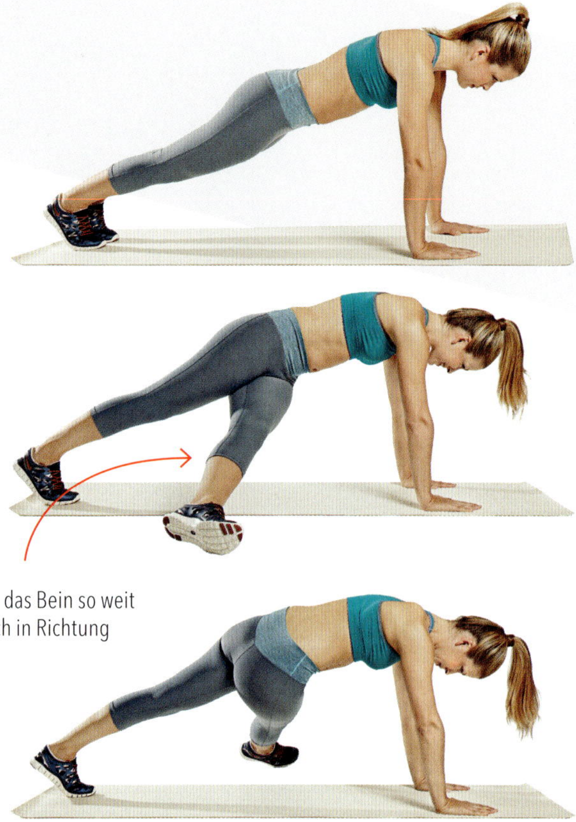

Führen Sie das Bein so weit wie möglich in Richtung der Arme.

AUSFÜHRUNG

A • Eine Liegestützposition einnehmen: Die Hände sind unter den Schultern, der Rücken ist gerade und der Bauch ist angespannt.

B • Den linken Fuß vom Boden lösen und unter dem Körper auf die rechte Seite führen. Die äußere Fußkante kurz aufstellen. Die Zehen zum Schienbein ziehen.

C • Zurück zur Ausgangsposition und dann sofort das rechte Bein auf die linke Seite führen.

Zum Kennenlernen Führen Sie die Übung im Unterarmstütz aus.

Zur Steigerung Bauen Sie zwischen jedem Beinwechsel einen Liegestütz ein.

LIEGESTÜTZSPRÜNGE ZUR SEITE

Formen den Rumpf.

ÜBUNG 28

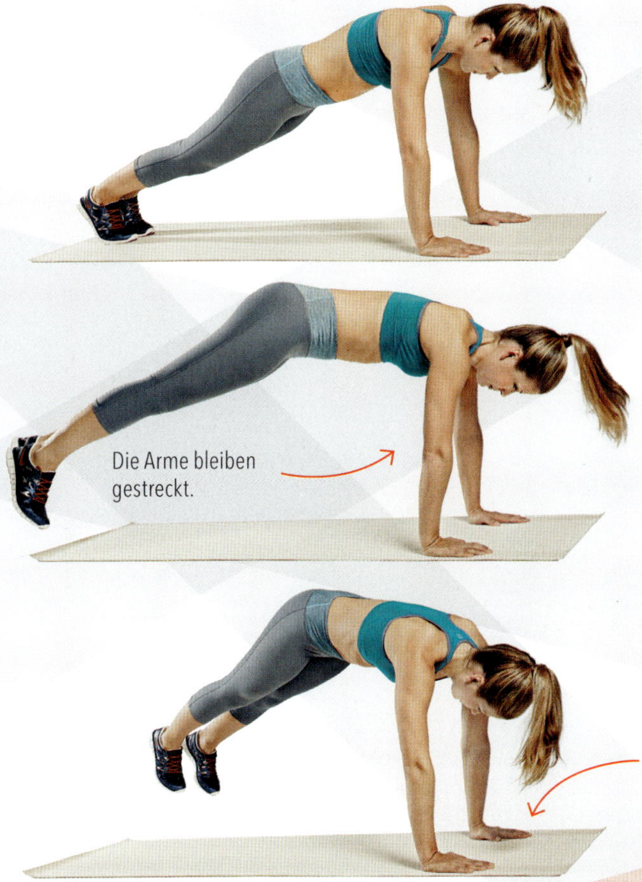

AUSFÜHRUNG

A • Eine Liegestützposition einnehmen: Die Handgelenke sind unter den Schultern, der Bauch ist angespannt. Die Beine schließen. Den Blick zum Boden richten.

B • Den Bauch anspannen und mit beiden Füßen fest vom Boden abdrücken. So weit wie möglich nach rechts springen. Die Armstellung verändert sich dabei nicht.

C • Nach der Landung ohne Pause wieder zum Sprung zurück in die Mitte ansetzen. Sofort weiter nach links springen.

Zum Kennenlernen Führen Sie die Übung auf den Unterarmen aus. Legen Sie sich dazu ein dünnes Kissen unter.

Zur Steigerung Springen Sie erst fünfmal nach links und anschließend fünfmal nach rechts.

ZWEI-PUNKT-UNTERARMSTÜTZ

Formt den Rumpf.

ÜBUNG 29

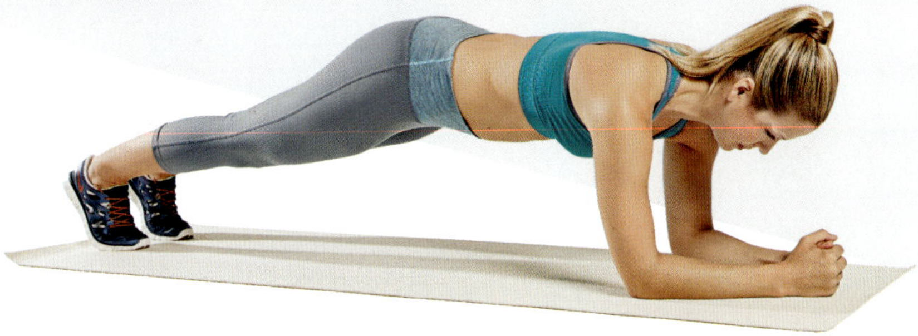

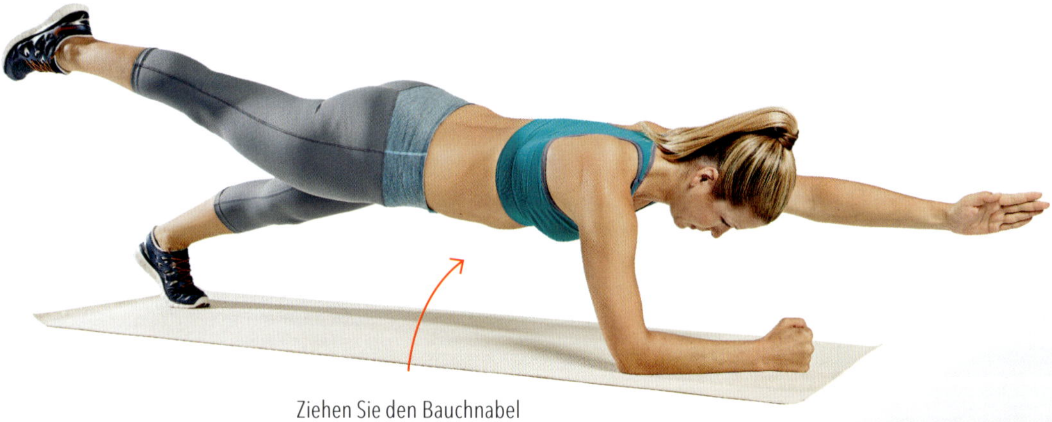

Ziehen Sie den Bauchnabel in Richtung Wirbelsäule.

AUSFÜHRUNG

A • In den Unterarmstütz gehen. Die Unterarme liegen dazu auf dem Boden auf, die Ellbogen sind unter den Schultern, der Rücken ist gerade und der Bauch unter Spannung.

B • Den linken Arm nach vorn ausstrecken und gleichzeitig das rechte Bein gestreckt anheben. Halten und nach vorgegebener Zeit die Seiten wechseln.

Zum Kennenlernen Heben Sie nur ein Bein beziehungsweise einen Arm an.

Zur Steigerung Führen Sie das angehobene Knie und den Ellbogen wiederholt unter dem Bauch zusammen.

ENGE LIEGESTÜTZE

Formen den Rumpf und Oberkörper.

ÜBUNG 30

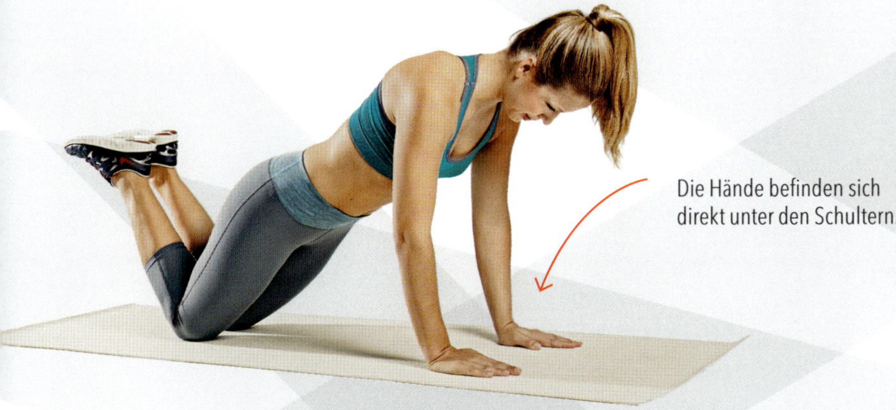

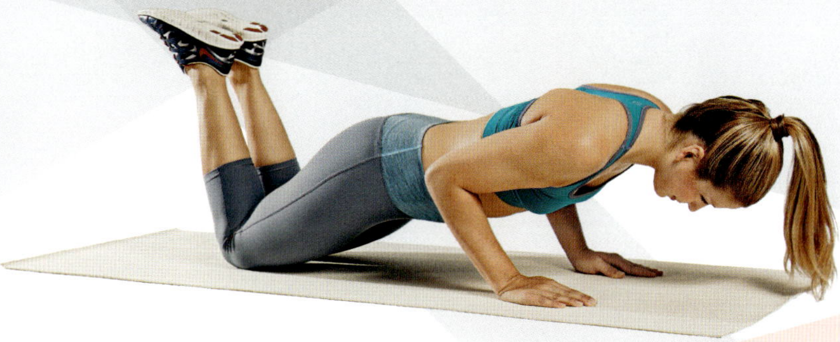

AUSFÜHRUNG

A • Auf die Knie gehen und die Hände direkt unterhalb der Schultern auf den Boden setzen. Die Unterschenkel anwinkeln. Den Bauch anspannen und den Rücken gerade halten. Der Blick geht zum Boden.

B • Die Arme stark beugen, dabei den Oberkörper so weit wie möglich absenken. Achten Sie darauf, dass die Ellbogen die ganze Zeit nach hinten zeigen. Wieder hochdrücken.

Zum Kennenlernen Führen Sie nur den halben Weg aus und drücken Sie sich dann wieder hoch.

Zur Steigerung Führen Sie die Übung mit gestreckten Beinen aus: Dabei setzen nur die Zehen auf, sodass der ganze Körper eine gerade Linie bildet.

Kapitel 4

EINGEDREHTER SEITSTÜTZ

Formt den Rumpf.

ÜBUNG 31

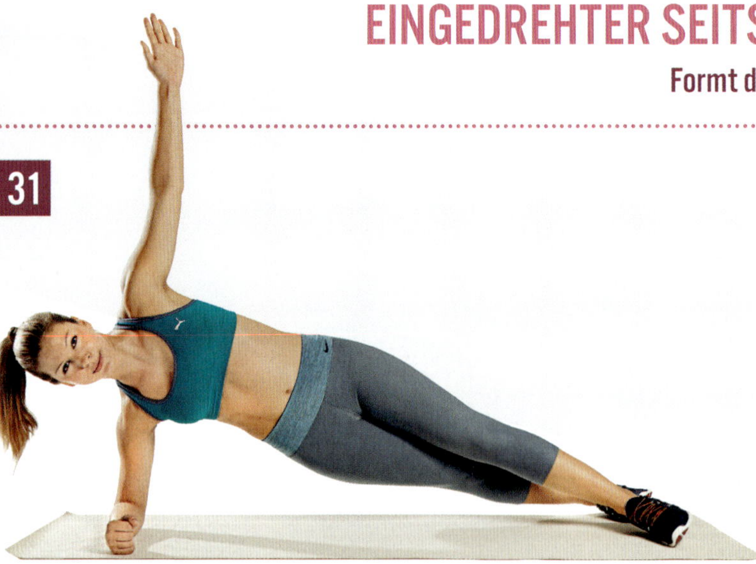

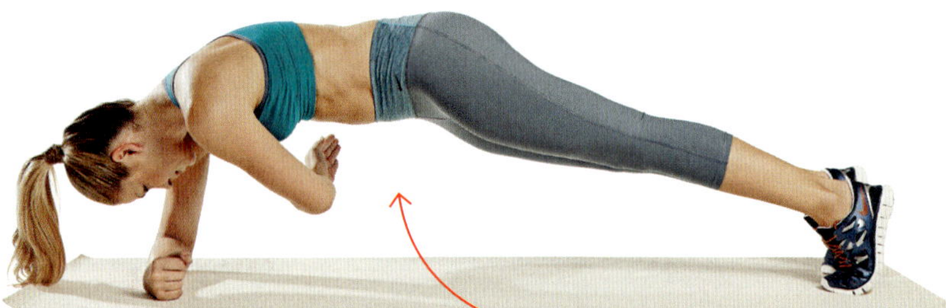

Der Bauch zeigt zum Boden.

AUSFÜHRUNG

A • Auf die rechte Seite legen und die Beine ausstrecken. Den rechten Unterarm auf dem Boden aufstützen, sodass sich der rechte Ellbogen unter der Schulter befindet. Den linken Fuß vor dem rechten auf der Innenkante aufsetzen. Den linken Arm senkrecht nach oben strecken. Das Gewicht auf den Unterarm verlagern und den gesamten Körper anheben, bis er eine Linie bildet.

B • Den linken Arm unter der Brust so weit wie möglich auf die andere Körperseite führen, dazu den Körper über die Zehen um die eigene Längsachse drehen. Wieder aufdrehen. Nach den vorgegebenen Wiederholungen die Übung mit dem rechten Arm auf der linken Seite wiederholen.

Zum Kennenlernen Verzichten Sie auf das weite Eindrehen des Arms unter dem Körper und drehen Sie sich so weit wie möglich mit dem Bauch in Richtung Boden.

Zur Steigerung Stützen Sie sich mit der Hand statt des Unterarms auf dem Boden auf.

Schöne Aussichten Eine kanadische Studie mit mehr als 8000 Personen zeigte: Menschen mit schwachen Bauchmuskeln haben eine doppelt so hohe Sterblichkeitsrate wie die mit einer starken Mitte. Wer also seinen Rumpf regelmäßig trainiert, kann sich auf ein längeres Leben freuen!

SEITSTÜTZ MIT CRUNCH-BEWEGUNGEN

Formt den Rumpf.

ÜBUNG 32

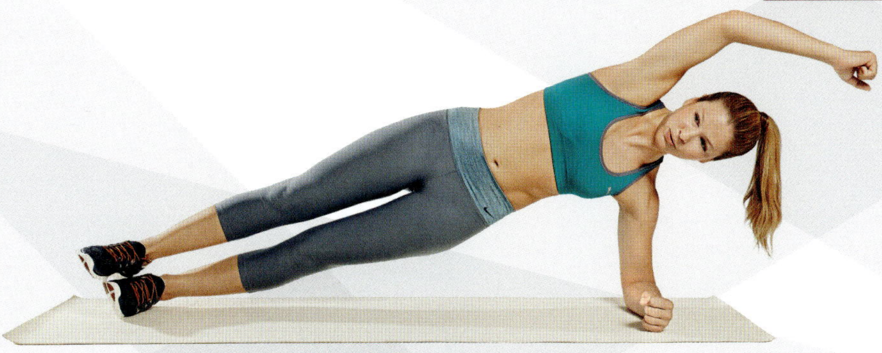

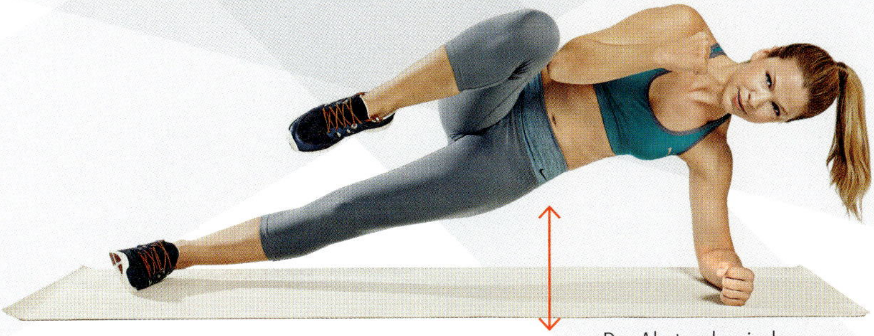

Der Abstand zwischen Hüfte und Boden verändert sich nicht.

AUSFÜHRUNG

A • Auf die linke Seite legen, die Beine ausstrecken und aufeinanderlegen. Den linken Unterarm auf dem Boden aufstützen, sodass sich der linke Ellbogen unter der Schulter befindet. Die rechte Hand in die Hüfte stützen. Das Gewicht auf den Unterarm verlagern und den gesamten Körper anheben, bis er eine Linie bildet. In dieser Position den rechten Arm neben dem Kopf halten.

B • Das rechte Knie und den rechten Ellbogen zusammenführen, ohne dabei nach vorn zu kippen. Beide wieder strecken, den Fuß jedoch nicht absetzen. Nach den vorgegebenen Wiederholungen die Übung auf der rechten Körperseite wiederholen.

Zum Kennenlernen Winkeln Sie in der Ausgangsposition die Unterschenkel nach hinten an und heben Sie nur die Oberschenkel zusammen mit dem Oberkörper an. Arbeiten Sie dann in dieser Position.

Zur Steigerung Führen Sie Knie und Ellbogen seitlich über und nicht vor dem Körper zusammen.

HÜFTHEBEN MIT HANDTUCH

Formt den Rumpf.

ÜBUNG 33

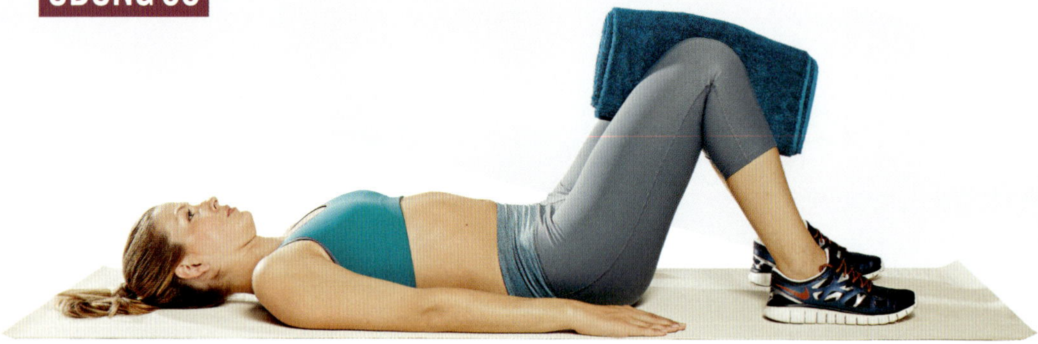

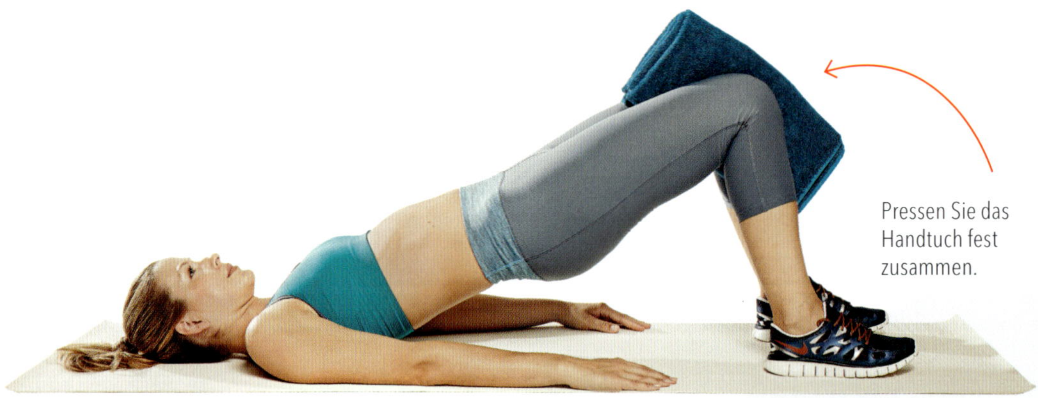

Pressen Sie das Handtuch fest zusammen.

AUSFÜHRUNG

A • Auf den Rücken legen, die Arme neben dem Körper ausstrecken und die Füße aufstellen. Zwischen den Knien ein Handtuch zusammendrücken.

B • Den Po vom Boden lösen und das Becken so weit anheben, dass Oberkörper und Oberschenkel eine Linie bilden. Wieder absenken, aber nicht ablegen.

Zum Kennenlernen Arbeiten Sie ohne Handtuch, also ohne Beindruck nach innen.

Zur Steigerung Je schwerer der Gegenstand zwischen den Knien ist, desto intensiver werden Ihre Muskeln gefordert. Testen Sie zum Beispiel einen kleinen Sack Blumenerde.

LAUFENDES BECKENHEBEN

Formt den Rumpf.

ÜBUNG 34

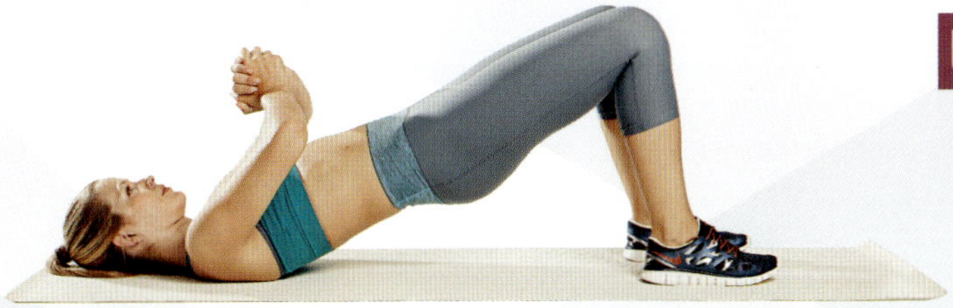

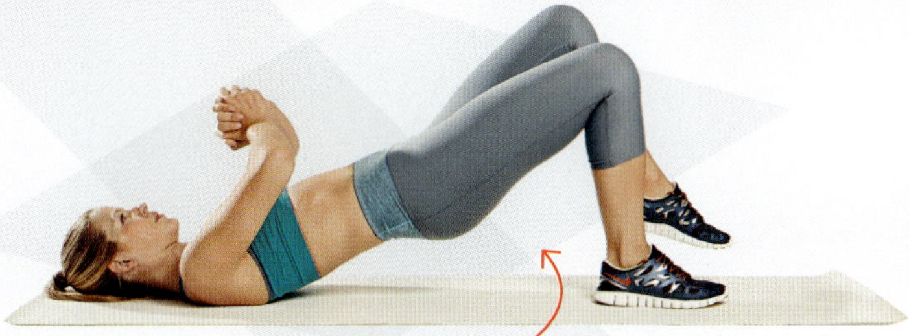

Das Becken bleibt stets auf der gleichen Höhe.

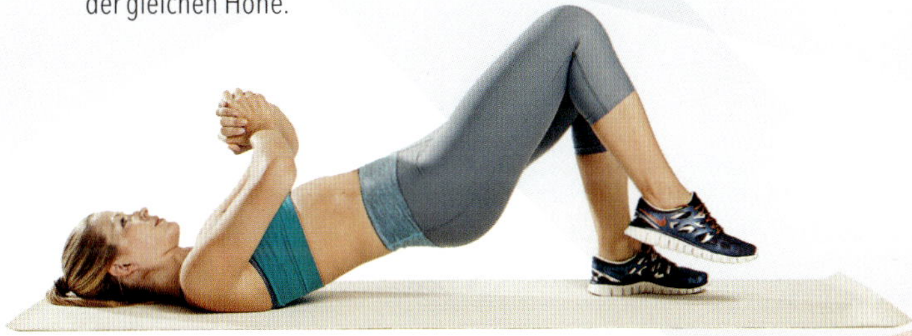

AUSFÜHRUNG

A • Auf den Rücken legen. Die Füße aufstellen, die Hände vor der Brust zusammendrücken. Das Becken anheben, bis Oberkörper und Oberschenkel eine Linie bilden.

B • Aus dieser Position heraus den linken Fuß anheben, absetzen und …

C • … sofort den rechten Fuß anheben. So schnell wie möglich „weiterlaufen", ohne das Becken absinken zu lassen.

Zum Kennenlernen Lösen Sie die Füße nur wenige Zentimeter vom Boden und setzen Sie sie sofort wieder ab.

Zur Steigerung Kicken Sie die Unterschenkel immer nach vorn, anstatt „nur" einen Schritt zu machen.

Kapitel 4

GEZOGENE CRUNCHES

Formen den Rumpf.

ÜBUNG 35

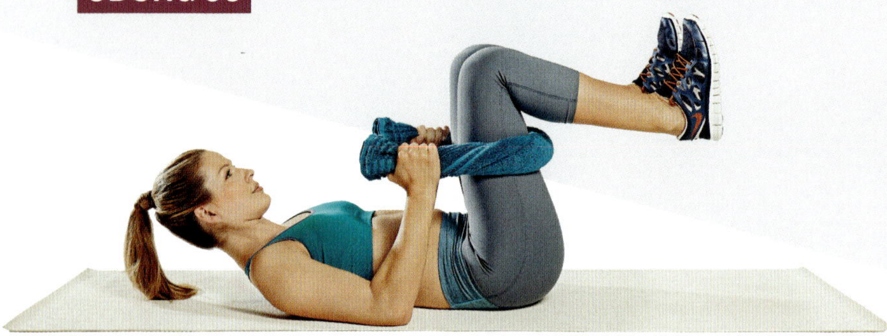

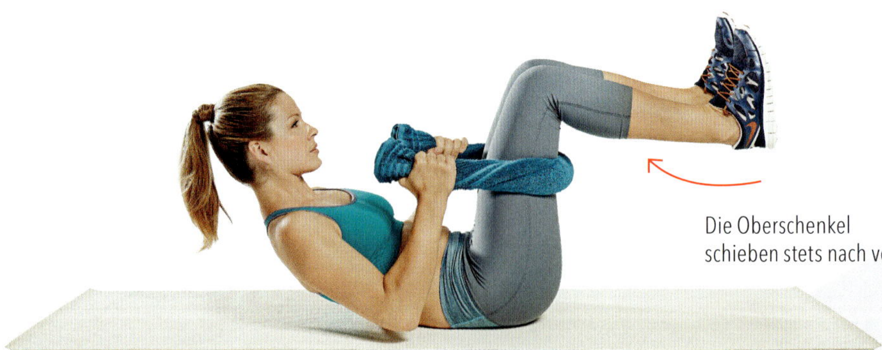

Die Oberschenkel schieben stets nach vorn.

AUSFÜHRUNG

A • In Rückenlage die Beine angewinkelt anheben, die Hüfte ist unter den Knien. Die Zehen anziehen. Ein gerolltes Handtuch um die Oberschenkel legen und die Enden mit beiden Händen greifen. Die Oberarme bleiben auf dem Boden. Den Kopf anheben, das Handtuch mit den Händen ziehen und mit den Oberschenkeln dagegendrücken.

B • Den Bauch anspannen und den Oberkörper anheben. Dazu mit den Händen am Handtuch hochziehen und die Oberarme vom Boden lösen. Die Position halten. Anschließend zurück zur Ausgangsposition.

Zum Kennenlernen Setzen Sie die Füße auf.

Zur Steigerung Legen Sie das Handtuch nur um ein Bein und halten Sie das andere ausgestreckt über dem Boden.

BEINFALL

Formt den Rumpf.

ÜBUNG 36

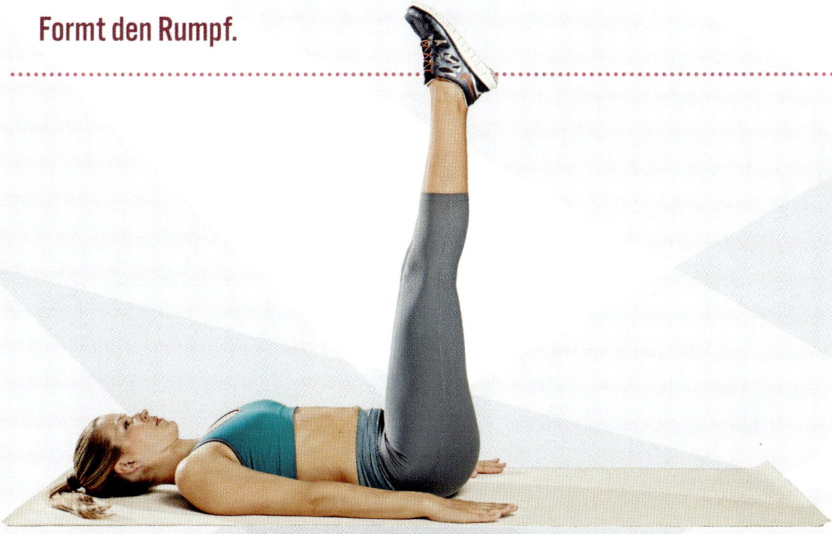

Der untere Rücken drückt fest in den Boden.

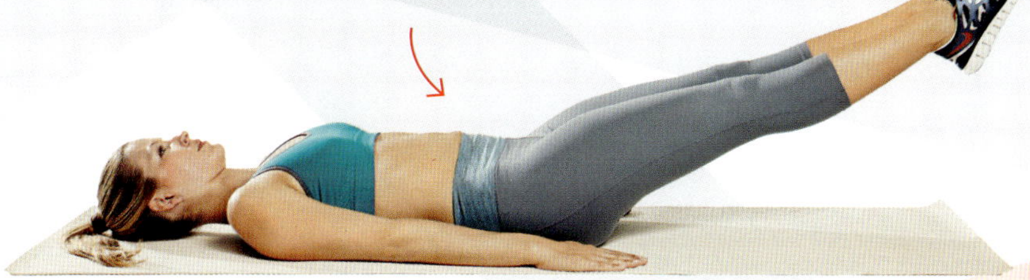

AUSFÜHRUNG

A • Auf den Rücken legen, die Arme neben dem Körper ablegen. Die geschlossenen Beine anheben und senkrecht zur Decke strecken.

B • Die Beine absenken – aber nur so weit, dass Sie den unteren Rücken auf dem Boden halten können. Wieder aufrichten. Bewegen Sie die Beine ohne Schwung, um den Bauchmuskeln die ganze Arbeit zu überlassen.

Zum Kennenlernen Beugen Sie die Beine rechtwinklig. Führen Sie die Übung in dieser Beinhaltung aus, die Zehen berühren den Boden nicht.

Zur Steigerung Heben Sie die Schulterpartie etwas an.

ROLL-UPS

Formen den Rumpf.

ÜBUNG 37

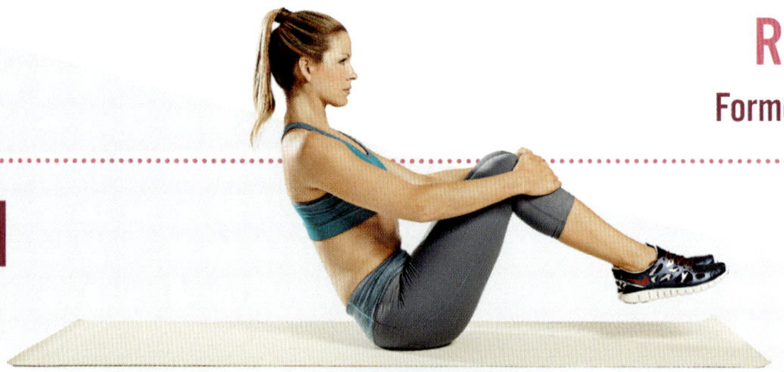

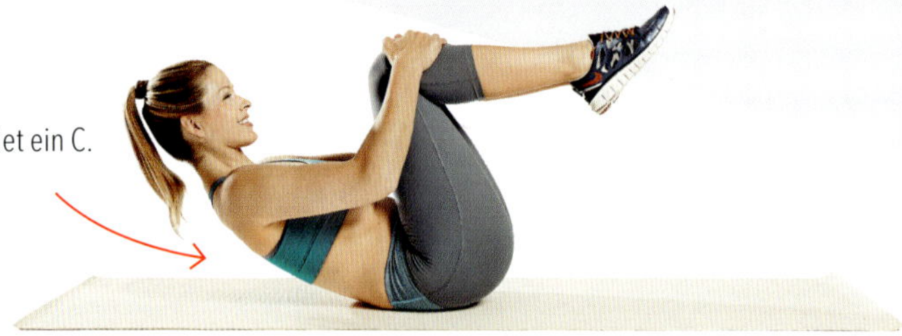

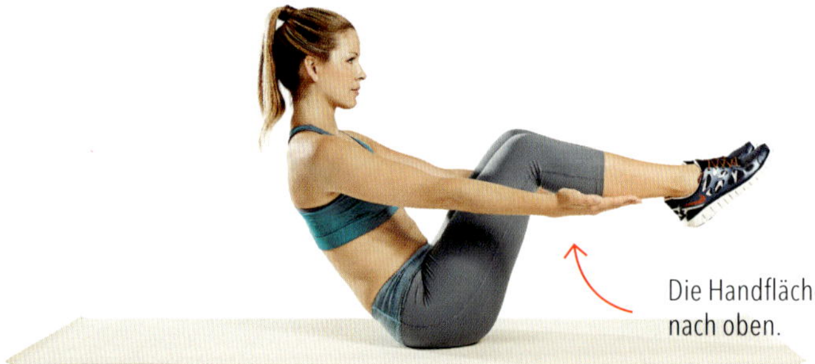

AUSFÜHRUNG

A • Auf den Boden setzen. Die Füße bequem aufstellen. Die Hände um die Knie legen und die Beine anheben. Dabei den Bauch anspannen und den Rücken gerade halten.

B • Den Rücken runden und nach hinten abrollen.

C • Sofort wieder aufrollen und die sitzende Haltung kurz einfrieren. Die Arme seitlich neben den Unterschenkeln ausstrecken, die Handflächen zeigen nach oben. Die Bauchspannung halten. Dann die Hände wieder an die Knie legen und zur nächsten Wiederholung ansetzen.

Zum Kennenlernen Arbeiten Sie mit etwas Schwung, um den Körper wieder aufzurichten.

Zur Steigerung Halten Sie während der gesamten Übung die Arme gestreckt wie in Position C.

Tipp Richten Sie sich in die Position C hinein statt mit Schwung aus der Kraft der Bauchmuskeln auf.

V-UPS

Formen den Rumpf.

ÜBUNG 38

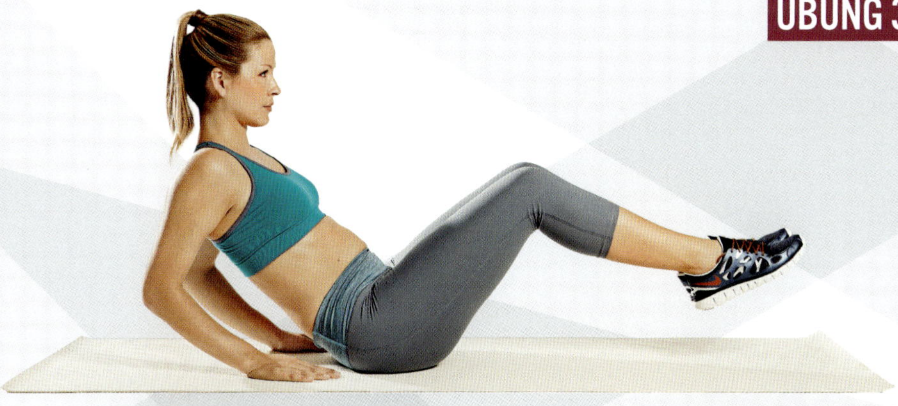

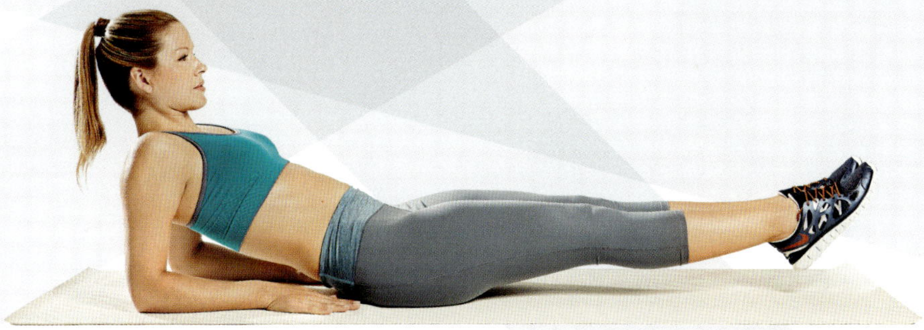

Die Finger zeigen zum Po.

AUSFÜHRUNG

A • Auf den Boden setzen. Die Beine schließen und die Füße bequem aufstellen. Die Hände hinter dem Po aufstützen. Die Beine anheben und leicht anwinkeln. Den Oberkörper mit geradem Rücken nach hinten lehnen, die Arme beugen.

B • Den Oberkörper so weit zurücklehnen, dass die Unterarme ganz auf dem Boden aufliegen. Gleichzeitig die Beine ausstrecken und in der Luft halten. Zügig zwischen den Positionen A und B wechseln.

Zum Kennenlernen Strecken Sie nur die Beine aus, ohne die Unterarme abzusenken.

Zur Steigerung Heben Sie in Position B abwechselnd ein Bein etwas höher an.

UMKEHRKREISEL

Formt den Rumpf.

ÜBUNG 39

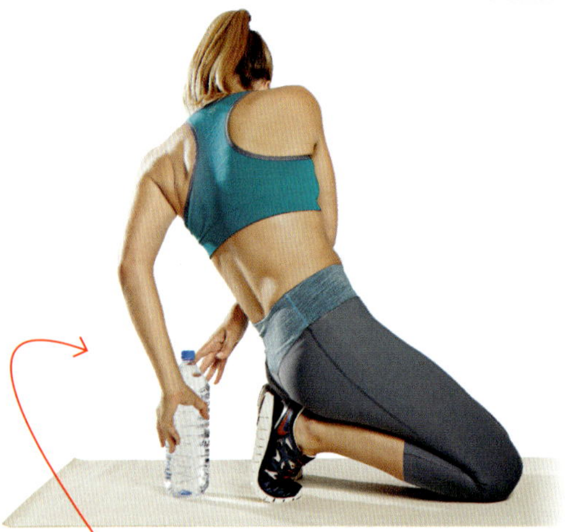

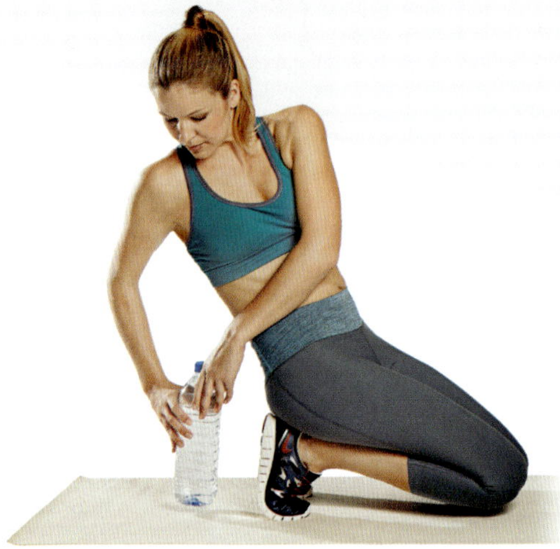

Die Flasche sollte so weit wie möglich hinter dem Körper abgestellt werden.

AUSFÜHRUNG

A • Eine große Flasche halten. Hinknien, die Zehen sind aufgestellt. Jetzt die Flasche mit beiden Händen über die linke Seite hinter den Körper führen und mit der rechten Hand abstellen.

B • Den Oberkörper über die Ausgangsposition zur rechten Seite drehen. Dort die Flasche zuerst mit der linken, dann auch mit der rechten Hand greifen. Über die linke Seite wieder hinter dem Rücken abstellen. Nach den vorgegebenen Wiederholungen die Richtung wechseln.

Zum Kennenlernen Greifen Sie die Flasche mit der Hand der jeweiligen Seite, zu der Sie sich gerade gedreht haben.

Zur Steigerung Führen Sie die Übung so schnell aus, wie Sie können.

RUMPFDREHEN MIT AUSGESTRECKTEN ARMEN

Formt den Rumpf.

ÜBUNG 40

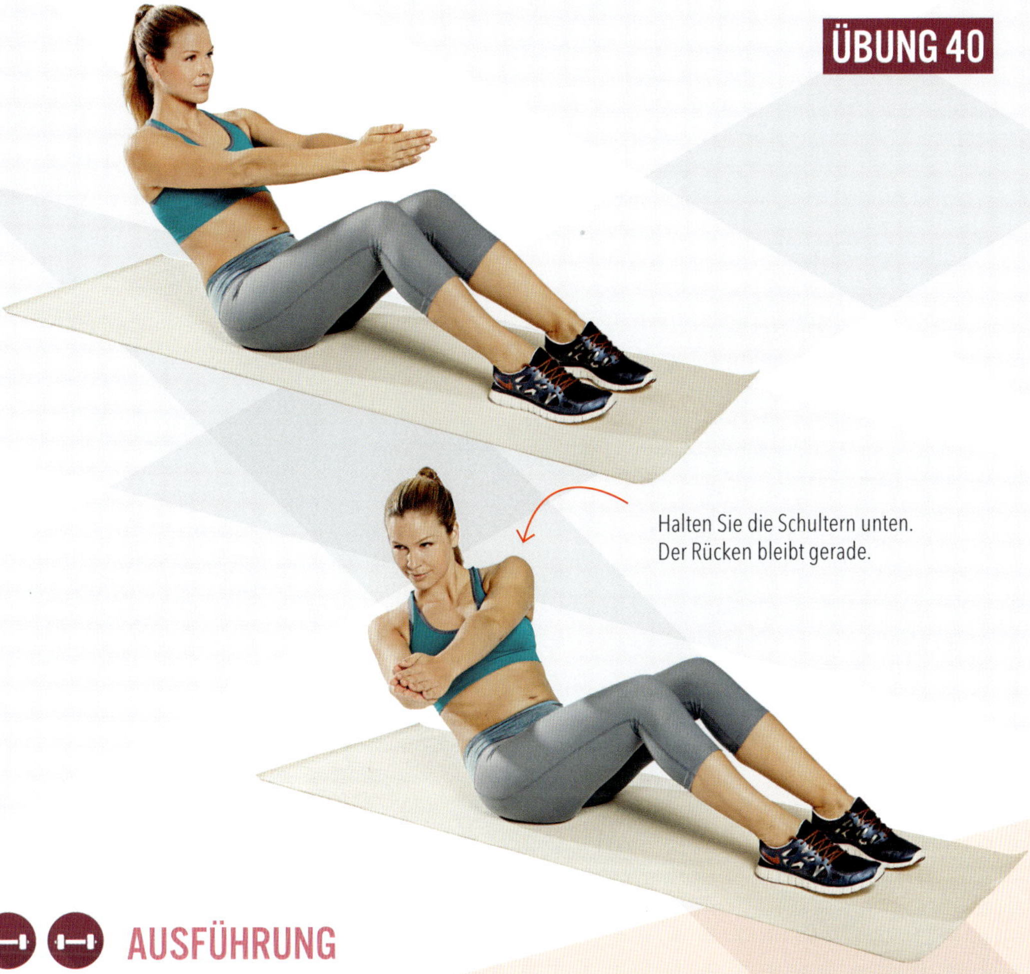

Halten Sie die Schultern unten. Der Rücken bleibt gerade.

AUSFÜHRUNG

A • Hinsetzen und die Füße bequem aufstellen. Den Oberkörper leicht zurücklehnen und die Hände mit ausgestreckten Armen auf Brusthöhe zusammenführen.

B • Die Hände fest zusammenpressen, den Bauch anspannen und die Arme zur rechten Seite führen. Dann über die Mitte zur linken Seite führen. Die Übung langsam wiederholen.

Zum Kennenlernen Legen Sie sich ein dickes Kissen hinter den Po, um bei der Rückbeuge den unteren Rücken zu entlasten.

Zur Steigerung Heben Sie die Füße einige Zentimeter vom Boden ab.

GEDREHTE CRUNCHES

Formen den Rumpf.

ÜBUNG 41

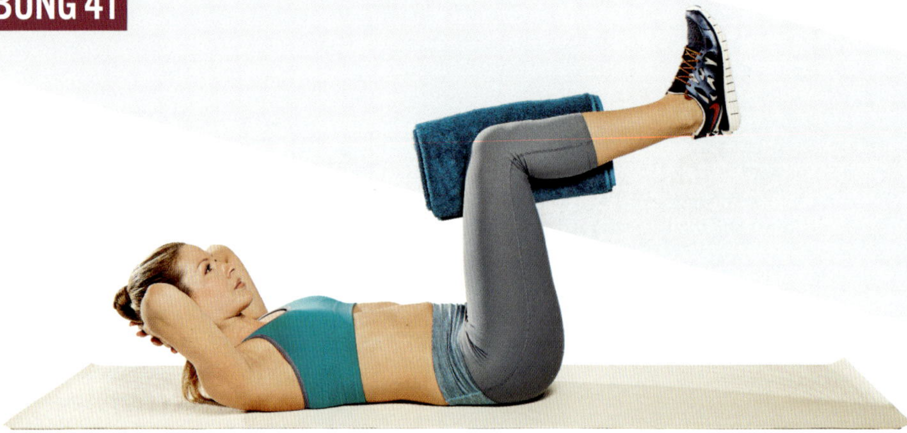

Halten Sie die Bauchspannung.

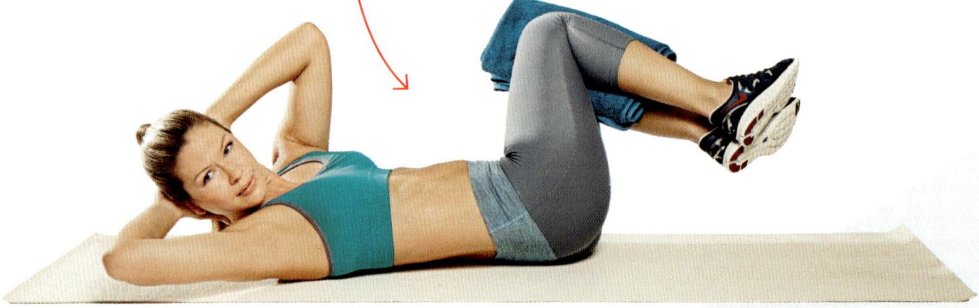

AUSFÜHRUNG

A • Auf den Rücken legen. Ein gefaltetes Handtuch zwischen den Knien halten. Die Füße anheben und die Beine im rechten Winkel in der Luft halten. Die Hände in den Nacken legen, die Ellbogen zeigen nach außen. Den Kopf anheben.

B • Die Beine auf die linke Seite fallen lassen, den Oberkörper dabei nach rechts drehen. Zurück zur Ausgangsposition gehen und die Übung zur anderen Seite ausführen.

Zum Kennenlernen Halten Sie den Kopf gerade und senken Sie nur die Beine seitlich ab.

Zur Steigerung Strecken Sie die Beine in der Seitenlage aus, lassen Sie dabei das Handtuch nicht fallen.

FUSSGELENKAPPLAUS

Formt den Rumpf.

ÜBUNG 42

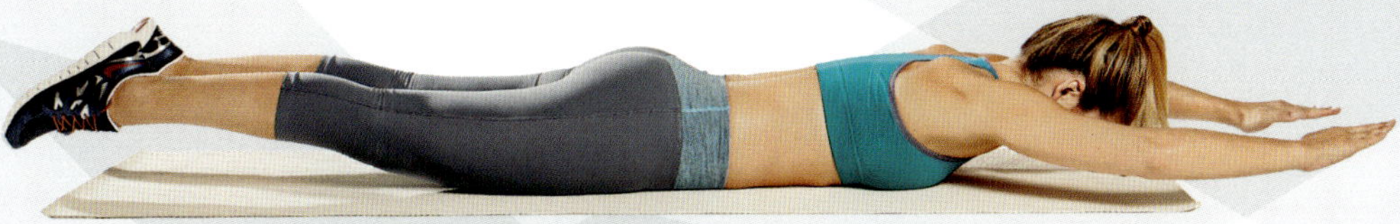

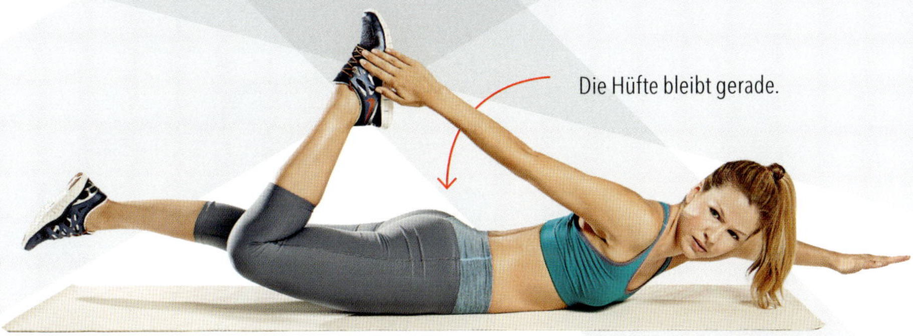

AUSFÜHRUNG

A • Auf den Bauch legen, beide Beine bis in die Zehen strecken und anheben. Die gestreckten Arme und den Kopf einige Zentimeter über dem Boden halten. Die Handflächen zeigen zum Boden.

B • Den Oberkörper anheben, den rechten Unterschenkel anwinkeln und mit der rechten Hand das rechte Fußgelenk berühren. Den Kopf dazu zur Seite drehen. Zurück in die Ausgangsposition gehen und zur anderen Seite wiederholen.

Zum Kennenlernen Führen Sie die Hand in Richtung des Fußgelenks (sie muss es nicht berühren).

Zur Steigerung Winkeln Sie beide Unterschenkel an und bewegen Sie die Hände abwechselnd in Richtung der Fußgelenke, indem Sie den Oberkörper gerade anheben.

Kapitel 4

UMGEKEHRTES RUDERN

Formt den Oberkörper.

ÜBUNG 43

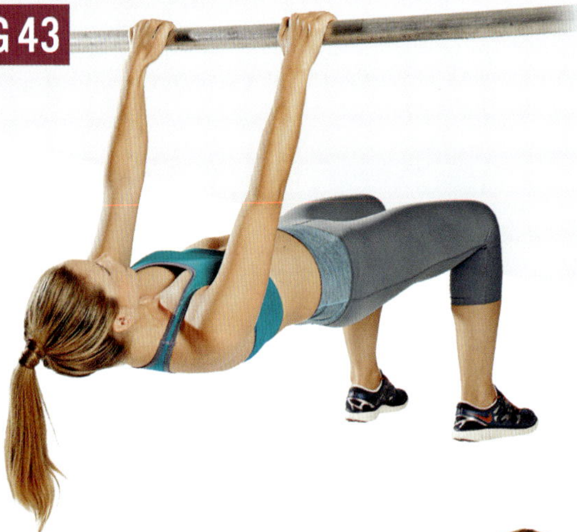

Oberkörper und Oberschenkel bilden eine gerade Linie.

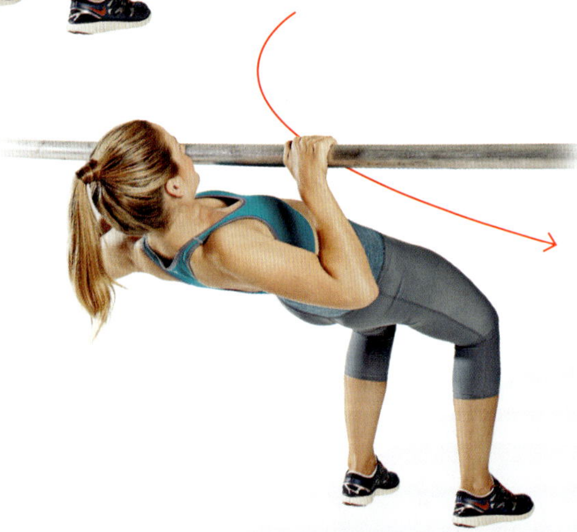

AUSFÜHRUNG

A • Eine etwa auf Hüfthöhe angebrachte Stange (zum Beispiel auf einem Spielplatz) mit beiden Händen von oben umgreifen und mit den Füßen so weit nach vorn gehen, dass sich die Brust unterhalb der Stange befindet. Die Füße hüftbreit aufstellen. Den Bauch fest anspannen, die Oberschenkel und der Oberkörper bilden eine gerade Linie.

B • Die Schulterblätter zusammendrücken und den Oberkörper zur Stange ziehen. Die Ellbogen zeigen dabei nach außen. Kurz halten und langsam wieder absenken.

Zum Kennenlernen Fassen Sie die Stange enger.

Zur Steigerung Strecken Sie die Beine aus, nur die Fersen berühren den Boden.

Kleine Hilfsmittel für größere Effekte Ist keine Stange in Sicht, können Sie die Übung auch an einer Tischkante ausführen. Legen Sie zusätzlich die Beine auf einem Bücherstapel ab – so müssen sie noch mehr arbeiten.

DIPS AM STUHL

Formen den Oberkörper.

ÜBUNG 44

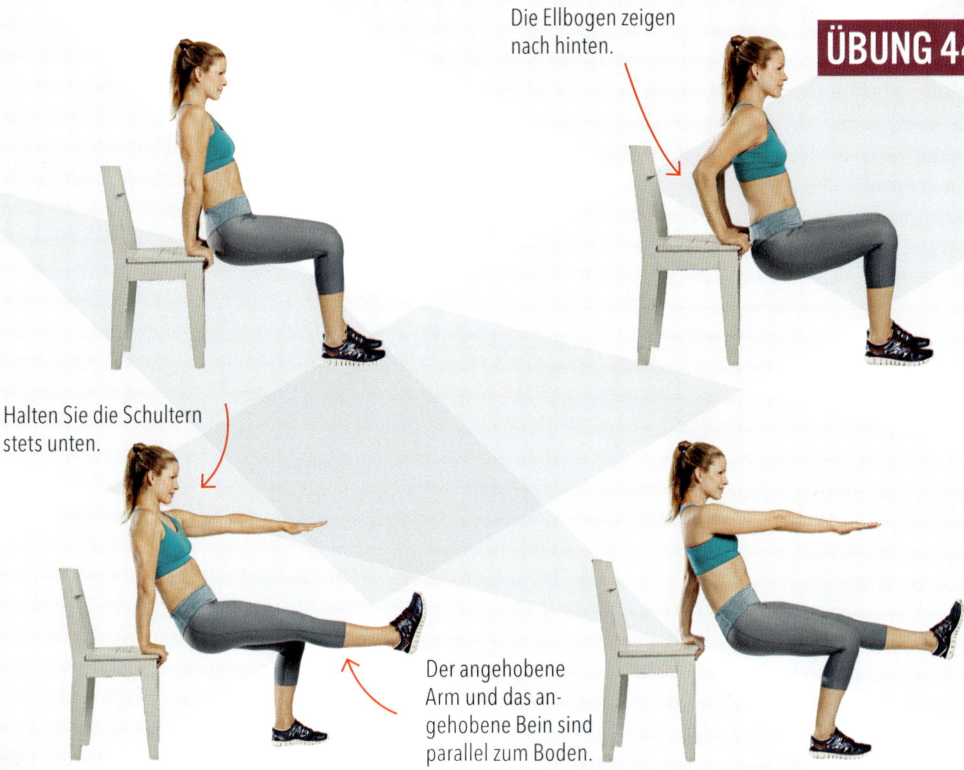

AUSFÜHRUNG

A • Auf die vordere Kante eines Stuhls setzen. Die Hände neben dem Po auf die Kante aufstützen, die Handknöchel zeigen nach vorn. Die Füße fest aufstellen, die Beine bilden einen rechten Winkel. Das Gewicht auf die Hände verlagern und den Po vor der Kante in der Luft halten. Dazu die Arme durchstrecken.

B • Die Arme beugen und den Po absenken, der Oberkörper bleibt aufrecht. Die Schultern in Richtung Boden ziehen.

C • Die Arme wieder durchstrecken und den Po anheben. An der höchsten Stelle den linken Arm auf Schulterhöhe nach vorn ausstrecken. Gleichzeitig das rechte Bein auf Hüfthöhe nach vorn strecken und die Zehen zum Schienbein ziehen. Kurz halten, dann wieder zurück zu Position B gehen.

D • Bei der nächsten Wiederholung den rechten Arm und das linke Bein nach vorn ausstrecken.

Zum Kennenlernen Heben Sie in Position C und D nur das Bein an.

Zur Steigerung Führen Sie die Übung mit gestreckten Beinen durch, nur die Fersen setzen auf.

Die Workouts zur WOMEN'S HEALTH Diät

Nachdem Sie die bunte Übungsvielfalt kennengelernt haben, finden Sie in diesem Kapitel nun fertige Workouts für jede der vier Trainingsformen der WOMEN'S HEALTH Diät zum Sofort-Loslegen. Die unterschiedlichen Ausprägungen dieser verschiedenen Trainingsformen (schauen Sie dazu auch noch mal in Kapitel 4 ab Seite 138) fasst die nachfolgende Tabelle noch einmal zusammen.

	AUSDAUER 1 (MODERATES AUSDAUERTRAINING)	AUSDAUER 2 (INTENSIVES AUSDAUERTRAINING)	KRAFT 1 (MODERATES KRAFTTRAINING)	KRAFT 2 (INTENSIVES KRAFTTRAINING)
Wie	Klassisches Ausdauertraining (Laufen, Radfahren, Schwimmen etc.)	Hochintensitäts-Intervalltraining (HIIT, Tabata)	Bodyweight-Übungen, Zirkeltraining und Sequenztraining	Bodyweight-Übungen, Stations-, Pyramiden- und Zirkeltraining
Wofür	Ausdauer fördern, Stoffwechsel aktivieren, Fastenprozesse unterstützen	(Fett-)Stoffwechsel pushen, Kondition inklusive Ausdauer und Kraft verbessern, Kalorien verbrennen	Muskulatur aktivieren und schützen, Kraft entwickeln, Herz-Kreislauf-System aktivieren, Koordination fördern	Muskeln erhalten und aufbauen, Kraft entwickeln, Stoffwechsel und Herz-Kreislauf-System aktivieren
Wie lange	30, 45 oder 60 Minuten (Beispiel: Laufen)	Ab 12 bis etwa 25 Minuten	Grundsätzlich 30 bis 60 Minuten	Grundsätzlich 30 bis 60 Minuten
Wann	2 Stunden vor der Essensphase	Mitten in oder alternativ 1 ½ Stunden vor der Essensphase	1 Stunde nach der ersten Mahlzeit der Essensphase	2 Stunden vor der letzten Mahlzeit der Essensphase
Workouts	Auf Seite 203	Ab Seite 203	Ab Seite 207	Ab Seite 209

HILFE, ICH SCHAFFE DIE WORKOUTS EINFACH NICHT. WAS KANN ICH TUN?

Prof. Geisler: Als Erstes: Ganz ruhig bleiben! Das ist vollkommen normal. Gerade wer noch nie wirklich mit Training in Berührung gekommen ist, tut sich anfangs schwer. Und ich meine es ernst: Bleiben Sie einfach ruhig. Trainieren Sie, soweit es geht, und notfalls hören Sie auf. Alle hier präsentierten Workouts sind maximal ausgestaltet, das heißt: Sie sind wirklich fordernd, ganz nach der Prämisse „Von nichts kommt nichts"! Und es soll sich ja auch keine Trainingserfahrene unterfordert fühlen. Um Ihnen aber zu zeigen, dass es keine Schande ist, vorher aufzuhören, wenn Sie nicht mehr können, habe ich mich dafür eingesetzt, dass Sie in solch einem Fall ganz offiziell aufhören dürfen: Bei fordernden Krafttrainingseinheiten ab Seite 207 lassen Sie dazu die hellgrün markierten Übungen weg. Und wenn das noch nicht reicht, fliegen auch die orange markierten Übungen raus. So einfach ist das. Mit Blick in die Zukunft sollten Sie aber mittelfristig dahin kommen, die Workouts komplett durchzustehen. Und das werden Sie!

Ausdauer-1-Einheiten (moderates Ausdauertraining)

EINHEITEN FÜR EINSTEIGER	UMSETZUNG
A1-1 30 Minuten Laufen, Schwimmen, Rudern oder 60 Minuten Radfahren, Inline-Skaten, Skilanglauf **A1-2** 45 Minuten Laufen, Schwimmen, Rudern oder 90 Minuten Radfahren, Inline-Skaten, Skilanglauf **A1-3** 60 Minuten Laufen, Schwimmen, Rudern oder 120 Minuten Radfahren, Inline-Skaten, Skilanglauf	Ziel ist, die angegebene Zeit komplett durchzuhalten. Auf dem Weg dahin können Sie als Einsteiger nach Bedarf Pausen einlegen. Eine Möglichkeit für Einsteiger: abwechselnd 1 Minute laufen und 1 Minute gehen. In jedem Fall bleiben Sie bei den Pausen aktiv in Bewegung – in keinem Fall einfach stehen bleiben oder gar hinsetzen. Wenn Sie die angegebene Zeit komplett durchhalten, wechseln Sie zur nächstlängeren Einheit. Mit Ihrem Tempo können Sie die Intensität (und damit die Wirkung des Trainings auf Ihre Leistungsfähigkeit und den Abnehmerfolg) selbst steuern. Dabei gilt logischerweise: Je mehr Gas Sie geben, desto intensiver ist die Einheit und desto heftiger ist die Wirkung auf Ihren Organismus.

EINHEITEN FÜR FORTGESCHRITTENE	UMSETZUNG
A1-4 30 Minuten Laufen, Schwimmen, Rudern oder 60 Minuten Radfahren, Inline-Skaten, Skilanglauf mit (Sprint-)Intervallen **A1-5** 45 Minuten Laufen, Schwimmen, Rudern oder 90 Minuten Radfahren, Inline-Skaten, Skilanglauf mit (Sprint-)Intervallen **A1-6** 60 Minuten Laufen, Schwimmen, Rudern oder 120 Minuten Radfahren, Inline-Skaten, Skilanglauf mit (Sprint-)Intervallen	Auch hier ist die Wirkung des Trainings abhängig von Ihrem Tempo. Trainingsziel: die angegebene Zeit durchzuhalten und dabei während des Trainings einen dieser Intervall-Pläne zu absolvieren (Angaben für die 30-Minuten-Laufeinheit – bei längeren Einheiten oder Training auf dem Rad entsprechend verlängern): ▷ 5 × 1 Minute spürbar schneller laufen, dazwischen immer 2 Minuten Pause ▷ 8 × 30 Sekunden immer schneller werden bis zur Höchstgeschwindigkeit, dazwischen immer 90 Sekunden Pause ▷ 3 × 3 Minuten schneller laufen, dazwischen immer 2 Minuten Pause ▷ 2 × 6 Minuten zügig laufen, dazwischen 4 Minuten Pause ▷ 1 × 12 Minuten zügig laufen Die Intervalle frühestens nach 5 Minuten Warmlaufen beginnen und spätestens 5 Minuten vor dem Ende der Einheit beenden.

Kapitel 4

Ausdauer-2-Einheiten (intensives Ausdauertraining)

A2-1 Kleines Einsteiger-Tabata-Training mit drei Übungen

Aller Anfang ist leicht – aber dennoch schweißtreibend und effektiv genug für Ihre ersten Erfolge. Von jeder Übung absolvieren Sie 8 Sätze à 20 Sekunden bei maximalem Bewegungstempo: erst 8 Sätze der ersten Übung, dann 8 Sätze der zweiten Übung und am Ende 8 Sätze der dritten Übung. Zwischen den Sätzen immer nur 10 Sekunden Pause. Trainingszeit: 12 Minuten.

ÜBUNG	SEITE	ANMERKUNGEN
Seilspringen	159	
Military-Seitstütz	183	
Tiefe Schrittstellung mit Kniestoß	163	abwechselnd einen Satz mit dem rechten und einen mit dem linken Bein (= 4 Sätze pro Seite)

A2-2 Klassischer Tabata-4er für Einsteiger

Ein reguläres Set aus 4 Übungen, ausgeführt im Tabata-Style: Sie geben in jedem Satz 20 Sekunden Vollgas (= maximal viele saubere Wiederholungen). Erst führen Sie 8 solcher Sätze mit Übung 1, dann mit den Übungen 2, 3 und 4 aus. Zwischen jedem 20-Sekunden-Satz und auch zwischen den Übungen haben Sie immer nur 10 Sekunden Zeit zum Verschnaufen. Trainingszeit: 16 Minuten.

ÜBUNG	SEITE	ANMERKUNGEN
Hampelmann	160	
Bärengang	162	
Beinfall	193	
Aufgerichtete Ausfallschritte	171	abwechselnd einen Satz mit dem rechten und einen mit dem linken Bein (= 4 Sätze pro Seite)

A2-3 Tabata-Zirkeltraining für Einsteiger

Ein Workout zum Im-Kreise-Drehen: Hier absolvieren Sie zunächst einen Satz der vier Übungen à 20 Sekunden; ist das erledigt, führen Sie das Ganze noch 7 weitere Male aus, sodass jede Übung 8-mal drankommt. Auch hier gilt: Vollgas in jedem Satz (= maximal viele saubere Wiederholungen). Zwischen jeder Übung beziehungsweise jedem Satz und auch zwischen jedem Durchgang haben Sie immer nur 10 Sekunden Zeit zum Verschnaufen. Trainingszeit: 16 Minuten.

ÜBUNG	SEITE	ANMERKUNGEN
Gesprungene Kniebeugen	161	
Gerade Stützsprünge	167	Knie abwechselnd heben
Kniebeugen mit Armstrecken	174	
Gezogene Crunches	192	

A2-4 Tabata-Training mit Supersätzen für Einsteiger

Hier kommt das intensivierende Supersatzprinzip zum Einsatz: Sie führen Übung 1 und Übung 2 direkt nacheinander ohne Pause für je 20 Sekunden aus (jeweils maximal viele saubere Wiederholungen). Das Ganze insgesamt 8-mal, danach kommen die Übungen 3 und 4 in derselben Supersatz-Kombination dran. Zwischen jedem Supersatz aus 2 × 20 Sekunden dürfen Sie 20 Sekunden pausieren. Trainingszeit: knapp 18 Minuten.

ÜBUNG	SEITE	ANMERKUNGEN
Kniehebelauf	158	
Kniebeugen	180	
Gezogene Crunches	192	
Gedrehte Crunches	198	

A2-5 HIIT-Training mit 2-1-Intervallen für Einsteiger

Eine HIIT-Variante im „klassischen“ 2-1-Stil: Die Belastungszeiten sind dabei doppelt so lang wie die anschließenden Pausen. So geht's: Führen Sie von jeder Übung 3 Sätze à 1 Minute aus. Erst absolvieren Sie 3 Sätze von Übung 1, dann von den Übungen 2, 3, 4 und 5. Geben Sie stets Vollgas (= maximal viele saubere Wiederholungen in der Minute). Zwischen den Minuten-Einheiten haben Sie immerhin jeweils 30 Sekunden Pause. Trainingszeit: 22 Minuten.

ÜBUNG	SEITE	ANMERKUNGEN
Hohe Tritte	166	Nach 30 Sekunden (halbe Satzlänge) die Beine wechseln
Gekreuztes Brett	184	
Beinfall	193	
Rumpfdrehen im Ausfallschritt	177	Nach 30 Sekunden (halbe Satzlänge) die Seite wechseln
Eingedrehter Seitstütz	188	Nach 30 Sekunden (halbe Satzlänge) die Seite wechseln

A2-6 Klassisches Tabata-Training für Fortgeschrittene

Hier absolvieren Sie wie gehabt zunächst 8 Sätze à 20 Sekunden von Übung 1 bei maximalem Tempo (= maximal viele saubere Wiederholungen pro Satz). Danach verfahren Sie genauso mit den Übungen 2, 3 und 4. Zwischen Sätzen beziehungsweise Übungswechseln haben Sie lediglich 10 Sekunden Pause. Trainingszeit: 16 Minuten.

ÜBUNG	SEITE	ANMERKUNGEN
Ausfallwechselschritte	165	
Hüftheben mit Handtuch	190	
Enge Liegestütze	187	
Gedrehte Crunches	198	

A2-7 Tabata-Training im Zirkel für Fortgeschrittene

Führen Sie die folgenden vier Übungen im Zirkel aus: Auf einen Satz von Übung 1 folgt ein Satz von Übung 2, dann Übung 3 und Übung 4. Diesen Zirkel führen Sie insgesamt 8-mal durch. Wie immer bei Tabata gilt: Sie geben 20 Sekunden Vollgas (= maximal viele saubere Wiederholungen), haben dann 10 Sekunden Pause sowohl zwischen Sätzen als auch zwischen den Zirkelrunden. Trainingszeit: 16 Minuten.

ÜBUNG	SEITE	ANMERKUNGEN
Seitliche Ausfallschritte mit beidseitigem Drücken	172	Schritte abwechselnd nach links und rechts setzen
Burpees	164	
Rumpfdrehen mit ausgestreckten Armen	197	
Ganze Seitenrollen	175	

A2-8 Tabata-Training mit Supersätzen für Fortgeschrittene

Absolvieren Sie die Übungen 1 und 2 im Supersatz für je 20 Sekunden direkt nacheinander ohne Pause. Das Ganze insgesamt 8-mal, dann kommen die Übungen 3 und 4 in gleicher Form dran. Geben Sie stets Vollgas (maximal viele saubere Wiederholungen in der Zeit). Zwischen jedem Supersatz (der aus 2 × 20 Sekunden besteht) gibt es 20 Sekunden Pause. Trainingszeit: knapp 18 Minuten.

ÜBUNG	SEITE	ANMERKUNGEN
Kniebeugen mit Kick	168	Beine abwechselnd kicken
Seitliche Ausfallschritte mit beidseitigem Drücken	172	Schritte abwechselnd nach links und rechts setzen
Spidergirl	178	Immer abwechselnd die Knie anziehen
Liegestützsprünge zur Seite	185	

A2-9 HIIT-Training mit 2-1-Intervallen für Fortgeschrittene

Der HIIT-Klassiker in einer Version für die trainingserfahrene Damenwelt: Geben Sie jeweils 5 × 30 Sekunden Vollgas (= maximal viele saubere Wiederholungen) von jeder folgenden Übung. Nach 5 Sätzen Übung 1 gehen Sie zu Übung 2 über und so weiter. Zwischen den 30-Sekunden-Einheiten haben Sie 15 Sekunden Verschnaufpause. Trainingszeit: rund 23 Minuten.

ÜBUNG	SEITE	ANMERKUNGEN
Einarmiges Reißen	173	Alle 5 Sätze nur mit rechts ausführen
Hebe-Tritt-Kombis	170	Hier 6 Sätze ausführen: abwechselnd je 3 mit links und mit rechts
Einarmiges Reißen	173	Alle 5 Sätze nur mit links ausführen
Seitstütz mit Crunch-Bewegungen	189	Hier 6 Sätze ausführen: abwechselnd je 3 mit links und mit rechts
Fußgelenkapplaus	199	
Laufendes Beckenheben	191	

A2-10 HIIT-Training in Stufen-Sets für Fortgeschrittene

Die herausforderndste Einheit im intensiven Ausdauerbereich der WOMEN'S HEALTH Diät: Führen Sie die folgenden 5 Übungen immer direkt nacheinander ohne Pause aus. In Runde 1 von jeder Übung 50 Sekunden, in Runde 2 dann je 40 Sekunden, in Runde 3 und 4 jeweils je 30 Sekunden, in Runde 5 dann wieder je 40 Sekunden und schließlich in Runde 6 wieder je 50 Sekunden pro Übung. Pausen gibt es wie gesagt nur zwischen den Runden, und zwar je 45 Sekunden. Und wie immer bei HIIT gilt: Vollgas geben, also maximal viele saubere Wiederholungen schaffen. Übrigens: Der permanente Wechsel von der Vertikalen zur Horizontalen und zurück von Übung zu Übung ist kein (ganz schön anstrengender, oder?) Zufall ... Trainingszeit: rund 24 Minuten.

ÜBUNG	SEITE	ANMERKUNGEN
Umgekehrtes Rudern	200	Sie schaffen nicht so viele Ruderzüge am Stück? Dann so viele wie möglich machen, den Rest nur von oberer Position langsam runterlassen
Zwei-Punkt-Unterarmstütz	186	Arm-Bein-Kombinationen immer abwechselnd durchführen
Ausfallwechselschritte	165	
Roll-ups	194	
Kniebeugen	180	

Kraft-1-Einheiten (moderates Krafttraining)

K1-1 Kraftausdauer-Zirkeltraining für Einsteiger

Die Einsteiger-Einheit in das moderate Krafttraining: Führen Sie von jeder Übung jeweils 1 Satz durch: Erst Übung 1, dann Übung 2, Übung 3 ... bis Übung 8. Danach folgen noch zwei weitere solcher Durchgänge. Ziel: Von jeder Übung führen Sie 16 Wiederholungen pro Satz aus (oder trainieren wie bei der Übung hier unten angegeben). Die Pausenzeiten betragen zwischen den Übungen jeweils 30 Sekunden, zwischen den Zirkel-Durchgängen jeweils 60 Sekunden. Trainingszeit: rund 40 Minuten.

ÜBUNG	SEITE	ANMERKUNGEN
Hohe Tritte	166	8 Kicks pro Seite und Satz
Bärengang	162	In jedem Satz 45 Sekunden durchkrabbeln
Wandsitzen	179	In jedem Satz mindestens 40 Sekunden halten
Gekreuztes Brett	184	1 Links-rechts-Kombination = 1 Wiederholung
Umkehrkreisel	196	1 Links-rechts-Kombination = 1 Wiederholung
Gezogene Crunches	192	
Enge Liegestütze	187	
Standwaage mit W-Heben	169	Pro Satz auf jedem Bein mindestens 40 Sekunden

K1-2 Sequenztraining für Einsteiger

Maßgebend für diese Einheit ist der Wechsel aus Laufen und kleinen Bodyweight-Einheiten, dargestellt in folgendem Schema: Starten Sie mit 3 Sätzen der Übung 1, dann der Übung 2 und der Übung 3, danach gehen Sie 10 Minuten laufen. Wiederholen Sie das Ganze 3-mal, wobei Sie die letzte 10-Minuten-Lauf-Einheit weglassen (wer die Power hat, darf diese natürlich trotzdem laufen). In den 3 × 3 Sätzen von jeder Übung absolvieren Sie jeweils 15 Wiederholungen (oder trainieren wie bei der Übung angegeben). Zwischen den Sätzen haben Sie 30 Sekunden Pause, nach dem letzten Satz eines Übungs-Sets laufen Sie direkt los. Das Lauftempo liegt in Ihrer Hand: Je schneller, desto intensiver – aber denken Sie dran: Sie sollten in jedem Fall die nachfolgenden Übungen noch sauber und mit Energie umsetzen können. Trainingszeit: rund 60 Minuten.

ÜBUNG	SEITE	ANMERKUNGEN
Gerade Stützsprünge	167	
Aufgerichtete Ausfallschritte	171	In jedem Satz 8 Schritte pro Bein
Schritt-seit-ran-Kombis	176	Mit jedem Bein 15 Wiederholungen pro Satz
10 Minuten Laufen	–	

K1-3 Kraftausdauer-Zirkeltraining für Fortgeschrittene

Ein anspruchsvoller Zirkel mit herrlichem Fatburning-Effekt: Führen Sie alle 8 Übungen einmal nacheinander durch. Diesen Zirkel wiederholen Sie dann noch weitere 3 Male. In jedem Satz führen Sie 16 Wiederholungen aus (oder trainieren wie hier unten angegeben). Ihre Pausenzeiten betragen zwischen den Übungen jeweils 30 Sekunden, zwischen den Zirkel-Durchgängen jeweils 90 Sekunden. Trainingszeit: gut 50 Minuten.

ÜBUNG	SEITE	ANMERKUNGEN
Einarmiges Reißen	173	In jedem Satz 16 Wiederholungen pro Seite
Tiefe Schrittstellung mit Kniestoß	163	In jedem Satz 8 Wiederholungen pro Seite
V-ups	195	
Rumpfdrehen mit ausgestreckten Armen	197	1 Links-rechts-Kombination = 1 Wiederholung
Laufendes Beckenheben	191	Wenigstens 30, besser 40 bis 60 Sekunden lang die Beine im Wechsel heben
Dips am Stuhl	201	
Ganze Seitenrollen	175	1 komplette Rolle = 1 Wiederholung
Hebe-Tritt-Kombis	170	In jedem Satz 8–10 Wiederholungen pro Bein

K1-4 Sequenztraining für Fortgeschrittene

Hier können sich Trainingserfahrene an der Kombination aus Ausdauer und Kraftausdauer-Komponenten auspowern: Absolvieren Sie dazu das folgende Schema insgesamt 3-mal, wobei die abschließenden 10 Minuten Laufen weggelassen werden dürfen. Vorgabe: Von jeder Übung führen Sie in jeder der 3 Runden jeweils 3 Sätze mit 15 Wiederholungen aus (oder trainieren wie angegeben). Pausieren dürfen Sie zwischen den Sätzen beziehungsweise Übungen jeweils 30 Sekunden. Nach den Übungen laufen Sie direkt los. Ihr Lauftempo (und damit die Intensität der Laufeinheit) bestimmen Sie. Trainingszeit: rund 60 Minuten.

ÜBUNG	SEITE	ANMERKUNGEN
Burpees	164	
Kniebeugen mit Armstrecken	174	
Zwei-Punkt-Unterarmstütz	186	Pro Satz 8 Wiederholungen je Arm/Bein-Kombination
10 Minuten Laufen	–	

Kraft-2-Einheiten (intensives Krafttraining)

K2-1 Krafttraining für Einsteiger

Keine Angst vor Krafttraining: Dieses Workout, und auch die folgenden, tut garantiert nicht weh (Muskelkater ausgenommen …) und modelliert Ihren Körper auf attraktivste Weise, ohne dass Sie jemals muskulär in die Breite gehen. Versprochen. Von jeder der folgenden 8 Übungen absolvieren Sie 3 Sätze. Beginnen Sie mit 3 Sätzen von Übung 1 und gehen Sie dann der Reihe nach vor. Ziel: In jedem Satz 12 bis 15 Wiederholungen (oder die Übung wie angegeben ausführen). Pausen: je 60 Sekunden zwischen den Sätzen und Übungen. Trainingszeit: zwischen 45 und 50 Minuten.

ÜBUNG	SEITE	ANMERKUNGEN
Seilspringen	159	60 Sekunden pro Satz kraftvoll und schnell springen, dabei die Wadenarbeit betonen
Bärengang	162	Mindestens 45, besser 60 Sekunden pro Satz durchkrabbeln
Kickbacks	181	In jedem Satz 12 Wiederholungen pro Bein
Kniebeugen	180	
Military-Seitstütz	183	Mindestens 40, besser 60 Sekunden pro Satz Bewegung ausführen
Hüftheben mit Handtuch	190	
Eingedrehter Seitstütz	188	In jedem Satz 12 Wiederholungen pro Seite
Gerade Stützsprünge	167	

K2-2 Kraft-Zirkeltraining für Einsteiger

Kraft-Kreisel: Auf den ersten Blick sieht diese Zirkel-Einheit mit nur 6 Übungen harmlos aus. Allerdings: Sie absolvieren insgesamt 6 Runden von den Übungen. **Hinweis für absolute Einsteiger:** Beginnen Sie mit 3 bis 4 Runden. Versuchen Sie dann, sich innerhalb von ein, zwei Monaten auf 6 Runden zu steigern! Im Detail: Sie führen in einem Durchgang die Übungen 1 bis 6 nacheinander mit 12 bis 15 Wiederholungen (oder wie angegeben) durch. Danach folgen 5 weitere solcher Durchgänge. Ihre Pausenzeiten: 30 Sekunden zwischen den Übungen, 60 Sekunden zwischen den Durchgängen. Trainingszeit: gut 55 Minuten.

ÜBUNG	SEITE	ANMERKUNGEN
Hampelmann	160	Mindestens 45, besser 60 Sekunden pro Satz kraftvoll und zügig springen
Gesprungene Kniebeugen	161	
Gekreuztes Brett	184	1 Links-rechts-Kombination = 1 Wiederholung
Hüftheben mit Handtuch	190	
Enge Liegestütze	187	
Gezogene Crunches	192	

K2-3 Krafttraining mit Supersätzen für Einsteiger

Willkommen (zurück) zu den Supersätzen – den Sets von jeweils 2 Übungen, die immer im Paar ohne Pause nacheinander absolviert werden. Insgesamt gibt es vier solcher Übungspaare: die Übungen 1 + 2, Übungen 3 + 4, Übungen 5 + 6, Übungen 7 + 8. In dieser Reihenfolge führen Sie jeweils 1 Supersatz aller Übungspaare durch – in jeder einzelnen Übung absolvieren Sie 16 Wiederholungen (oder führen die Übung wie angegeben aus).

Im Anschluss führen Sie 2 weitere solcher Durchgänge durch. Zwischen den Supersätzen haben Sie 90 Sekunden, zwischen den Durchgängen 2 Minuten Pause. Trainingszeit: gut 40 Minuten.

ÜBUNG	SEITE	ANMERKUNGEN
Aufgerichtete Ausfallschritte	171	In jedem Satz 10 Wiederholungen pro Seite
Wandsitzen	179	Mindestens 40, besser 60 oder mehr Sekunden pro Satz halten
Military-Seitstütz	183	Mindestens 40, besser 60 Sekunden pro Satz Bewegung ausführen
Gekreuztes Brett	184	1 Links-rechts-Kombination = 1 Wiederholung
Gedrehte Crunches	198	1 Seitbewegung = 1 Wiederholung
Beinfall	193	
Dips am Stuhl	201	
Bärengang	162	Mindestens 45, besser 60 Sekunden pro Satz durchkrabbeln

K2-4 Krafttraining nach dem Pyramidenprinzip für Einsteiger

Die folgenden 9 Übungen sind in besonderer Weise angeordnet: Sie decken von unten nach oben gehend weite Teile des Körpers ab. Und da die Übungen so schön besonders sortiert sind, dürfen Sie sie auch in besonderer Form trainieren – nach dem Pyramidenprinzip. Sie absolvieren von jeder Übung 3 Sätze: Im 1. Satz machen Sie 10, im 2. Satz 15 und im 3. Satz 20 Wiederholungen (beziehungsweise trainieren wie bei der Übung angegeben). Haben Sie die Sätze bei Übung 1 absolviert, gehen Sie zu Übung 2 über und in der Folge bis Übung 9. Die Pausenzeiten: 30 Sekunden zwischen Satz 1 und Satz 2, 45 Sekunden zwischen Satz 2 und Satz 3, 60 Sekunden zwischen den Übungen. Trainingszeit: ca. 50 Minuten.

ÜBUNG	SEITE	ANMERKUNGEN
Seilspringen	159	Im ersten Satz 45, im zweiten 60 und im dritten 75 Sekunden lang springen
Tiefe Schrittstellung mit Kniestoß	163	Im ersten Satz pro Seite 8, im zweiten 10 und im dritten 12 Wiederholungen machen
Kniebeugen	180	

Rumpfdrehen im Ausfallschritt	177	Im ersten Satz pro Seite 8, im zweiten 10 und im dritten 12 Wiederholungen machen
Hüftheben mit Handtuch	190	
Kickbacks	181	Im ersten Satz pro Seite 8, im zweiten 10 und im dritten 12 Wiederholungen machen
Beinfall	193	
Umkehrkreisel	196	1 Links-rechts-Kombination = 1 Wiederholung
Dips am Stuhl	201	

K2-5 Krafttraining für Fortgeschrittene

Straffen, kräftigen, fatburnen – viele solcher positiven Attribute passen auf dieses intensive Krafttraining. So setzen Sie es um: Absolvieren Sie von jeder Übung 4 Sätze: erst von Übung 1, dann von Übung 2 und so weiter. In jedem Satz kommen 12 bis 15 Wiederholungen dran (ansonsten gilt, was bei der Übung steht). Die Pausen zwischen den Sätzen betragen 30 Sekunden, zwischen den Übungen 60 Sekunden. Die Trainingszeit liegt bei gut 50 Minuten.

ÜBUNG	SEITE	ANMERKUNGEN
Burpees	164	
Umgekehrtes Rudern	200	Sie schaffen keine 12 bis 15 Ruderzüge? Dann so viele wie möglich machen, den Rest nur von der oberen Position langsam runterlassen
Ganze Seitenrollen	175	1 komplette Rolle = 1 Wiederholung
Liegestützsprünge zur Seite	185	1 Links-rechts-Kombination = 1 Wiederholung
Seitstütz mit Crunch-Bewegungen	189	In jedem Satz 12 Wiederholungen pro Seite
Laufendes Beckenheben	191	Wenigstens 30, besser 40 bis 60 Sekunden lang die Beine im Wechsel heben
Fußgelenkapplaus	199	1 Links-rechts-Kombination = 1 Wiederholung
Kniebeugen mit Kick	168	In jedem Satz 12 Kicks pro Seite

K2-6 Krafttraining im Zirkel für Fortgeschrittene

Bei diesem Training kommt ein Power-Zirkel zum Einsatz, der sich gewaschen hat: Sie trainieren in insgesamt 5 Durchgängen die Übungen 1 bis 6 nacheinander durch. Im ersten Durchgang liegt die Belastungszeit je Übung bei 30 Sekunden. Dann steigert sie sich auf 40 Sekunden im zweiten, 50 Sekunden im dritten, 60 Sekunden im vierten und 70 Sekunden im fünften Durchgang (wem das zu viel ist, der lässt einen Durchgang seiner Wahl weg!)! Hier sind also keine Wiederholungszahlen vorgegeben, aber Sie sollten bei einem zügigen Bewegungstempo im ersten Durchgang im Schnitt schon mindestens 8, im letzten Durchgang mindestens 20 Wiederholungen schaffen.

Entsprechend der wachsenden Belastungszeiten dürfen Sie auch länger pausieren: und zwar exakt so lang wie die Belastungszeiten (also 30 Sekunden im ersten Durchgang, 70 Sekunden im letzten Durchgang). Und zwischen den Durchgängen 90 Sekunden. Trainingszeit: circa 52 Minuten.

ÜBUNG	SEITE	ANMERKUNGEN
Ausfallwechselschritte	165	1 Beinwechsel = 1 Wiederholung
Kniebeugen mit Kick	168	Die Kicks abwechselnd ausführen
Spidergirl	178	Die Knie abwechselnd anziehen; wenn die Kraft weggeht, im Unterarmstütz weitermachen
Einarmiges Reißen	173	Mit jeder Seite im ersten Durchgang 20 Sekunden, dann 25, 30, 35 und 40 Sekunden reißen
V-ups	195	Wenn die Kraft weggeht, Beine nur noch über dem Boden halten
Enge Liegestütze	187	Wenn die Kraft weggeht, obere Position halten

K2-7 Supersatz-Krafttraining für Fortgeschrittene

Die folgenden Übungspaare sind eine echte Herausforderung – aber auch ideale Begleiter auf dem Weg zu Ihrer Bestform. Führen Sie die Übungen 1 + 2, 3 + 4, 5 + 6 und 7 + 8 jeweils gemeinsam im Supersatz aus – eine kurze Pause zwischen den beiden Übungen innerhalb des Supersatzes von 15 Sekunden ist erlaubt. Das Workout gestaltet sich dann folgendermaßen: 4 Supersätze der Übungen 1 + 2, dann 4 Supersätze der Übungen 3 + 4 und so weiter. Von jeder Übung absolvieren Sie pro Satz 16 Wiederholungen (oder trainieren wie bei der Übung angegeben). Zwischen den Supersätzen haben Sie jeweils 60 Sekunden und zwischen den Übungspaar-Wechseln jeweils 90 Sekunden Pause. Trainingszeit: knapp 55 Minuten. Wer sich von der Einheit überfordert fühlt, lässt einen Satz je Supersatz-Paar weg.

ÜBUNG	SEITE	ANMERKUNGEN
Umgekehrtes Rudern	200	Sie schaffen keine 16 Ruderzüge? Dann so viele wie möglich machen, den Rest nur von der oberen Position langsam runterlassen
Enge Liegestütze	187	Wenn die Kraft weggeht, obere Position halten
Seitliche Ausfallschritte mit beidseitigem Drücken	172	In jedem Satz 8 Schritte pro Seite
Kniebeugen mit Armstrecken	174	
Ganze Seitenrollen	175	1 komplette Rolle = 1 Wiederholung
Seitstütz mit Crunch-Bewegungen	189	In jedem Satz 10–12 Wiederholungen pro Seite
V-ups	195	
Fußgelenkapplaus	199	1 Links-rechts-Kombination = 1 Wiederholung

K2-8 Krafttraining mit Supersätzen und Ausbrenn-Zirkel für Fortgeschrittene

Dieses Workout ist die Krönung der hier vorgestellten Einheiten – und eine fabelhafte Möglichkeit, die eigene Komfortzone zu verlassen. Zunächst einmal trainieren Sie in der inzwischen bekannten Supersatz-Formation: Übungen 1 + 2, Übungen 3 + 4, Übungen 5 + 6, Übungen 7 + 8 und Übungen 9 + 10 jeweils im Paar direkt nacheinander ohne Pause. Abfolge: Erst 2 Supersätze Übungen 1 + 2, dann 2 Supersätze Übungen 3 + 4 und so weiter. Von jeder Übung sollten Sie 16 Wiederholungen machen (oder es gilt, was unten bei der Übung steht). Dann kommt die Abschlussrunde: Lösen Sie die Supersatz-Paarbildung auf und machen Sie von jeder Übung 1 Satz maximal viele Wiederholungen – damit „brennen" Sie die Muskeln aus, was zu einem optimalen Trainingseffekt (und womöglich Muskelkater) führt! Ihre Pausenzeiten: 60 Sekunden zwischen den Supersätzen und Übungspaar-Wechseln, in der Abschlussrunde zwischen jedem „Ausbrenn"-Satz 90 Sekunden Pause. Trainingszeit: 55 bis 60 Minuten.

ÜBUNG	SEITE	ANMERKUNGEN
Kickbacks mit angehobenen Knien	182	In jedem Supersatz 12 Wiederholungen pro Seite; Im „Ausbrenn"-Satz die Kickbacks abwechselnd ausführen
Liegestützsprünge zur Seite	185	1 Links-rechts-Kombination = 1 Wiederholung
Kniebeugen mit Armstrecken	174	
Wandsitzen	179	Mindestens 40, besser 60 oder mehr Sekunden pro Satz halten; im „Ausbrenn"-Satz so lange wie möglich halten
Rumpfdrehen mit ausgestreckten Armen	197	1 Links-rechts-Kombination = 1 Wiederholung
Gedrehte Crunches	198	1 Links-rechts-Kombination = 1 Wiederholung
Hebe-Tritt-Kombis	170	In jedem Satz 10–12 Wiederholungen pro Bein; im „Ausbrennsatz" so viel wie möglich
Aufgerichtete Ausfallschritte	171	In jedem Satz 10–12 Wiederholungen pro Bein; im „Ausbrennsatz" so viel wie möglich
Laufendes Beckenheben	191	In jedem Satz 40, besser 60 Sekunden lang die Beine im Wechsel heben; im „Ausbrennsatz" so lange wie möglich
Roll-ups	194	

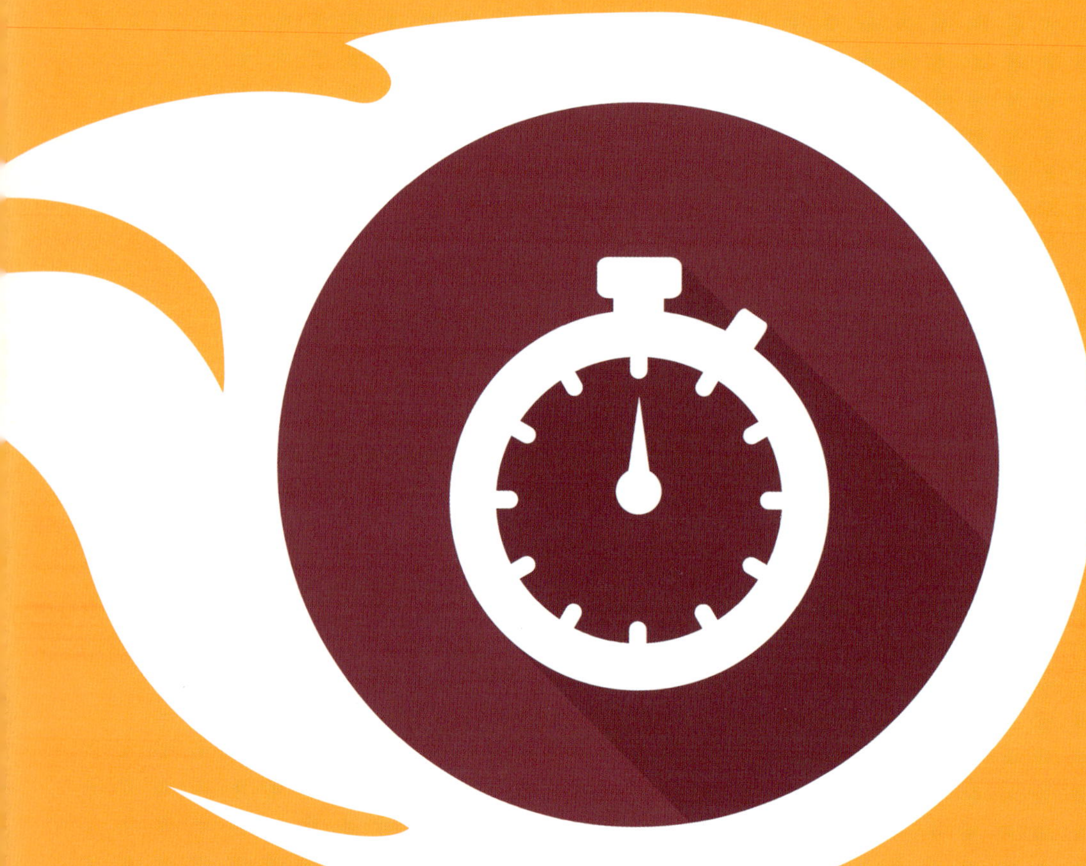

Kapitel 5

Wochenpläne zur WOMEN'S HEALTH Diät

Timing, Rezepte, Workouts: Jetzt fließt alles zusammen. Das letzte Kapitel dieses Buches vereint eine Handvoll Beispiel-Wochen, wie Sie die WOMEN'S HEALTH Diät sofort umsetzen können.

▷ Los geht es auf der folgenden Doppelseite mit einem Detail-Wochenplan für den leichten Einstieg ins Intervallfasten: eine Woche nach dem 14/10-Prinzip, bei dem Sie drei Mahlzeiten täglich zu sich nehmen. Für diese und die folgende 14/10-Methode sind fünf wöchentliche Trainingseinheiten eingeplant (keine Sorge, das schaffen Sie!).

▷ Ein weiterer Detail-Plan (auf den Seiten 218 und 219) bildet die 14/10-Methode mit zwei Hauptmahlzeiten ab. Denn natürlich können Sie sich auch bewusst für zwei Mahlzeiten und damit entweder gegen ein Frühstück (so wie in diesem Plan, sogenanntes Breakfast Cancelling) oder gegen ein Abendessen (sogenanntes Dinner Cancelling) entscheiden.

▷ Für die klassische, dafür etwas härtere 16/8-Fastenmethode finden Sie auf den Seiten 220 und 221 einen detaillierten Beispiel-Wochenplan, dieses Mal als Dinner-Cancelling-Variante – und mit dort (erst einmal) ausreichenden vier Trainingseinheiten pro Woche.

▷ Neben diesen drei detaillierten Wochenplänen finden Sie auf den Seiten 222 und 223 jeweils einen Rahmenplan für die Umsetzung weiterer Intervallfasten-Methoden, die auf Seite 33 kurz angerissen worden sind: der 5/2- sowie der 1/1-Fastenmethode. Diese füllen Sie einfach mit Ihren selbst gewählten Gerichten und Trainingseinheiten (was Sie mit den anderen Plänen nach den Regeln der WOMEN'S HEALTH Diät natürlich auch tun können und sollen!). Denn es gibt viele Lebensmodelle, und keine Abnehminteressentin da draußen soll sagen, sie habe keinen für sie passenden Weg gefunden, die WOMEN'S HEALTH Diät umzusetzen.

Plan 1

1 WOCHE 14/10-Intervallfasten (Essensphase 8 bis 18 Uhr mit drei Mahlzeiten) und fünf Trainingseinheiten

		NORMAL	PALÄO/LOW CARB	VEGETARISCH	VEGAN
MO	6 h	**Ausdauer-1-Einheit (auf Seite 203)** Tipp: Beginnen Sie einfach mit der erstgenannten Einheit (Einsteiger oder Fortgeschrittene). Wie Sie sich dann nach einigen Wochen steigern, beschreibt Prof. Geisler auf Seite 224.			
	8 h	Rezept 1 ▶ S. 64 Vollkornbrot mit Schinken-Melonen-Carpaccio	Rezept 4 ▶ S. 67 Ananas-Grapefruit-Bowl	Rezept 7 ▶ S. 70 Quinoa-Zimtcreme mit Erdbeeren	Rezept 10 ▶ S. 73 Bananen-Bowl mit Kokos
	12:30 h	Rezept 23 ▶ S. 86 Spiegeleierpfanne mit Champignons und Paprika	Rezept 20 ▶ S. 83 Entenbrustfilet mit Shiitakepilzen	Rezept 30 ▶ S. 93 Dinkelnudeln mit Spinat und Walnusspesto	Rezept 33 ▶ S. 96 Bowl mit Kürbis-Kartoffel-Gemüse und Seitan
	17:30 h	Rezept 38 ▶ S. 101 Avocado-Carpaccio mit Garnelen	Rezept 42 ▶ S. 105 Zucchini-Spaghetti mit Tomaten-Basilikum-Sugo	Rezept 44 (Meal Prep) ▶ S. 107 Salatwraps mit Vollkornreis und Sprossen	Rezept 72 ▶ S. 135 Salat von zweierlei Bohnen mit Seitan
DI	8 h	Rezept 6 ▶ S. 69 Lachs-Avocado-Salat mit Apfel	Rezept 64 ▶ S. 127 Walnuss-Proteinshake	Rezept 8 ▶ S. 71 Obstsalat mit Knuspermüsli	Rezept 11 (Meal Prep) ▶ S. 74 Dinkelporridge mit Kirschen
	12:30 h	Rezept 16 ▶ S. 79 Pellkartoffeln mit Avocadocreme	Rezept 24 ▶ S. 87 Thunfischsteak mit geschmorten Kirschtomaten	Rezept 29 ▶ S. 92 Kartoffelpuffer mit Zwetschgenkompott	Rezept 35 ▶ S. 98 Auberginen-Dinkel-Gemüse mit Tofu
	15:30 h	**Kraft-2-Einheit (ab Seite 209)** Dies ist stets die optimale Zeit fürs Training. Sollte das bei Ihnen mal nicht passen: Ab Seite 153 finden Sie die anderen möglichen Trainingszeiten dieser Einheit in Relation zur Essensphase.			
	17:30 h	Rezept 24 ▶ S. 87 Thunfischsteak mit geschmorten Kirschtomaten	Rezept 41 (Meal Prep) ▶ S. 104 Matjes-Speck-Salat mit Rote Bete und Gurke	Rezept 44 ▶ S. 107 Salatwraps mit Vollkornreis und Sprossen (von Montag)	Rezept 48 ▶ S. 111 Kartoffelsalat mit Brokkoli und Chili-Tofu
MI	8 h	Rezept 2 ▶ S. 65 Mehrkornbrötchen mit Roastbeef und Mango	Rezept 53 ▶ S. 116 Hummus mit Tomate und Gemüsesticks	Rezept 57 (Meal Prep) ▶ S. 120 Vollkornbrötchen mit Gemüseaufstrich	Rezept 11 ▶ S. 74 Dinkelporridge mit Kirschen (von Dienstag)
	12:30 h	Rezept 17 ▶ S. 80 Penne mit Tomaten-Paprika-Sauce	Rezept 41 ▶ S. 104 Matjes-Speck-Salat mit Rote Bete und Gurke (von Dienstag)	Rezept 26 ▶ S. 89 Gebratener Tofu mit Bohnen-Tomaten-Gemüse	Rezept 31 ▶ S. 94 Gemüse-Soja-Curry mit Linsen
	17:30 h	Rezept 40 ▶ S. 103 Rumpsteak mit chiliwürziger Mango-Paprika-Salsa	Rezept 43 ▶ S. 106 Pilzomelett mit Rucola und Oliven	Rezept 45 (Meal Prep) ▶ S. 108 Mediterraner Nudelsalat	Rezept 71 ▶ S. 134 Traubensalat mit Nussquark

Tipp
Rezept 23
Suchen Sie sich gerne passende Rezepte aus den anderen Rubriken, hier eine Mahlzeit aus der Paläo-/Low-Carb-Rezepte-Gruppe.

Tipp
Rezept 44
Bereiten Sie Ihr Essen für zwei oder mehr Tage zu (siehe die Meal-Prep-Hinweise beim angegebenen Gericht)

Tipp
Rezept 41
Nutzen Sie auch Abendrezepte für mittags und umgekehrt – dabei aber bitte die Nährwerte einigermaßen im Blick behalten.

DO	6:30 h	**Ausdauer-2-Einheit (ab Seite 203)**			
	8 h	Rezept 10 ▶ S. 73 Bananen-Bowl mit Kokos	Rezept 6 ▶ S. 69 Lachs-Avocado-Salat mit Apfel	Rezept 57 ▶ S. 120 Vollkornbrötchen mit Gemüseaufstrich (von Mittwoch)	Rezept 59 ▶ S. 122 Kokospudding mit Mango
	12:30 h	Rezept 15 ▶ S. 78 Putenschnitzel mit Paprika-Mais-Gemüse	Rezept 19 (Meal Prep) ▶ S. 82 Asiatisches Hühnerfrikassee mit Sprossen und Brokkoli	Rezept 45 ▶ S. 108 Mediterraner Nudelsalat (von Mittwoch)	Rezept 32 ▶ S. 95 Orientalischer Blumenkohl-eintopf mit Quinoa
	17:30 h	Rezept 37 ▶ S. 100 Gebackener Blumenkohl mit Granatapfelkernen	Rezept 23 ▶ S. 86 Spiegeleierpfanne mit Champignons und Paprika	Rezept 47 ▶ S. 110 Bulgur-Bowl mit Avocado	Rezept 46 ▶ S. 109 Melonen-Weizen-Salat mit Alfalfasprossen
FR	8 h	Rezept 12 ▶ S. 75 Papaya-Kiwi-Salat mit Hirseflocken	Rezept 4 ▶ S. 67 Ananas-Grapefruit-Bowl	Rezept 11 ▶ S. 74 Dinkelporridge mit Kirschen	Rezept 71 ▶ S. 134 Traubensalat mit Nussquark
	10:30 h	**Kraft-1-Einheit (ab Seite 207)**			
	12:30 h	Rezept 14 (Meal Prep) ▶ S. 77 Safranwürzige Fischsuppe mit Kartoffeln und Bohnen	Rezept 19 ▶ S. 82 Asiatisches Hühnerfrikassee mit Sprossen und Brokkoli (von Donnerstag)	Rezept 27 ▶ S. 90 Gnocchi mit Brokkoli und Mandelbutter	Rezept 36 (Meal Prep) ▶ S. 99 Tempeh-Champignon-Curry
	17:30 h	Rezept 42 ▶ S. 105 Zucchini-Spaghetti mit Tomaten-Basilikum-Sugo	Rezept 22 ▶ S. 85 Kokos-Knusperfisch mit Avocado-Rucola-Salat	Rezept 43 ▶ S. 106 Pilzomelett mit Rucola und Oliven	Rezept 48 ▶ S. 111 Kartoffelsalat mit Brokkoli und Chili-Tofu
SA	8 h	Rezept 51 ▶ S. 114 Puten-Sandwich mit Ei	Rezept 54 ▶ S. 117 Tropicsalat mit Orangenjoghurt	Rezept 69 ▶ S. 132 Pfirsich-Vanille-Smoothie	Rezept 12 ▶ S. 75 Papaya-Kiwi-Salat mit Hirseflocken
	12:30 h	Rezept 14 ▶ S. 77 Safranwürzige Fischsuppe mit Kartoffeln und Bohnen (von Freitag)	Rezept 20 ▶ S. 83 Entenbrustfilet mit Shiitakepilzen	Rezept 28 ▶ S. 91 Safranrisotto mit Kräuterseitlingen	Rezept 34 ▶ S. 97 Kichererbsenbratlinge mit Tomatensauce
	17:30 h	Rezept 43 ▶ S. 106 Pilzomelett mit Rucola und Oliven	Rezept 65 ▶ S. 128 Paprika mit Hackfleisch-Pilz-Füllung	Rezept 44 ▶ S. 107 Salatwraps mit Vollkornreis und Sprossen	Rezept 36 ▶ S. 99 Tempeh-Champignon-Curry (von Freitag)
SO	6:30 h	**Ausdauer-2-Einheit (ab Seite 203)**			
	8 h	Rezept 3 ▶ S. 66 Vollkornsandwich mit geräucherter Forelle	Rezept 5 ▶ S. 68 Fenchel-Orangen-Salat	Rezept 9 ▶ S. 72 Müsli mit Beerenquark	Rezept 70 ▶ S. 133 Bananen-Mandel-Shake
	12:30 h	Rezept 13 ▶ S. 76 Geschmortes Rindfleisch mit Kichererbsen und Möhren	Rezept 21 ▶ S. 84 Gebratenes Kotelett mit Kohl-Speck-Salat	Rezept 25 ▶ S. 88 Erbsen-Kohlrabi-Eintopf mit Croûtons	Rezept 31 ▶ S. 94 Gemüse-Soja-Curry mit Linsen
	17:30 h	Rezept 44 ▶ S. 107 Salatwraps mit Vollkornreis und Sprossen	Rezept 42 ▶ S. 105 Zucchini-Spaghetti mit Tomaten-Basilikum-Sugo	Rezept 26 ▶ S. 89 Gebratener Tofu mit Bohnen-Tomaten-Gemüse	Rezept 47 ▶ S. 110 Bulgur-Bowl mit Avocado

Tipp
Rezept 51
Auch Snacks lassen sich als Hauptgerichte einsetzen – wenn der Hunger zum Beispiel mal nicht ganz so groß ist.

Kapitel 5

Plan 2

1 WOCHE 14/10-Intervallfasten (Essensphase 10 bis 20 Uhr mit zwei Mahlzeiten (Breakfast Cancelling) und fünf Trainingseinheiten

		NORMAL	PALÄO/LOW CARB	VEGETARISCH	VEGAN
MO	12 h	Rezept 19 ▶ S. 82 Asiatisches Hühnerfrikassee mit Sprossen und Brokkoli	Rezept 42 ▶ S. 105 Zucchini-Spaghetti mit Tomaten-Basilikum-Sugo	Rezept 28 ▶ S. 91 Safranrisotto mit Kräuterseitlingen	Rezept 31 ▶ S. 94 Gemüse-Soja-Curry mit Linsen
	15 h	Optional: Rezept 62 ▶ S. 125 Eiersalat mit Krabben und Sprossen	Optional: Rezept 54 ▶ S. 117 Tropicsalat mit Orangenjoghurt	Optional: Rezept 55 (Meal Prep) ▶ S. 118 Nuss-Rosinen-Brownies (2–3 Stück)	Optional: Rezept 72 (Meal Prep) ▶ S. 135 Salat von zweierlei Bohnen mit Seitan
	19:30 h	Rezept 37 ▶ S. 100 Gebackener Blumenkohl mit Granatapfelkernen	Rezept 40 ▶ S. 103 Rumpsteak mit chiliwürziger Mango-Paprika-Salsa	Rezept 44 (Meal Prep) ▶ S. 107 Salatwraps mit Vollkornreis und Sprossen	Rezept 47 ▶ S. 110 Bulgur-Bowl mit Avocado
DI	10 h	**Ausdauer-2-Einheit (ab Seite 203)**			
	12 h	Rezept 18 ▶ S. 81 Garnelencurry mit Sprossen	Rezept 20 ▶ S. 83 Entenbrustfilet mit Shiitakepilzen	Rezept 27 ▶ S. 90 Gnocchi mit Brokkoli und Mandelbutter	Rezept 35 (Meal Prep) ▶ S. 98 Auberginen-Dinkel-Gemüse mit Tofu
	15 h	Rezept 50 ▶ S. 113 Mini-Pfannkuchen mit Ahornsirup	Rezept 53 (Meal Prep) ▶ S. 116 Hummus mit Tomate und Gemüsesticks	Rezept 55 ▶ S. 118 Nuss-Rosinen-Brownies (von Montag, 3–4 Stück)	Rezept 72 ▶ S. 135 Salat von zweierlei Bohnen mit Seitan (von Montag)
	19:30 h	Rezept 16 ▶ S. 79 Pellkartoffeln mit Avocadocreme	Rezept 42 ▶ S. 105 Zucchini-Spaghetti mit Tomaten-Basilikum-Sugo	Rezept 44 ▶ S. 107 Salatwraps mit Vollkornreis und Sprossen (von Montag)	Rezept 48 (Meal Prep) ▶ S. 111 Kartoffelsalat mit Brokkoli und Chili-Tofu
MI	12 h	Rezept 29 ▶ S. 92 Kartoffelpuffer mit Zwetschgenkompott	Rezept 22 ▶ S. 85 Kokos-Knusperfisch mit Avocado-Rucola-Salat	Rezept 30 ▶ S. 93 Dinkelnudeln mit Spinat und Walnusspesto	Rezept 35 ▶ S. 98 Auberginen-Dinkel-Gemüse mit Tofu (von Dienstag)
	15 h	**Kraft-1-Einheit (ab Seite 207)**			
	16:30 h	Rezept 61 (Meal Prep) ▶ S. 124 Wraps mit Schinken und Blattsalat	Rezept 53 ▶ S. 116 Hummus mit Tomate und Gemüsesticks (von Dienstag)	Rezept 67 ▶ S. 130 Himbeer-Kokos-Shake mit Leinsamen	Rezept 71 ▶ S. 134 Traubensalat mit Nussquark
	19:30 h	Rezept 39 ▶ S. 102 Gefüllte Frikadellen mit Kartoffel-Bohnen-Salat	Rezept 64 ▶ S. 127 Walnuss-Proteinshake	Rezept 43 ▶ S. 106 Pilzomelett mit Rucola und Oliven	Rezept 48 ▶ S. 111 Kartoffelsalat mit Brokkoli und Chili-Tofu (von Dienstag)

Tipp
An trainingsfreien Tagen ist der Snack am Nachmittag optional – Sie können ihn also einnehmen oder auch weglassen (etwa wenn Sie das Gefühl haben, nicht schnell genug abzunehmen).

DO	12 h	Rezept 34 ▶ S. 97 Kichererbsenbratlinge mit Tomatensauce	Rezept 24 ▶ S. 87 Thunfischsteak mit geschmorten Kirschtomaten	Rezept 25 (Meal Prep) ▶ S. 88 Erbsen-Kohlrabi-Eintopf mit Croûtons	Rezept 32 (Meal Prep) ▶ S. 95 Orientalischer Blumenkohleintopf mit Quinoa
	15 h	Optional: Rezept 61 ▶ S. 124 Wraps mit Schinken und Blattsalat (von Mittwoch)	Optional: Rezept 53 ▶ S. 116 Hummus mit Tomate und Gemüsesticks	Optional: Rezept 55 ▶ S. 118 Nuss-Rosinen-Brownies (von Montag, 2-3 Stück)	Optional: Rezept 58 ▶ S. 121 Müsli mit getrockneten Datteln und Erdnüssen
	19:30 h	Rezept 40 ▶ S. 103 Rumpsteak mit chiliwürziger Mango-Paprika-Salsa	Rezept 23 ▶ S. 86 Spiegeleierpfanne mit Champignons und Paprika	Rezept 35 ▶ S. 98 Auberginen-Dinkel-Gemüse mit Tofu	Rezept 46 ▶ S. 109 Melonen-Weizen-Salat mit Alfalfasprossen
FR	10 h	**Ausdauer-2-Einheit (ab Seite 203)**			
	12 h	Rezept 15 ▶ S. 78 Putenschnitzel mit Paprika-Mais-Gemüse	Rezept 41 ▶ S. 104 Matjes-Speck-Salat mit Rote Bete und Gurke	Rezept 25 ▶ S. 88 Erbsen-Kohlrabi-Eintopf mit Croûtons (von Donnerstag)	Rezept 34 ▶ S. 97 Kichererbsenbratlinge mit Tomatensauce
	15 h	Rezept 52 ▶ S. 52 Bananen-Schoko-Creme	Rezept 64 ▶ S. 127 Walnuss-Proteinshake	Rezept 68 ▶ S. 131 Gemüsetörtchen	Rezept 70 ▶ S. 133 Bananen-Mandel-Shake
	19:30 h	Rezept 38 ▶ S. 101 Avocado-Carpaccio mit Garnelen	Rezept 37 ▶ S. 100 Gebackener Blumenkohl mit Granatapfelkernen	Rezept 47 ▶ S. 110 Bulgur-Bowl mit Avocado	Rezept 32 ▶ S. 95 Orientalischer Blumenkohleintopf mit Quinoa (von Donnerstag)
SA	9 h	**Ausdauer-1-Einheit (auf Seite 203)**			
	12 h	Rezept 17 (Meal Prep) ▶ S. 80 Penne mit Tomaten-Paprika-Sauce	Rezept 21 ▶ S. 84 Gebratenes Kotelett mit Kohl-Speck-Salat	Rezept 29 ▶ S. 92 Kartoffelpuffer mit Zwetschgenkompott	Rezept 33 ▶ S. 96 Bowl mit Kürbis-Kartoffel-Gemüse und Seitan
	15 h	Rezept 63 ▶ S. 126 Lachssalat mit Gurke und Sesam	Rezept 66 ▶ S. 129 Avocado-Spinat-Smoothie	Rezept 57 ▶ S. 120 Vollkornbrötchen mit Gemüseaufstrich	Rezept 60 ▶ S. 123 Vanille-Erdbeer-Shake
	19:30 h	Rezept 14 ▶ S. 77 Safranwürzige Fischsuppe mit Kartoffeln und Bohnen	Rezept 19 (Meal Prep) ▶ S. 82 Asiatisches Hühnerfrikassee mit Sprossen und Brokkoli	Rezept 45 ▶ S. 108 Mediterraner Nudelsalat	Rezept 46 ▶ S. 109 Melonen-Weizen-Salat mit Alfalfasprossen
SO	12 h	Rezept 17 ▶ S. 80 Penne mit Tomaten-Paprika-Sauce (von Samstag)	Rezept 19 ▶ S. 82 Asiatisches Hühnerfrikassee mit Sprossen und Brokkoli (von Samstag)	Rezept 31 ▶ S. 94 Gemüse-Soja-Curry mit Linsen	Rezept 36 ▶ S. 99 Tempeh-Champignon-Curry
	17 h	Rezept 49 ▶ S. 112 Heidelbeermuffins (2 Stück)	Rezept 52 ▶ S. 115 Bananen-Schoko-Creme	Rezept 56 ▶ S. 119 Pancakes mit Apfel-Gojibeeren-Kompott	Rezept 59 ▶ S. 122 Kokospudding mit Mango
	17:30 h	**Kraft-2-Einheit (ab Seite 209)**			
	19:30 h	Rezept 13 ▶ S. 76 Geschmortes Rindfleisch mit Kichererbsen und Möhren	Rezept 24 ▶ S. 87 Thunfischsteak mit geschmorten Kirschtomaten	Rezept 26 ▶ S. 89 Gebratener Tofu mit Bohnen-Tomaten-Gemüse	Rezept 31 ▶ S. 94 Gemüse-Soja-Curry mit Linsen

Plan 3

1 WOCHE 16/8-Fasten mit Dinner Cancelling und vier Trainingseinheiten

		NORMAL	PALÄO/LOW CARB	VEGETARISCH	VEGAN
MO	8 h	Rezept 2 ▶ S. 65 Mehrkornbrötchen mit Roastbeef und Mango	Rezept 5 ▶ S. 68 Fenchel-Orangen-Salat	Rezept 67 ▶ S. 130 Himbeer-Kokos-Shake mit Leinsamen	Rezept 12 ▶ S. 75 Papaya-Kiwi-Salat mit Hirseflocken
	12 h	Optional: Rezept 49 (Meal Prep) ▶ S. 112 Heidelbeermuffins (1 Stück)	Optional: Rezept 66 ▶ S. 129 Avocado-Spinat-Smoothie	Optional: Rezept 68 ▶ S. 131 Gemüsetörtchen	Optional: Rezept 72 (Meal Prep) ▶ S. 135 Salat von zweierlei Bohnen mit Seitan
	15:30 h	Rezept 13 ▶ S. 76 Geschmortes Rindfleisch mit Kichererbsen und Möhren	Rezept 19 (Meal Prep) ▶ S. 82 Asiatisches Hühnerfrikassee mit Sprossen und Brokkoli	Rezept 28 ▶ S. 91 Safranrisotto mit Kräuterseitlingen	Rezept 47 ▶ S. 110 Bulgur-Bowl mit Avocado
DI	8 h	Rezept 1 ▶ S. 64 Vollkornbrot mit Schinken-Melonen-Carpaccio	Rezept 4 ▶ S. 67 Ananas-Grapefruit-Bowl	Rezept 7 (Meal Prep) ▶ S. 70 Quinoa-Zimtcreme mit Erdbeeren	Rezept 10 ▶ S. 73 Bananen-Bowl mit Kokos
	9:30 h	**Kraft-1-Einheit (ab Seite 207)**			
	11 h	Rezept 49 ▶ S. 112 Heidelbeermuffins (von Montag, 2 Stück)	Rezept 52 ▶ S. 115 Bananen-Schoko-Creme	Rezept 55 (Meal Prep) ▶ S. 118 Nuss-Rosinen-Brownies (3–4 Stück)	Rezept 72 ▶ S. 135 Salat von zweierlei Bohnen mit Seitan (von Montag)
	15:30 h	Rezept 15 ▶ S. 78 Putenschnitzel mit Paprika-Mais-Gemüse	Rezept 19 ▶ S. 82 Asiatisches Hühnerfrikassee mit Sprossen und Brokkoli (von Montag)	Rezept 26 ▶ S. 89 Gebratener Tofu mit Bohnen-Tomaten-Gemüse	Rezept 35 ▶ S. 98 Auberginen-Dinkel-Gemüse mit Tofu
MI	8 h	Rezept 12 ▶ S. 75 Papaya-Kiwi-Salat mit Hirseflocken	Rezept 64 ▶ S. 127 Walnuss-Proteinshake	Rezept 7 ▶ S. 70 Quinoa-Zimtcreme mit Erdbeeren (von Dienstag)	Rezept 71 ▶ S. 134 Traubensalat mit Nussquark
	12 h	Optional: Rezept 51 ▶ S. 114 Puten-Sandwich mit Ei	Optional: Rezept 65 ▶ S. 128 Paprika mit Hackfleisch-Pilz-Füllung	Optional: Rezept 55 ▶ S. 118 Nuss-Rosinen-Brownies (von Dienstag, 2–3 Stück)	Optional: Rezept 60 (Meal Prep) ▶ S. 123 Vanille-Erdbeer-Shake
	15:30 h	Rezept 16 ▶ S. 79 Pellkartoffeln mit Avocadocreme	Rezept 24 ▶ S. 87 Thunfischsteak mit geschmorten Kirschtomaten	Rezept 43 ▶ S. 106 Pilzomelett mit Rucola und Oliven	Rezept 34 ▶ S. 97 Kichererbsenbratlinge mit Tomatensauce

DO	6 h	**Ausdauer-1-Einheit (auf Seite 203)**			
	8 h	Rezept 56 ▶ S. 119 Pancakes mit Apfel-Gojibeeren-Kompott	Rezept 10 ▶ S. 73 Bananen-Bowl mit Kokos	Rezept 8 ▶ S. 71 Obstsalat mit Knuspermüsli	Rezept 11 (Meal Prep) ▶ S. 74 Dinkelporridge mit Kirschen
	12 h	Rezept 61 ▶ S. 124 Wraps mit Schinken und Blattsalat	Rezept 53 (Meal Prep) ▶ S. 116 Hummus mit Tomate und Gemüsesticks	Rezept 55 ▶ S. 118 Nuss-Rosinen-Brownies (von Dienstag, 3–4 Stück)	Rezept 60 ▶ S. 123 Vanille-Erdbeer-Shake (von Mittwoch)
	15:30 h	Rezept 14 (Meal Prep) ▶ S. 77 Safranwürzige Fischsuppe mit Kartoffeln und Bohnen	Rezept 41 ▶ S. 104 Matjes-Speck-Salat mit Rote Bete und Gurke	Rezept 30 ▶ S. 93 Dinkelnudeln mit Spinat und Walnusspesto	Rezept 48 ▶ S. 111 Kartoffelsalat mit Brokkoli und Chili-Tofu
FR	8 h	Rezept 3 ▶ S. 66 Vollkornsandwich mit geräucherter Forelle	Rezept 54 ▶ S. 117 Tropicsalat mit Orangenjoghurt	Rezept 9 ▶ S. 72 Müsli mit Beerenquark	Rezept 11 ▶ S. 74 Dinkelporridge mit Kirschen (von Donnerstag)
	12 h	Optional: Rezept 67 ▶ S. 130 Himbeer-Kokos-Shake mit Leinsamen	Optional: Rezept 53 ▶ S. 116 Hummus mit Tomate und Gemüsesticks (von Donnerstag)	Optional: Rezept 69 (Meal Prep) ▶ S. 132 Pfirsich-Vanille-Smoothie	Optional: Rezept 58 ▶ S. 121 Müsli mit getrockneten Datteln und Erdnüssen
	15:30 h	Rezept 14 ▶ S. 77 Safranwürzige Fischsuppe mit Kartoffeln und Bohnen (von Donnerstag)	Rezept 23 ▶ S. 86 Spiegeleierpfanne mit Champignons und Paprika	Rezept 25 (Meal Prep) ▶ S. 88 Erbsen-Kohlrabi-Eintopf mit Croûtons	Rezept 32 ▶ S. 95 Orientalischer Blumenkohleintopf mit Quinoa
SA	8 h	Rezept 8 ▶ S. 71 Obstsalat mit Knuspermüsli	Rezept 52 ▶ S. 115 Bananen-Schoko-Creme	Rezept 56 ▶ S. 119 Pancakes mit Apfel-Gojibeeren-Kompott	Rezept 70 (Meal Prep) ▶ S. 133 Bananen-Mandel-Shake
	11:30 h	Rezept 57 ▶ S. 120 Vollkornbrötchen mit Gemüseaufstrich	Rezept 53 ▶ S. 116 Hummus mit Tomate und Gemüsesticks (von Donnerstag)	Rezept 69 ▶ S. 132 Pfirsich-Vanille-Smoothie (von Freitag) plus Rezept 55 ▶ S. 118 Nuss-Rosinen-Brownies (von Dienstag, 1–2 Stück)	Rezept 71 ▶ S. 134 Traubensalat mit Nussquark
	12 h	**Ausdauer-2-Einheit (ab Seite 203)**			
	15:30 h	Rezept 18 ▶ S. 81 Garnelencurry mit Sprossen	Rezept 20 ▶ S. 83 Entenbrustfilet mit Shiitakepilzen	Rezept 25 ▶ S. 88 Erbsen-Kohlrabi-Eintopf mit Croûtons (von Freitag)	Rezept 33 ▶ S. 96 Bowl mit Kürbis-Kartoffel-Gemüse und Seitan
SO	8 h	Rezept 1 ▶ S. 64 Vollkornbrot mit Schinken-Melonen-Carpaccio	Rezept 6 ▶ S. 69 Lachs-Avocado-Salat mit Apfel	Rezept 10 ▶ S. 73 Bananen-Bowl mit Kokos	Rezept 70 ▶ S. 133 Bananen-Mandel-Shake (von Samstag)
	13:15 h	Rezept 50 ▶ S. 113 Mini-Pfannkuchen mit Ahornsirup	Rezept 64 ▶ S. 127 Walnuss-Proteinshake	Rezept 58 ▶ S. 121 Müsli mit getrockneten Datteln und Erdnüssen	Rezept 59 ▶ S. 122 Kokospudding mit Mango
	13:30 h	**Kraft-2-Einheit (ab Seite 209)**			
	15:30 h	Rezept 26 ▶ S. 89 Gebratener Tofu mit Bohnen-Tomaten-Gemüse	Rezept 22 ▶ S. 85 Kokos-Knusperfisch mit Avocado-Rucola-Salat	Rezept 36 ▶ S. 99 Tempeh-Champignon-Curry	Rezept 31 ▶ S. 94 Gemüse-Soja-Curry mit Linsen

Plan 4

1 WOCHE nach der 5/2-Methode mit fünf Trainingseinheiten (Beispiel mit Schwerpunkt Krafttraining)

MO NORMAL	10 h	Frühstück
	11:30 h	**Kraft-1-Einheit (ab Seite 207)**
	13:30 h	Mittagessen
	18 h	Abendessen
DI NORMAL	8 h	Frühstück
	13 h	Snack vorher
	13:30 h	**Ausdauer-2-Einheit (ab Seite 203)**
	18 h	Abendessen
MI NORMAL	8 h	Frühstück
	13 h	Mittagessen
	16:30 h	Snack
	17 h	**Kraft-2-Einheit (ab Seite 209)**
	18:30 h	Abendessen
DO FASTENTAG, MAXIMAL 500–600 KALORIEN IN EIN BIS ZWEI MAHLZEITEN	10 h	Kleines Frühstück oder Snack
	18:30 h	Kleines Abendessen oder Snack
FR NORMAL	7 h	**Ausdauer-1-Einheit (auf Seite 203)**
	9 h	Frühstück
	13:30 h	Mittagessen
	18:30 h	Abendessen
SA NORMAL	8 h	Frühstück
	13 h	Mittagessen
	16:30 h	Snack
	17 h	**Kraft-2-Einheit (ab Seite 209)**
	18:30 h	Abendessen
SO FASTENTAG, MAXIMAL 500–600 KALORIEN IN EIN BIS ZWEI MAHLZEITEN	10 h	Kleines Frühstück oder Snack
	18:30 h	Kleines Abendessen oder Snack

Plan 5

1 WOCHE (8 TAGE) nach der 1/1-Methode mit fünf Trainingseinheiten

TAG 1 NORMAL	8 h	Frühstück
	13 h	Snack vorher
	13:30 h	**Ausdauer-2-Einheit (ab Seite 203)**
	18 h	Abendessen
TAG 2 FASTENTAG, MAXIMAL 500–600 KALORIEN IN EIN BIS ZWEI MAHLZEITEN	10 h	Kleines Frühstück oder Snack
	18:30 h	Kleines Abendessen oder Snack
TAG 3 NORMAL	10 h	Frühstück
	11:30 h	**Kraft-1-Einheit (ab Seite 207)**
	13:30 h	Mittagessen
	18 h	Abendessen
TAG 4 FASTENTAG, MAXIMAL 500–600 KALORIEN IN EIN BIS ZWEI MAHLZEITEN	8 h	Kleines Frühstück oder Snack
	13 h	Mini-Snack
	13:30 h	**Ausdauer-2-Einheit (ab Seite 203)**
	18 h	Abend-Snack
TAG 5 NORMAL	8 h	Frühstück
	13 h	Mittagessen
	16:30 h	Snack
	17 h	**Kraft-2-Einheit (ab Seite 209)**
TAG 6 FASTENTAG, MAXIMAL 500–600 KALORIEN IN EIN BIS ZWEI MAHLZEITEN	10 h	Kleines Frühstück oder Snack
	18:30 h	Kleines Abendessen oder Snack
TAG 7 NORMAL	7 h	**Ausdauer-1-Einheit (auf Seite 203)**
	9 h	Frühstück
	13:30 h	Mittagessen
	18:30 h	Abendessen
TAG 8 FASTENTAG, MAXIMAL 500–600 KALORIEN IN EIN BIS ZWEI MAHLZEITEN	10 h	Kleines Frühstück oder Snack
	18:30 h	Kleines Abendessen oder Snack

Diese 8-Tage-Folge wiederholen Sie zukünftig immer wieder.

Tipps und Infos zu den Plänen

▷ Wenn Ihnen ein Gericht nicht zusagt, wählen Sie ein anderes aus dem Buch oder ersetzen es durch ein eigenes (bitte nicht zu ungesundes).

▷ Sie können Gerichte anderer Rubriken nutzen: Als „Normal"-Esser zum Beispiel aus den „Paläo"-Gerichten, als Vegetarier aus den Veganer-Gerichten et cetera. Und ab und an darf ein Abendessen-Gericht zur Mittagsspeise werden und umgekehrt.

▷ Die Trainingszeiten passen nicht? Dann führen Sie die Workouts zu einem anderen Zeitpunkt durch (zum Timing siehe Infos ab Seite 151).

▷ Sie dürfen Einheiten notfalls tauschen (zum Beispiel eine für Mittwoch vorgesehene Einheit mit einer Einheit, die Sie für Samstag geplant hatten), wenn das besser in Ihren Tagesablauf oder Wochenplan passt.

WIE KANN ICH MICH MIT DER ZEIT WEITERENTWICKELN?

Prof. Geisler: Die Anpassung ist ein wichtiges Kriterium, um Leistungsfähigkeit und Abnehmerfolge auszubauen. Tauschen Sie alle paar Wochen Übungen und Einheiten aus oder variieren Sie diese. Nicht jede Woche, aber auch nicht erst in einem halben Jahr – gut ist irgendwann nach vier bis acht Wochen. Der Austausch bewirkt zweierlei: neue Trainingsreize für die Muskulatur – und Abwechslung beim Training. Mit Blick auf die vier verschiedenen Trainingsformen der WOMEN'S HEALTH Diät empfehle ich folgendes Vorgehen:
Bei den moderaten Ausdauereinheiten (Ausdauer 1) steigern Sie sich sukzessive: Legen Sie von Woche zu Woche ein paar Minuten drauf. Oder erhöhen Sie das Grundtempo, wenn es Ihre Leistungsfähigkeit zulässt.
Die Wirkung der intensiven HIIT-Ausdauereinheiten (Ausdauer 2) hängt davon ab, wie viele Wiederholungen Sie absolvieren. Auch hier gilt also: Schaffen Sie einfach immer mehr. Der Einsatz von anstrengenderen Übungen steigert zusätzlich die Intensität. Die in diesem Buch vorgestellten insgesamt 10 Ausdauer-2-Einheiten reichen aus, Sie ein ganzes Jahr ohne Probleme zu bespaßen. Die perfekte Entwicklung: Workout A2-1 ▶ A2-2 ▶ A2-3 ▶ A2-4 ▶ A2-5 für Einsteiger, Workout A2-6 ▶ A2-7 ▶ A2-8 ▶ A2-9 ▶ A2-10 für Fortgeschrittene.
Bewegungstempo und Schwierigkeitsgrad der Übungen sind auch bei den moderaten Krafteinheiten (Kraft 1) Stellschrauben der Intensität. Die ab Seite 202 vorgestellten Grundschemata für Zirkel- und Sequenztraining sind geeignet für jede Übungsauswahl – für Studiogänger auch mit Gewichten.
Mein Tipp: Starten Sie Ihre WOMEN'S HEALTH Diät erst mal mit Zirkeltraining, bevor Sie sich (frühestens nach acht Wochen) ans Sequenztraining machen.
Bei meiner Lieblingsdisziplin, dem intensiven Krafttraining (Kraft 2), wird die Intensität häufig über Trainingsgewichte gesteuert. Die liegen bei Körpergewichtsübungen natürlich nicht vor. Doch Sie können auch sehr gut ohne Extra-Gewicht einen trainierten Muskel zur Verzweiflung bringen: über die Zeit, also wie lange Sie ihn anspannen, und mittels Intensivierungen, wie sie auch bei der WOMEN'S HEALTH Diät zum Einsatz kommen. Steigern Sie sich folgendermaßen: Workout K2-1 ▶ K2-2 ▶ K2-3 ▶ K2-4 für Einsteiger, Workout K2-5 ▶ K2-6 ▶ K2-7 ▶ K2-8 für Fortgeschrittene.
Abschließend gilt für alle Trainingseinheiten: Wann immer Sie sich befähigt fühlen, von Einsteiger- zu Fortgeschrittenen-Workouts zu wechseln, dann tun Sie es. Meine Empfehlung: Einsteiger sollten erst einmal regelmäßig wenigstens drei Monate Einsteiger-Workouts durchführen.